Ayọ̀bámi Adébáyọ̀

BLEIB BEI MIR

Ayọ̀bámi Adébáyọ̀

BLEIB BEI MIR

Roman

Übersetzung aus dem Englischen
von Maria Hummitzsch

PIPER

Mehr über unsere Autoren und Bücher:
www.piper.de/literatur

MIX
Papier aus verantwortungsvollen Quellen
FSC® C014496

ISBN 978-3-492-05890-2
Deutsche Erstausgabe
2018

Published by arrangement with Canongate Books Ltd,
14 High Street, Edinburgh EH1 1TE
Titel der englischen Originalausgabe:
»Stay with me« bei Canongate, Edinburgh, 2017

Satz: Satz für Satz, Wangen im Allgäu
Gesetzt aus der LinotypeLetter
Druck und Bindung: GGP Media GmbH, Pößneck
Printed in the EU

*Für meine Mutter Dr. Olusola Famurewa,
die unser Zuhause auch weiter zu einem Wunderland macht, in dem jedes Zimmer überquillt von Büchern, Liebe und Dankbarkeit.*

*Und im Gedenken an meinen Vater,
Mr Adebayo Famurewa, der eine Bibliothek
und ein Vermächtnis hinterlassen hat.
Du fehlst mir noch immer.*

TEIL 1

1

Jos, Dezember 2008*

Heute muss ich weg aus dieser Stadt und zu dir kommen. Meine Taschen sind gepackt, und die leeren Zimmer hinter mir erinnern daran, dass ich schon vor einer Woche hätte abreisen sollen. Mein Fahrer Musa hat seit letztem Freitag jede Nacht draußen beim Wachmann geschlafen und gewartet, dass ich ihn in den frühen Morgenstunden wecke, damit wir aufbrechen wie geplant. Aber meine Taschen stehen noch immer im Wohnzimmer und stauben ein.

Die meisten der hier angeschafften Sachen – Möbel, Elektrogeräte und auch Armaturen – habe ich dem Mädchen geschenkt, das bei mir im Friseursalon gearbeitet hat. Seit einer Woche habe ich mich jetzt also jede Nacht schlaflos im Bett gewälzt, ohne dass ich mir mit Fernsehen die Zeit hätte vertreiben können.

In Ife erwartet mich ein Haus gleich gegenüber der Universität, da, wo du und ich uns zum ersten Mal getroffen haben. Ich sehe es vor mir, das Haus, diesem hier gar nicht unähnlich, die vielen Zimmer für eine große Familie: Mann und Frau und viele Kinder. Eigentlich hatte ich an dem Tag, nachdem die Haartrockner abge-

* Glossar ab Seite 347

nommen worden waren, abreisen wollen. Ich hatte vor, mir eine Woche Zeit zu nehmen, um den neuen Salon und das Haus einzurichten. Ich wollte mein neues Leben an seinem Platz wissen, bevor ich dich wiedersehen würde.

Es ist nicht so, dass ich diesem Ort sehr verbunden wäre. Sie werden mir nicht fehlen, die wenigen Freundinnen, die ich hier gefunden habe; die Leute, die die Frau, die ich damals war, nicht kennen; die Männer, die im Laufe der Jahre geglaubt haben, in mich verliebt zu sein. Wahrscheinlich werde ich mich schon bald nicht einmal mehr an den Namen des einen erinnern, der mich gefragt hat, ob ich seine Frau werden will. Keiner hier weiß, dass ich noch immer mit dir verheiratet bin. Ich habe ihnen nur einen Teil der Geschichte erzählt: dass ich unfruchtbar war und mein Mann sich eine andere Frau gesucht hat. Keiner hat je weiter nachgefragt, also habe ich ihnen nie von meinen Kindern erzählt.

Ich wollte weg, seit man die drei Teilnehmer des National Youth Service Programme umgebracht hat. Meine Entscheidung, den Salon und das Schmuckgeschäft zu schließen, stand fest, bevor ich überhaupt wusste, was ich als nächstes tun würde, und bevor die Einladung zur Beerdigung deines Vaters kam und mir die Richtung wies. Ich habe mir die Namen der drei jungen Männer gemerkt, und ich weiß, was jeder von ihnen studiert hat. Meine Olamide wäre jetzt ungefähr in ihrem Alter; auch sie hätte ungefähr jetzt ihren Universitätsabschluss gemacht. Wenn ich etwas über die drei lese, denke ich an sie.

Ich frage mich oft, ob auch du an sie denkst, Akin.

Auch wenn der Schlaf mich nicht holt, schließe ich

jede Nacht die Augen, und Bruchstücke des Lebens, das ich hinter mir gelassen habe, kehren zu mir zurück. Dann sehe ich die gebatikten Kissenbezüge in unserem Schlafzimmer, sehe unsere Nachbarn und deine Familie, die ich eine Zeit lang auch für meine Familie gehalten habe. Sehe dich. Heute Abend sehe ich die Nachttischlampe vor mir, die du mir wenige Wochen nach unserer Hochzeit geschenkt hast. Ich konnte nicht schlafen im Dunkeln, und wenn wir das große Licht anließen, bekamst du Albträume. Für dich war die Lampe die Lösung. Du hast sie gekauft, ohne mir zu sagen, dass du einen Kompromiss gefunden hattest, ohne mich zu fragen, ob ich eine Lampe wollte. Und als ich über den bronzenen Lampenfuß strich und das bunte Glas bestaunte, das das Licht dämpfte, wolltest du wissen, was ich bei einem Brand aus der Wohnung retten würde. Ich dachte nicht lange nach, bevor ich *unser Baby* sagte, obwohl wir noch keine Kinder hatten. *Was*, sagtest du, nicht *wen*. Aber du schienst ein bisschen gekränkt, dass ich bei *wen* nicht überlegt hatte, dich zu retten.

Ich quäle mich aus dem Bett, lege das Nachthemd ab und ziehe mich an. Ich werde keine Zeit mehr verschwenden. Die Fragen, die du beantworten musst, die Fragen, an denen ich schon seit über einem Jahrzehnt zu ersticken drohe, treiben mich an, als ich mir die Handtasche schnappe und ins Wohnzimmer gehe.

Siebzehn Taschen stehen da, bereit, in den Wagen geladen zu werden. Ich starre auf die Taschen, weiß, was jede enthält. Wenn dieses Haus brennen würde, was würde ich mitnehmen? Ich muss überlegen, denn zuerst denke ich *nichts*. Ich entscheide mich für die kleine Reisetasche, die ich für die Beerdigung gepackt habe, und für das Ledersäckchen mit dem Goldschmuck. Die anderen Taschen kann Musa mir später nachbringen.

Das war's dann also – fünfzehn Jahre, und obwohl mein Haus nicht brennt, nehme ich nur ein Säckchen Gold und wenige Wechselsachen mit. Alles, was zählt, trage ich bei mir, eingeschlossen in meine Brust wie in ein Grab, aufbewahrt in einer Schatztruhe.

Ich trete nach draußen. Die Luft ist eiskalt, und die untergehende Sonne färbt den schwarzen Himmel lila am Horizont. Musa lehnt am Wagen und reinigt sich mit einem Stöckchen die Zähne. Als ich näher komme, spuckt er in einen Becher und steckt sich das Kauholz in die Brusttasche. Er öffnet die Wagentür, wir begrüßen uns, und ich klettere auf die Rückbank.

Musa schaltet das Radio ein und sucht nach einem Sender. Die Wahl fällt auf einen, der den Tag mit der Nationalhymne beginnt. Der Pförtner winkt, als wir vom Gelände fahren. Vor uns liegt die Straße, eingehüllt in ein Dunkel, das in Dämmerlicht übergeht auf meinem Weg zu dir.

2

Ilesa, ab 1985

Schon damals spürte ich, dass sie auf Krieg aus waren. Ich konnte sie durch das Türglas sehen. Konnte sie hören. Sie schienen nicht zu merken, dass ich mich seit über einer Minute auf der anderen Seite der Tür befand. Ich hätte sie gern draußen stehen lassen, um wieder nach oben zu gehen und weiterzuschlafen. Vielleicht würden sie zu braunen Pfützen zerschmelzen, wenn sie nur lange genug in der Sonne standen. Iya Marthas Hintern war so riesig, dass er die kleine Treppe, die zu unserer Haustür führt, in geschmolzenem Zustand unter sich begraben hätte.

Iya Martha war eine meiner vier Mütter; sie war die älteste Frau meines Vaters gewesen. Der Mann bei ihr war Baba Lola, ein Onkel von Akin. Beide stemmten sich gekrümmt gegen die Sonne, kniffen entschlossen die Augen zusammen und sahen finster drein. Als ich aber die Tür öffnete, verstummte ihr Gespräch und sie lächelten mich an. Ich ahnte schon, welche Wörter den Frauen als Erste über die Lippen kommen würden. Ich wusste, dass sie voller Überschwang eine Nähe demonstrieren würden, die nie zwischen uns bestanden hatte.

»Yejide, geliebte Tochter!« Iya Martha grinste mich

an, als sie mein Gesicht zwischen die feuchten, fleischigen Hände nahm.

Ich grinste zurück und kniete mich hin, um sie zu begrüßen. »Willkommen, willkommen. Gott muss heute beim Aufwachen wohl an mich gedacht haben-o. Darum seid ihr alle da«, sagte ich und ging noch einmal leicht in die Knie, nachdem sie das Wohnzimmer betreten und Platz genommen hatten.

Sie lachten.

»Wo ist dein Mann? Ist er da?«, fragte Baba Lola und schaute sich im Zimmer um, als hielte ich Akin unter einem Stuhl versteckt.

»Ja, Sir, er ist oben. Ich gehe und hole ihn, sobald ich Ihnen etwas zu trinken gebracht habe. Was darf ich Ihnen zu essen machen? Frisch gestampften Yam?«

Der Mann sah meine Stiefmutter an, als hätte er diesen Teil des Drehbuchs für das Stück, das sie gleich aufführen würden, während der Proben nicht gelesen.

Iya Martha schüttelte den Kopf. »Wir können nichts essen. Hol deinen Mann. Wir haben Wichtiges mit euch zu besprechen.«

Ich lächelte, verließ das Wohnzimmer und ging zur Treppe. Ich glaubte zu wissen, was das »Wichtige« war, das sie mit uns besprechen wollten. In letzter Zeit hatte eine ganze Reihe angeheirateter Verwandter unser Haus betreten, um das immer gleiche Thema mit uns zu besprechen. Diese Gespräche sahen so aus, dass sie redeten, während ich vor ihnen kniete und zuhörte. Akin tat jedes Mal, als würde er ihnen zuhören und sich Notizen machen, während er in Wahrheit seine To-do-Liste für den nächsten Tag schrieb. Keiner dieser Abgesandten konnte lesen oder schreiben, und sie bewunderten jeden, der es konnte. Es beeindruckte sie, dass Akin notierte, was sie sagten. Und manchmal, wenn er die Mitschrift unterbrach, beschwerte sich die Person, die gerade redete, dass Akin sich ihm oder ihr gegenüber respektlos verhielt, so gar nichts aufzuschreiben. Mein Mann plante während dieser Besuche oft die gesamte Woche, ich aber bekam schreckliche Krämpfe in den Beinen.

Die Besuche ärgerten Akin, und er hätte seinen Verwandten gern gesagt, dass sie sich um ihre eigenen Angelegenheiten kümmern sollten, was ich aber nicht zuließ. Die endlosen Gespräche bescherten mir zwar Krämpfe in den Beinen, gaben mir aber immerhin das Gefühl, Teil der Familie zu sein. Bis zu diesem Nachmittag war seit meiner Hochzeit noch keiner aus meiner Familie zu so einem Besuch vorbeigekommen.

Als ich die Treppen nach oben stieg, wusste ich, dass Iya Marthas Anwesenheit bedeutete, dass eine neue Stufe erreicht war. Ich brauchte ihren Rat nicht. Es ging uns gut ohne die Dinge, die sie uns zu sagen hatten. Ich wollte Baba Lolas brüchige und zwischen heftigen Hustenanfällen hervorgepresste Stimme nicht hören und auch keinen weiteren Blick auf Iya Marthas Zähne werfen müssen.

Ich glaubte, dass ich das alles ohnehin schon gehört hatte, und war mir sicher, mein Mann würde es genauso sehen. Es überraschte mich, Akin wach anzutreffen. Er arbeitete an sechs Tagen der Woche und verschlief die Sonntage meist. Als ich aber hereinkam, ging er im Zimmer auf und ab.

»Wusstest du, dass sie heute kommen würden?« Ich suchte nach der vertrauten Mischung aus Abscheu und Wut, die sonst immer auf seinem Gesicht lag, wenn uns einer dieser Sondertrupps besuchte.

»Sind sie da?« Er blieb stehen und verschränkte die Hände hinter dem Kopf. Keine Abscheu, keine Wut. Mit einem Mal wurde es stickig im Zimmer.

»Du wusstest, dass sie kommen würden? Und hast mir nichts gesagt?«

»Lass uns einfach nach unten gehen«, sagte er und verließ den Raum.

»Akin, was passiert hier? Was geht hier vor sich?«, rief ich ihm nach.

Ich setzte mich aufs Bett, stützte den Kopf in die Hände und versuchte zu atmen. So saß ich da, bis Akin nach mir rief. Da ging ich nach unten zu ihm ins Wohnzimmer. Ich hatte ein Lächeln auf den Lippen, kein großes, bei dem man die Zähne sah, sondern ein kleines, bei dem es die Mundwinkel leicht nach oben zog. Ein Lächeln, das sagte: *Auch wenn ihr alten Leute nichts, aber auch gar nichts über meine Ehe wisst, bin ich bereit, wenn auch nicht begeistert, mir anzuhören, was ihr mir Wichtiges zu sagen habt. Ich bin schließlich eine gute Ehefrau.*

Ich bemerkte sie nicht gleich, obwohl sie auf der Kante von Iya Marthas Sessel saß. Sie war schön, hellgelb wie das Innere einer noch unreifen Mango. Sie hatte sich die schmalen Lippen blutrot geschminkt.

Ich drückte mich an meinen Mann. Sein Körper war steif, und er nahm mich weder in den Arm, noch zog er mich an sich. Ich versuchte herauszufinden, wo die gelbe Frau plötzlich hergekommen war, und fragte mich kurz völlig wirr, ob Iya Martha sie beim Eintreten unter ihrem Wrapper versteckt gehalten hatte.

»Frau, unser Volk sagt, wenn ein Mann etwas besitzt und daraus zwei werden, wird er nicht wütend, richtig?«, sagte Baba Lola.

Ich nickte und lächelte.

»Nun, Frau, das ist die neue Ehefrau. Ein Kind ruft das andere in die Welt. Wer weiß, vielleicht hilft dir diese Frau, dass Gott deine Gebete erhört. Wenn sie erst einmal schwanger ist und ein Kind bekommt, wirst auch du eins bekommen, da sind wir sicher«, sagte Baba Lola.

Iya Martha nickte. »Yejide, mein Kind, wir haben lange nachgedacht und viele Nächte darüber geschlafen, die Familie deines Mannes und ich. Und auch deine anderen Mütter.«

Ich schloss die Augen. Gleich würde ich aus diesem Albtraum erwachen. Als ich die Augen öffnete, war die mangogelbe Frau noch immer da, verschwommen zwar, aber da. Ich war wie betäubt.

Ich hatte erwartet, dass sie über meine Kinderlosigkeit sprechen würden. Hatte mich mit millionenfachem Lächeln gewappnet: dem Vergebt-mir-Lächeln, dem Habt-Mitleid-Lächeln und dem Ich-vertraue-auf-Gott-Lächeln. Mit jedem nur erdenklichen Lächeln, das man braucht, um einen Nachmittag mit einer Gruppe von Menschen zu überstehen, die vorgibt, nur das Beste für einen zu wollen, während sie mit einem Stock in offenen Wunden stochert. Ich hatte jedes Lächeln parat und war bereit, mir anzuhören, dass ich etwas tun müsse. Ich erwartete, dass man mir von einem weiteren Pfarrer erzählen würde, den ich um Rat fragen solle; von einem weiteren Berg oder einer weiteren Stadt, die ich aufsuchen könne. Ich war gewappnet mit Mund, Augen und Nase: mit jedem dieser Lächeln, dem Tränenschleier und dem Schniefen. Ich war darauf vorbereitet, meinen Salon in der kommenden Woche zu schließen und mich mit meiner Schwiegermutter im

Schlepptau auf die Suche nach einem Wunder zu machen. Was ich nicht erwartet hatte, war eine andere Frau, die lächelnd vor mir saß, eine gelbe Frau mit blutroten Lippen, die grinste wie eine frischgebackene Braut.

Wäre doch meine Schwiegermutter da. Sie war die einzige Frau, die ich je *Moomi* genannt hatte. Ich besuchte sie häufiger als ihr eigener Sohn. Sie hatte zugesehen, wie meine frisch gelegte Dauerwelle in der Strömung eines Flusses von einem Priester ruiniert wurde, der davon überzeugt war, dass mich meine Mutter verflucht haben musste, bevor sie kurz nach meiner Geburt starb. Moomi war bei mir, als ich drei Tage lang auf einer Gebetsmatte saß und, ohne ein Wort zu verstehen, den immer selben Spruch aufsagte, bis ich am dritten Tag umkippte und abbrach, was als siebentägiges Wachfasten angedacht war.

Während ich mich in einem Krankensaal des Wesley Guild Hospital erholte, hielt sie meine Hand und sagte, ich solle für Kraft beten. Das Leben einer guten Mutter sei hart; eine Frau könne eine schlechte Ehefrau sein, nicht aber eine schlechte Mutter. Moomi sagte, ehe ich Gott um ein Kind bitten könne, müsse ich ihn erst bitten, dass er mir die Fähigkeit schenkt, Leid zu ertragen. Sie sagte, ich sei noch nicht bereit, Mutter zu werden, wenn ich nach einem dreitägigen Fasten in Ohnmacht fiele.

Mir wurde klar, dass sie am dritten Tag wahrscheinlich nicht in Ohnmacht gefallen war, weil sie diese Art des Fastens schon oft auf sich genommen hatte, um Gott im Namen ihrer Kinder zu besänftigen. Die Furchen um Moomis Augen und Mund bekamen plötzlich etwas Unheimliches und schienen auf mehr hinzuweisen als bloß ihr hohes Alter. Ich war zerrissen. Ich wollte sein, was ich nie gehabt hatte. Ich wollte Mutter sein und wollte, dass meine Augen vor kleinen Freuden und Weisheit leuchteten wie Moomis. Doch ihr vieles Gerede über Leid machte mir Angst.

»Sie ist nicht annähernd dein Alter«, sagte Iya Martha und beugte sich vor. »Denn sie schätzen dich, Yejide, die Familie deines Mannes weiß um deinen Wert. Sie erkennen an, dass du deinem Mann eine gute Ehefrau bist.«

Baba Lola räusperte sich. »Yejide, ich möchte dich preisen. Ich möchte dir danken, dass du all diese Mühen auf dich nimmst, damit unser Sohn ein Kind hinterlässt, wenn er stirbt. Darum wissen wir auch, dass du seine neue Frau nicht als Rivalin betrachten wirst. Sie heißt Funmilayo, und wir wissen und vertrauen darauf, dass du sie annimmst wie eine jüngere Schwester.«

»Eine Freundin«, sagte Iya Martha.

»Eine Tochter«, sagte Baba Lola.

Iya Martha stieß Funmi in die Seite. »*Oya*, los, begrüße deine *iyale*.«

Ich zuckte zusammen, als Iya Martha mich als *iyale* bezeichnete. Das Wort dröhnte in meinem Ohr: *iyale* – *erste* Frau. Es war ein Urteilsspruch, der besagte, dass ich nicht Frau genug war für meinen Mann.

Funmi setzte sich neben mich aufs Sofa.

Baba Lola schüttelte den Kopf. »Funmi, knie dich hin. Der Zug, der sich vor zwanzig Jahren in Gang gesetzt hat, wird das Land immer vor dir erreichen. Yejide ist dir in diesem Haus in allem voraus.«

Funmi kniete sich hin, legte mir die Hände auf die Knie und lächelte. Es juckte mich in den Fingern, ihr das Lächeln aus dem Gesicht zu schlagen.

Ich schaute zu Akin und hoffte irgendwie, dass er nicht Teil dieses Hinterhalts war. Still flehend hielt er meinen Blick. Mein ohnehin gequältes Lächeln erstarb. Zorn legte sich mit siedend heißen Händen um mein Herz. Es pochte in meinem Kopf, direkt zwischen den Augen.

»Du wusstest davon, Akin?« Ich sprach Englisch und schloss die beiden Ältesten aus, die nur Yoruba sprachen.

Akin sagte nichts; er kratzte sich mit dem Zeigefinger am Nasenrücken.

Ich suchte den Raum nach etwas ab, das ich fixieren konnte. Die weißen Tüllgardinen mit der blauen Borte, das graue Sofa, den dazu passenden Teppich mit dem Kaffeefleck, den ich seit über einem Jahr herauszukriegen versuchte. Der Fleck war nicht in der Mitte, darum konnte man ihn nicht mit dem Tisch verdecken, und er war nicht am Rand, darum konnte man ihn nicht unter den Sesseln verbergen. Funmi trug ein beiges Kleid, ganz die Farbe des Kaffeeflecks, ganz der Ton meiner Bluse. Sie umfasste meine nackten Beine direkt unterhalb der Knie. Ich schaffte es nicht, den Blick über ihre Hände und die langen wogenden Ärmel ihres Kleides hinwegzuheben. Ich konnte ihr nicht ins Gesicht sehen.

»Yejide, zieh sie an dich.«

Ich war nicht sicher, von wem das kam. Mein Kopf fühlte sich heiß an, heizte sich auf, war kurz vor dem Siedepunkt. Jeder hätte diese Worte gesagt haben können – Iya Martha, Baba Lola, Gott. Es war mir egal.

Ich wandte mich wieder an meinen Mann. »Akin, hast du davon gewusst? Hast du davon gewusst und mir nichts gesagt? Ob du es gewusst hast, will ich wissen. Du verdammter Dreckskerl. Nach allem, was war. Du elender Mistkerl!«

Akin packte meine Hand, bevor ich ihn treffen konnte.

Es war nicht die Empörung in Iya Marthas Aufschrei, die mich zum Schweigen brachte. Es war die Zärtlichkeit, mit der Akin mir über die Handfläche strich.

Ich schaute weg.

»Was sagt sie?«, wollte Baba Lola von der neuen Frau übersetzt haben.

»Yejide, bitte.« Akin drückte fest meine Hand.

»Sie sagt, er ist ein Dreckskerl«, antwortete Funmi leise, als wäre dieses Wort zu heiß und schwer für ihren Mund.

Iya Martha schrie und schlug sich die Hände vors Gesicht. Aber ich ließ mich nicht täuschen. Ich wusste, dass sie innerlich triumphierte. Sie würde den anderen Frauen meines Vaters noch wochenlang erzählen, was sie gesehen hatte.

»Du darfst deinen Mann nicht beleidigen, mein Kind. Ganz gleich, wie die Dinge liegen, er ist immer noch dein Mann. Was soll er denn noch für dich tun? Hat er nicht deinetwegen eine Wohnung für Funmi gemietet, obwohl er hier eine große Doppelhaushälfte hat?« Iya Martha machte eine ausladende Geste und ließ den Blick durchs Wohnzimmer schweifen, um ihre Anspielung auf das Haus, für das ich jeden Monat die Hälfte der Miete zahlte, zu unterstreichen. »Yejide! Du musst deinem Mann dankbar sein.«

Iya Martha hatte aufgehört zu reden, aber ihr Mund stand noch immer offen. Wenn man zu dicht an sie herankam, schlug einem der unerträgliche Geruch nach altem Urin entgegen. Baba Lola hatte sich in sichere Entfernung zu ihr gesetzt.

Ich wusste, man erwartete jetzt von mir, dass ich niederkniete, den Kopf senkte wie ein kleines Schulmädchen und sagte, dass es mir leidtäte, meinen Mann und damit auch seine Mutter beleidigt zu haben. Sie hätten meine Entschuldigung akzeptiert – ich hätte sagen können, dass der Teufel schuld sei oder das Wetter oder dass meine neuen Braids zu fest seien und mir Kopfschmerzen bescherten, dass mich nur das dazu getrieben hätte, meinen Mann in ihrem Beisein respektlos zu behandeln. Mein Körper war so verkrampft wie eine Arthrosehand, und ich brachte ihn einfach nicht dazu, bestimmte Formen anzunehmen, die er nicht annehmen wollte. Zum ersten Mal überging ich den Unmut eines angeheirateten Familienmitglieds und erhob mich, obwohl man erwartete, dass ich mich hinkniete. Ich fühlte mich sicherer, als ich mich zu voller Größe aufrichtete.

»Ich kümmere mich jetzt um das Essen«, sagte ich und weigerte mich, sie erneut zu fragen, was sie zu essen wünschten. Jetzt, da sie Funmi vorgestellt hatten, war es für Baba Lola und Iya Martha vertretbar, etwas zu essen. Ich war nicht in der Lage, jedem von ihnen ein anderes Gericht zu kochen, also setzte ich ihnen vor, was ich wollte. Sie bekamen Bohneneintopf. Ich mischte die drei Tage alten Bohnen, die ich hatte wegschmeißen wollen, in die frisch gekochte Suppe. Obwohl ich mir sicher war, dass sie die säuerliche Note bemerken würden, vertraute ich darauf, dass Baba Lolas Schuldgefühl, das er mit der Wut über mein unsägliches Verhalten zu überspielen suchte, und Iya Marthas Schadenfreude, die sie hinter der vorgetäuschten Betroffenheit versteckte, ihnen das Essen hineinzwingen würde. Damit das Essen auch wirklich ihren Rachen hinunterfand, ging ich entschuldigend vor beiden in die Knie. Iya Martha lächelte und sagte, sie hätte sich geweigert, etwas zu essen, wenn ich mich noch länger wie ein Straßenkind aufgeführt hätte. Ich entschuldigte mich gleich noch einmal und umarmte sicherheitshalber auch die gelbe Frau; sie roch nach Kokosnussöl und Vanille. Ich nippte an einer Flasche Malt, während ich ihnen beim Essen zusah, und war enttäuscht, dass Akin das Essen verweigerte.

Als sie sich beklagten, dass ihnen frisch gestampfter Yam mit Gemüseeintopf und getrocknetem Fisch lieber gewesen wäre, ignorierte ich Akins Blick. An jedem anderen Tag wäre ich zurück in die Küche gegangen und hätte Yam gestampft, aber an diesem Nachmittag hätte ich am liebsten gesagt, *stampft euch euren Yam doch selber, wenn ihr unbedingt welchen wollt*. Ich schluckte sie hinunter, die Worte, die mir den Hals verbrannten, und sagte, ich könne keinen Yam stampfen, weil ich mir am Tag zuvor die Hand verstaucht hätte.

»Aber davon hast du vorhin gar nichts gesagt«, warf Iya Martha ein und kratzte sich am Kinn. »Du hast selbst angeboten, uns frischen Yam zu machen.«

»Sie muss die Stauchung vergessen haben. Gestern hatte sie wirklich starke Schmerzen. Ich habe sogar überlegt, sie ins Krankenhaus zu fahren«, sagte Akin und stärkte mir bei dieser ausgemachten Lüge den Rücken.

Sie schaufelten sich die Bohnen in den Mund wie hungrige Kinder und rieten mir, die Hand im Krankenhaus untersuchen zu lassen. Nur Funmi verzog nach dem ersten Löffel den Mund und schaute misstrauisch zu mir rüber. Unsere Blicke trafen sich, und sie lächelte breit und rot.

Nachdem ich die leeren Teller abgeräumt hatte, erklärte Baba Lola, dass er nicht sicher gewesen sei, wie lange der Besuch dauern würde, weshalb er den Taxifahrer nicht gebeten habe, sie wieder abzuholen. Er ging wie die meisten Verwandten davon aus, dass Akin sich schon darum kümmern würde, dass sie zurückkamen.

Bald war es Zeit, dass Akin alle nach Hause brachte. Als ich sie zu seinem Wagen begleitete, spielte er mit dem Schlüssel in der Hosentasche und fragte, ob alle mit der von ihm geplanten Route einverstanden seien. Als Erstes würde er Baba Lola auf der Ilaje Street absetzen und dann Iya Martha bis nach Ife fahren. Wo Funmi wohnte, erwähnte er nicht. Nachdem Iya Martha sagte, dass die von meinem Mann gewählte Route die beste Lösung sei, schloss Akin die Wagentüren auf und setzte sich hinters Steuer.

Ich unterdrückte den Impuls, Funmi ihre *jheri*-Locken rauszuziehen, als sie sich neben meinem Mann auf den Beifahrersitz gleiten ließ und mein kleines Kissen, das dort immer lag, auf den Boden schob. Ich ballte die Faust, als Akin davonfuhr und mich allein in der von ihm aufgewirbelten Staubwolke zurückließ.

*

»Was zum Teufel hast du ihnen da vorgesetzt?«, schrie Akin.

»Willkommen zurück, lieber Bräutigam.« Ich hatte gerade mein Abendessen beendet, nahm die Teller und ging in die Küche.

»Ist dir klar, dass sie jetzt alle Durchfall haben? Ich musste neben einem Busch halten, um sie scheißen zu lassen. Einem Busch!«, sagte er und folgte mir in die Küche.

»Ja, und? Haben deine Verwandten zu Hause etwa Toiletten? Scheißen sie nicht auch sonst in Büsche und auf Misthaufen?«, schrie ich und knallte die Teller ins Spülbecken. Auf das Geräusch von splitterndem Porzellan folgte Stille. Einer der Teller war in der Mitte zerbrochen. Ich fuhr mit dem Finger über die Bruchstelle. Spürte, wie es mir die Haut aufschnitt. Blut tropfte auf den Riss zwischen den Hälften.

»Yejide, versteh doch. Du weißt, ich will dir nicht wehtun«, sagte er.

»Welche Sprache soll das sein? Hausa oder Chinesisch? Ich kann dich nicht verstehen. Sprich endlich eine Sprache, die ich verstehe, Mr Bräutigam.«

»Nenn mich nicht so.«

»Ich nenne dich, wie ich will. Immerhin bist du noch mein Mann. Ach, aber vielleicht bist du ja nicht mehr lange mein Mann. Habe ich die Neuigkeit auch verpasst? Sollte ich das Radio einschalten, oder bringen sie es im Fernsehen? Steht es in der Zeitung?« Ich schmiss den zerbrochenen Teller in den Mülleimer neben der Spüle. Dann drehte ich mich wieder zu ihm um.

Seine Stirn glänzte, Schweißperlen liefen ihm die Wangen hinab bis zum Kinn. Er trommelte mit dem Fuß zu einem wütenden Beat in seinem Kopf. Seine Gesichtsmuskeln bewegten sich in demselben Rhythmus, als er die Kiefer fest aufeinanderpresste und wieder lockerte. »Du hast mich vor meinem Onkel einen Dreckskerl genannt. Du hast mich gedemütigt.«

Die Wut in seiner Stimme erschütterte mich, brachte mich auf. Ich hatte geglaubt, das Beben seines Körpers würde heißen, er sei nervös – so wie sonst immer. Ich hatte gehofft, es würde bedeuten, dass es ihm leidtue und er Schuldgefühle habe. »Du bringst mir eine neue

Ehefrau ins Haus und bist dann wütend? Wann hast du sie geheiratet? Letztes Jahr? Letzten Monat? Wann wolltest du mir davon erzählen? Hm? Du elender –«

»Kein Wort, Frau, kein Wort. Was du brauchst, ist ein Schloss vor dem Mund.«

»Tja, da ich das nicht habe, sage ich es, du elender –«

Er hielt mir den Mund zu. »Okay, es tut mir leid. Ich war in einer schwierigen Situation. Du weißt, ich betrüge dich nicht, Yejide. Du weißt, dass ich das nicht kann. Ich kann es nicht. Das verspreche ich dir.« Er lachte. Es klang gebrochen und kläglich.

Ich schob seine Hand weg. Er hielt meine Hand fest und presste dann beide aufeinander. Ich hätte am liebsten geweint.

»Du hast eine andere Frau, du hast einen Brautpreis für sie bezahlt und bist vor ihrer Familie auf die Knie gefallen. Du betrügst mich längst.«

Er legte meine Hand auf sein Herz; es klopfte schnell. »Das hier betrügt dich nicht; ich habe keine neue Frau. Vertrau mir, es ist nur zu unserem Besten. Meine Mutter wird aufhören, dich wegen eines Kindes unter Druck zu setzen«, sagte er leise.

»Ich glaube dir kein Wort.« Ich riss mich los und ging aus der Küche.

»Falls du dich dadurch besser fühlst, Funmi hat es nicht schnell genug in die Büsche geschafft. Sie hat sich aufs Kleid gemacht.«

Ich fühlte mich nicht besser. Würde mich noch sehr lange nicht besser fühlen. Schon jetzt fing ich an, mir zu entgleiten, so wie einem ein in Eile umgebundenes Tuch zu Boden gleitet, ohne dass man es merkt.

3

Yejide wurde an einem Samstag erschaffen, als Gott genug Zeit hatte, ihren Körper in der Farbe von Ebenholz zu malen. Kein Zweifel. Das vollendete Werk ist der lebende Beweis.

Als ich sie das erste Mal sah, wollte ich die Hand auf ihr jeansumspanntes Knie legen und sagen: »Ich bin Akin Ajayi, und ich werde dich heiraten.«

Sie war elegant, ohne dass sie sich dafür hätte anstrengen müssen. Das einzige Mädchen in der ganzen Reihe, das nicht wie ein Schluck Wasser in ihrem Sitz hing. Sie hatte das Kinn leicht gehoben, lümmelte nicht seitlich abgeknickt auf einer der orangefarbenen Armlehnen. Sie saß aufrecht, hatte die Schultern gestrafft und hielt die Hände verschränkt vor dem nackten Bauch. Ich konnte nicht fassen, dass sie mir nicht schon in der Schlange vor der Kasse aufgefallen war.

Ein paar Minuten bevor das Licht ausging, schaute sie nach links; unsere Blicke trafen sich. Anders als erwartet, sah sie nicht weg, und ich richtete mich auf unter ihrem Blick. Sie taxierte mich, musterte mich von Kopf bis Fuß. Es reichte mir nicht, dass sie mich anlächelte, bevor sie sich der Leinwand zudrehte. Ich wollte mehr.

Sie schien sich ihrer Wirkung nicht bewusst zu sein. Schien gar nicht zu merken, dass ich sie völlig verzaubert anstarrte und überlegte, wie ich sie dazu bringen könnte, mit mir auszugehen.

Leider gelang es mir nicht sofort, sie anzusprechen. Als ich endlich die richtigen Worte gefunden hatte, ging das Licht aus. Und zwischen Yejide und mir saß das Mädchen, mit dem ich damals zusammen war.

Ich machte noch am selben Abend mit ihr Schluss, gleich nach dem Film. Ich sagte es ihr noch im Foyer der Oduduwa Hall in Ife, während sich die Leute, die schon ihre Plätze einnehmen wollten, an uns vorbeidrängten.

»Bitte geh zurück ins Wohnheim. Wir sehen uns morgen«, sagte ich und verschränkte die Hände zu einer entschuldigenden Geste, obwohl es mir nicht leidtat, mir nie leidtun würde, und ließ sie mit leicht offenem Mund da stehen.

Dann kämpfte ich mich durch die Menge, suchte nach der schönen Frau mit den Bluejeans, den Plateausandalen und dem bauchfreien weißen T-Shirt, und fand sie. Yejide und ich heirateten noch vor Jahresende.

Ich war vom ersten Augenblick an in Yejide verliebt. Kein Zweifel. Aber es gibt Dinge, die auch die Liebe nicht vermag. Bevor ich heiratete, glaubte ich, die Liebe allein könne alles schaffen. Ich lernte bald, dass ich der Belastung der vier Jahre ohne Kinder nicht gewachsen war. Wenn die Last zu groß ist, zu groß über eine zu lange Zeit, knickt selbst die Liebe ein, bekommt Risse, droht zu zerbrechen und zerbricht manchmal. Aber auch wenn sie in tausend Scherben verstreut um unsere Füße liegt, ist es noch immer Liebe.

Von Liebe wollte nach vier Jahren keiner mehr etwas hören. Meine Mutter jedenfalls nicht. Sie sprach von meiner Verantwortung als erstgeborenem Sohn. Erinnerte mich an die neun Monate, in denen ich nur die Welt in ihrem Leib gekannt hatte. Sie betonte, wie schwer besonders die letzten drei Monate für sie gewesen waren. Wie unmöglich es gewesen sei, im Bett noch eine bequeme Position zu finden, und wie sie die Nächte deshalb in einem Polstersessel verbracht hatte.

Moomi kam schon bald auf meinen Halbbruder Juwon zu sprechen, den Erstgeborenen der zweiten Frau meines Vaters. Moomi hatte ihn seit Jahren nicht mehr als Beispiel angeführt. Als ich jünger war, hatte sie ständig von ihm geredet. *Juwon kommt nie mit schmutziger Uniform nach Hause; warum ist dein Hemd schmutzig? Juwon hat noch nie seine Schulsandalen verloren; das ist das dritte Paar, das du in diesem Halbjahr verloren hast. Juwon ist immer um drei zu Hause; wo treibst du dich nach der Schule herum? Warum bringt Juwon lauter Preise nach Hause, und du nicht? Du bist der erste Sohn in dieser Familie, weißt du, was das heißt? Weißt du eigentlich, was das heißt? Willst du, dass er deinen Platz einnimmt?*

Sie hörte auf, von Juwon zu reden, als er sich nach der Sekundarstufe für einen Handwerksberuf entschied, weil seine Mutter sich die Studiengebühren nicht leisten konnte. Wahrscheinlich hatte Moomi das Gefühl, dass sich ein Junge, der eine Ausbildung zum Zimmermann machte, nie im Leben mit ihren studierten Kindern würde messen können. Sie hatte jahrelang nicht über Juwon gesprochen und schien das Interesse an seinem Leben verloren zu haben, bis sie von mir verlangte, eine andere Frau zu heiraten. Da erzählte sie mir – als hätte ich das nicht längst gewusst –, Juwon habe schon vier Kinder, und zwar lauter Jungen. Diesmal beließ sie es nicht bei Juwon, sondern erinnerte mich daran, dass alle meine Halbbrüder inzwischen Kinder hatten.

Als Yejide und ich im zweiten Jahr unserer Ehe waren, fing meine Mutter an, jeden ersten Montag im Monat zu mir ins Büro zu kommen. Sie kam nicht allein. Jedes Mal brachte sie eine neue Frau mit, eine potenzielle Ehefrau. Sie ließ nie einen Montag aus. Nicht einmal, wenn sie krank war. Wir hatten eine Vereinbarung: Solange ich zuließ, dass sie mit diesen Frauen in mein Büro kam, würde sie Yejide nie in Verlegenheit bringen, indem sie mit einer ihrer Kandidatinnen bei uns zu Hause auftauchte; sie würde Yejide gegenüber nie ein Wort sagen.

Als meine Mutter drohte, von nun an jede Woche mit einer neuen Frau bei Yejide aufzukreuzen, wenn ich nicht innerhalb eines Monats eine auswählte, musste ich eine Entscheidung treffen. Ich wusste, meine Mutter war nicht der Typ für leere Drohungen und Yejide war dieser Art von Druck nicht gewachsen. Sie wäre daran zerbrochen. Von all den Mädchen, die meine Mutter mir in meinem Büro vorführte, war Funmi die Einzige, die nicht darauf bestand, bei Yejide und mir einzuziehen. Funmi war die naheliegende Wahl, weil sie nicht viel von mir verlangte. Jedenfalls nicht am Anfang.

Sie war ein leichter Kompromiss. Sie akzeptierte eine Wohnung kilometerweit von Yejide und mir entfernt. Bat mich nur um ein gemeinsames Wochenende pro Monat und um eine angemessene Unterstützung. Sie war damit einverstanden, dass sie mich nie zu Partys oder öffentlichen Anlässen begleiten würde.

Nachdem ich eingewilligt hatte, Funmi zu heiraten,

sah ich sie monatelang kein einziges Mal. Ich sagte ihr, dass ich beruflich viel zu tun hätte und sie eine Weile nicht besuchen könne. Jemand musste ihr den »Eine geduldige Ehefrau erobert am Ende das Herz ihres Ehemanns«-Spruch ans Herz gelegt haben. Sie diskutierte nicht mit mir; sie wartete einfach, bis ich mich damit abgefunden hätte, dass sie jetzt ein Teil meines Lebens war.

Mit Yejide war es viel schneller gegangen. Nachdem ich sie kennengelernt hatte, verbrachte ich einen Monat lang jeden Tag zwei Stunden im Auto, um bei ihr zu sein. Ich verließ das Büro um fünf und fuhr die halbe Stunde bis Ife. Es dauerte weitere fünfzehn Minuten, um durch die Stadt bis zum Universitätstor zu gelangen. Meistens betrat ich das Zimmer F101 im Wohnheim Moremi Hall ungefähr eine Stunde nach meiner Abfahrt in Ilesa.

Das machte ich jeden Tag, bis Yejide irgendwann raus auf den Gang kam und die Tür hinter sich schloss, anstatt mich hereinzulassen. Sie sagte, ich solle nie wieder kommen. Sie sagte, sie wolle mich nie wieder sehen. Aber ich gab nicht auf. Elf Tage lang stand ich jeden Tag vor Zimmer F101, lächelte ihre Mitbewohnerinnen an und versuchte sie zu überreden, mich hereinzulassen.

Am zwölften Tag öffnete sie selbst die Tür. Sie kam raus auf den Gang. Wir standen nebeneinander, als ich sie anflehte, mir zu sagen, was ich falsch gemacht hatte. Ein Gemisch verschiedener Gerüche aus der Teeküche und den Toiletten drang zu uns nach draußen.

Es stellte sich heraus, dass das Mädchen, mit dem ich vor Yejide zusammen gewesen war, sie in ihrem Zimmer aufgesucht hatte, um sie zu bedrohen. Das Mädchen hatte behauptet, wir hätten traditionell geheiratet.

»Ich will keine Polygamie«, sagte Yejide an dem Abend, an dem ich endlich erfuhr, was los war.

Jedes andere Mädchen hätte versucht, mir irgendwie durch die Blume zu sagen, dass sie die einzige Ehefrau sein wolle. Nicht aber Yejide. Sie war direkt. Geradeheraus.

»Ich auch nicht«, sagte ich.

»Hör zu, Akin. Vergessen wir es einfach. Die ganze Sache – uns. Das hier.«

»Sieh mich an. Ich bin nicht verheiratet. Bitte – sieh mich an. Wenn du willst, gehen wir jetzt sofort zu diesem Mädchen und stellen es zur Rede. Dann soll sie uns die Hochzeitsfotos zeigen.«

»Sie heißt Bisade.«

»Ist mir egal.«

Yejide sagte eine Weile kein Wort. Sie lehnte an der Tür und sah zu, wie Leute den Gang entlangkamen und wieder verschwanden.

Ich berührte sie an der Schulter; sie ließ es zu.

»Dann war ich wohl dumm«, sagte sie.

»Eine Entschuldigung wäre schon angebracht«, sagte ich. Ich meinte es nicht so. Unsere Beziehung war noch in einem Stadium, in dem es nicht wichtig war, wer recht hatte und wer nicht. Wir waren noch nicht an dem Punkt, wo die Diskussion darum, wer sich zu entschuldigen hatte, gleich den nächsten Streit auslöste.

»Entschuldige, aber weißt du, die Leute haben alle möglichen … Entschuldige.« Sie lehnte sich an mich.

»Entschuldigung angenommen.« Ich grinste, als sie mir unsichtbare Kreise auf den Arm malte.

»Tja, Akin. Jetzt kannst du mir alle deine Geheimnisse verraten, die schmutzigen und die weniger schmutzigen. Vielleicht von einer Frau, die irgendwo deine Kinder …«

Ich hätte ihr manches erzählen können. Ihr sagen sollen. Ich lächelte. »Ich habe ein paar schmutzige Socken und Unterhosen. Und du? Irgendwelche schmutzigen Höschen?«

Sie schüttelte den Kopf.

Endlich sprach ich aus, was mir vom ersten Augenblick an prickelnd auf der Zunge gelegen hatte – oder eine Version davon. Ich sagte: »Yejide Makinde, ich werde dich heiraten.«

4

Eine Zeit lang akzeptierte ich nicht, dass ich zu einer *iyale* geworden war, einer ersten Frau. Iya Martha war die erste Frau meines Vaters. Als Kind kam sie mir vor wie die unglücklichste Ehefrau der Familie. Und dieses Bild von ihr änderte sich auch nicht, als ich größer wurde. Bei der Beerdigung meines Vaters stand sie, die ohnehin schlitzartige Augen hatte, mit noch schmaleren Augen am frisch ausgehobenen Grab und ließ Flüche auf alle Ehefrauen los, die mein Vater nach ihr geheiratet hatte. Wie immer fing sie mit meiner längst verstorbenen Mutter an, weil sie die zweite Frau gewesen war, die er geheiratet hatte, und Iya Martha zu einer ersten Ehefrau unter nicht ganz so Gleichen gemacht hatte.

Ich weigerte mich, mich als erste Ehefrau zu betrachten.

Es war leicht so zu tun, als ob Funmi gar nicht existierte. Ich erwachte weiter neben meinem Mann, der auf dem Rücken neben mir lag, die Beine ausgestreckt und das Kissen auf dem Gesicht, um das Licht der Nachttischlampe abzuwehren. Ich zwickte ihn in den Nacken, bis er aufstand, ins Bad ging und mit einem Nicken oder Winken auf mich reagierte. Morgens stand er immer völlig neben sich und war vor einer ersten Tasse Kaffee oder einer kalten Dusche nicht in der Lage, Wörter sinnvoll aneinanderzureihen.

Ein paar Wochen nach Funmis erstem Auftritt in unserem Haus klingelte kurz vor Mitternacht das Telefon. Ich hatte mich noch nicht im Bett aufgerichtet, da war Akin schon durch das halbe Zimmer geeilt. Ich zog zweimal an der Schnur meiner Nachttischlampe, und das Licht von vier Glühbirnen durchflutete das Zimmer. Akin hielt den Hörer in der Hand und schaute ernst, während er der Person am anderen Ende zuhörte.

Nachdem er das Telefon wieder eingesteckt hatte, setzte er sich zu mir aufs Bett. »Das war Aliyu, der Chef der Geschäftsstelle in Lagos. Er hat angerufen, um mir zu sagen, dass die Bank morgen zubleibt.« Er seufzte. »Es gab einen Putsch.«

»Oh Gott«, sagte ich.

Wir saßen eine Weile schweigend da. Ich fragte mich, ob jemand getötet worden war und ob in den nächsten Monaten Chaos und Gewalt ausbrechen würden. Obwohl ich zu jung war, um mich wirklich an die Ereignisse zu erinnern, wusste ich, wie schnell der Putsch von 1966 das Land in einen Bürgerkrieg gestürzt hatte. Ich tröstete mich damit, dass sich die Unruhen nach dem letzten Putsch, in dessen Folge General Buhari vor nicht einmal zwanzig Monaten zum Staatsoberhaupt geworden war, nach ein paar Tagen wieder gelegt hatten. Das Land hatte letztlich beschlossen, die korrupte Zivilregierung, die von Buhari und seinen Gefolgsleuten entmachtet worden war, ohnehin sattgehabt zu haben.

»Weiß man denn überhaupt schon, ob die Putschisten erfolgreich waren?«

»Sieht so aus. Aliyu sagt, sie haben Buhari schon verhaftet.«

»Hoffen wir nur, dass sie diesmal keinen töten.« Ich zog einmal an der Schnur der Nachttischlampe, und drei der vier Glühbirnen gingen aus.

»Dieses Land!«, seufzte Akin, als er aufstand. »Ich gehe noch mal nach unten und sehe nach den Türen.«

»Wer ist denn jetzt an der Macht?« Ich legte mich wieder hin, auch wenn ich nicht würde einschlafen können.

»Das hat er nicht gesagt. Aber morgen früh werden wir es wissen.«

Aber wir wussten es nicht. Um sechs Uhr sprach im Radio ein Armeeoffizier, der die alte Regierung verdammte, uns aber nichts über die neue verriet. Akin fuhr nach der Ansprache ins Büro, um da zu sein, bevor es zu ersten Protesten käme. Ich blieb zu Hause, weil ich wusste, dass mein Lehrling nicht in den Salon kommen würde, wenn sie heute Morgen die Nachrichten gehört hatte. Ich ließ das Radio laufen und versuchte, sämtliche Bekannte aus Lagos anzurufen, um in Erfahrung zu bringen, ob sie in Sicherheit waren, aber die Telefonleitungen waren überlastet, und ich kam nicht durch. Ich musste eingenickt sein, nachdem ich am Mittag die Nachrichten gehört hatte. Als ich wach wurde, war Akin zurück. Ibrahim Babangida war jetzt das neue Staatsoberhaupt, erfuhr ich von ihm.

Das Eigenartigste an den folgenden Wochen war, dass Babangida sich nicht nur zum Staatsoberhaupt, sondern zum Präsidenten ernannte, so als wäre ein Putsch dasselbe wie eine Wahl. Im Großen und Ganzen lief alles weiter wie bisher, und wie der Rest des Landes kehrten auch wir zum gewohnten Alltag zurück.

An den meisten Wochentagen frühstückten Akin und ich zusammen. In der Regel gab es gekochte Eier, Toast und Unmengen Kaffee. Wir mochten unseren Kaffee auf dieselbe Art: in den roten Tassen, die farblich zu den kleinen Blumen auf unseren Platzdeckchen passten, ohne Milch und mit zwei Stück Zucker. Beim Frühstück besprachen wir die Pläne für den Tag. Sprachen darüber, dass wir jemanden finden mussten, der das kaputte Dach im Bad reparierte, sprachen über die Männer, die Babangida in den Nationalen Ministerrat berufen hatte, überlegten, ob wir den Nachbarshund töten sollten, der jede Nacht bellte, und stimmten ab, ob die neue Margarine nun zu ölig war oder nicht. Über Funmi sprachen wir nicht; wir erwähnten nie ihren Namen, auch nicht aus Versehen. Nach dem Essen trug jeder von uns seinen Teller zur Spüle und stellte ihn dort ab, um das schmutzige Geschirr kümmerten wir uns später. Dann wuschen wir uns die Hände, küssten uns und gingen ins Wohnzimmer zurück. Akin schnappte sich dort sein Jackett, warf es sich über die Schulter und fuhr zur Arbeit. Ich ging nach oben, duschte und fuhr dann in meinen Salon. So machten wir weiter, aus Tagen wurden Wochen, aus Wochen wurden Monate, ganz so, als ob es noch immer nur uns beide gäbe.

Dann kam ein Tag, an dem ich wie immer zum Duschen nach oben ging, nachdem Akin sich auf den Weg zur Arbeit gemacht hatte, und ich sah, dass das Dach an einer Stelle eingebrochen war. Es regnete an diesem Morgen, und durch den Druck des angestauten Regenwassers hatte es ein Loch in den ohnehin durchweichten Asbest gerissen, sodass das Wasser jetzt in die Badewanne tropfte. Ich versuchte, trotzdem irgendwie zu duschen, weil ich seit unserer Hochzeit noch nie eines der anderen Bäder im Haus benutzt hatte. Aber der Regen ließ nicht nach, und durch das Loch in der Decke bekam ich überall in der Wanne Regenwasser oder Holzstückchen und Metallteile ab, die mit dem Wasser in der Wanne landeten.

Nachdem ich in Akins Büro angerufen und ihm bei der Sekretärin eine Nachricht wegen des Dachs hinterlassen hatte, musste ich zum allerersten Mal im Gästezimmer duschen, das schräg über den Flur lag. Und dort, in diesem mir fremden Winkel des Hauses, ging mir durch den Kopf, dass ich womöglich oft in dieser kleinen Duschkabine würde duschen müssen, wenn Funmi darauf bestehen würde, zu uns zu kommen, um die Nächte im Schlafzimmer zu verbringen. Ich wusch den Seifenschaum ab und kehrte zurück ins Schlafzimmer – mein Schlafzimmer –, um mich für den Tag im Salon zurechtzumachen. Bevor ich nach unten ging, warf ich noch einen Blick ins Bad und sah, dass das Loch nicht größer geworden war und das Wasser noch immer direkt in die Wanne lief.

Es regnete heftig, als ich mit aufgespanntem Schirm zum Wagen rannte; der Wind war stark und kämpfte mit mir um den Schirm. Als ich in den Wagen stieg, waren meine Schuhe völlig durchnässt. Ich wechselte in die flachen Ballerinas, die ich immer zum Autofahren anzog. Beim Drehen des Zündschlüssels passierte gar nichts, bis auf ein hilfloses Klicken. Ich versuchte es wieder und wieder, ohne Erfolg.

Ich hatte noch nie Probleme mit meinem treuen blauen Käfer gehabt, seit Akin ihn mir nach der Hochzeit geschenkt hatte. Er brachte ihn regelmäßig zur Durchsicht und kontrollierte jede Woche das Öl und was sonst noch zu kontrollieren war. Es schüttete weiter wie aus Kübeln, und zu meinem Salon laufen zu wollen, hatte keinen Sinn, auch wenn er nicht allzu weit weg war. Der Wind hatte im Nachbarsgarten schon mehrere Äste vom Baum gerissen und würde meinen Regenschirm in wenigen Minuten zerlegen. Also saß ich im Wagen und schaute zu, wie auch andere Äste gegen den Wind kämpften, bis sie abbrachen und mit ihrem üppigen Grün zu Boden fielen.

Funmi brach in diesen Momenten über mich herein, in Augenblicken, die nicht Teil meiner täglichen Routinen waren. Und ich dachte, auch ich war jetzt eine von diesen Frauen, die man irgendwann als zu alt dafür ansehen würde, dass sie ihren Mann noch auf Partys begleiteten. Aber damals gelang es mir noch, diese Gedanken einzufangen und in den hintersten Winkel zu verbannen, wo sie ihre Flügel nicht ausbreiten und nicht die Macht über mein Leben übernehmen konnten.

An diesem Morgen nahm ich einen Notizblock aus der Handtasche und schrieb mir all die Dinge auf, die ich für den Salon brauchte. Ich erstellte eine Finanzübersicht für die geplante Eröffnung weiterer Geschäfte. Es hatte keinen Sinn, an Funmi zu denken; Akin hatte mir versichert, sie würde kein Problem darstellen, und bislang war nichts geschehen, was ihn widerlegt hätte. Aber ich erzählte keiner meiner Freundinnen von Funmi. Wenn ich mit Sophie oder Chimdi telefonierte, sprachen wir über meine Arbeit, ihre Babys und Akins Beförderung. Chimdi war eine unverheiratete Mutter, und Sophie war eine dritte Ehefrau. Ich hatte nicht das Gefühl, dass sie mir irgendwie helfen könnten.

Ein Dach, das eingebrochen war, und ein Wagen, der nicht starten wollte – wenn Iya Marthas Tag so begonnen hätte, wäre sie wieder auf ihr Zimmer gegangen, hätte den Tag hinter verschlossenen Türen verbracht und auch die Fenster geschlossen, weil das Universum versuchte, ihr etwas zu sagen. Das Universum versuchte andauernd, dieser Frau etwas zu sagen. Ich war aber nicht Iya Martha, und als der Regen in leichtes Nieseln überging, drehte ich den Schlüssel ein letztes Mal im Zündschloss und stieg in Ballerinas aus dem Wagen. Mit der Handtasche über der Schulter, dem Schirm in der einen und den nassen Schuhen in der anderen Hand lief ich los.

*

Mein Salon barg die Wärme der unterschiedlichsten Frauen. Frauen, die auf den gepolsterten Stühlen saßen und sich der Gunst und dem Dienst der Holzkämme hingaben, der Trockenhauben, meiner Hände und der Hände der anderen Frauen, die ich ausbildete. Frauen, die still ein Buch lasen; Frauen, die mich »geliebte Schwester« nannten; Frauen, die laute Witze machten, über die ich noch Tage später lachte. Ich liebte diesen Ort – die Kämme, die Lockenwickler und die Spiegel an jeder Wand.

Ich fing an mit dem Frisieren Geld zu verdienen, als ich in meinem ersten Jahr an der Uni in Ife war. Wie die meisten der weiblichen Erstsemester wohnte ich in der Mozambique Hall. In meiner ersten Woche im Wohnheim ging ich jeden Abend von Zimmer zu Zimmer und sagte den Mädchen, ich würde ihnen die Braids für die Hälfte des üblichen Preises flechten. Ich besaß lediglich einen Holzkamm, und während meiner Zeit auf dem Campus investierte ich nur noch in einen Plastikstuhl, auf den sich meine Kundinnen setzen konnten.

Dieser Stuhl war das Erste, was ich einpackte, als ich in meinem zweiten Jahr in das Wohnheim Moremi Hall umzog. Ich verdiente zwar nicht genug für einen Föhn, konnte aber im dritten Jahr meinen Lebensunterhalt allein bestreiten. Wenn Iya Martha also mal wieder beschloss, die monatliche Unterstützung meines Vaters einzustreichen, musste ich nicht hungern.

Nach der Hochzeit zog ich nach Ilesa, und obwohl ich unter der Woche nach Ife zu meinen Kursen fuhr, konnte ich die Sache mit dem Frisieren nicht weiterführen wie davor. Eine Zeit lang verdiente ich überhaupt kein Geld. Nicht dass ich das gemusst hätte, Akin gab mir zusätzlich zu dem Haushaltsgeld eine großzügige Summe zu meiner freien Verfügung, aber mir fehlte die Arbeit, und mir missfiel, dass ich mir nicht einmal eine Packung Kaugummi hätte leisten können, wenn Akin aus irgendeinem Grund plötzlich aufgehört hätte, mir Geld zu geben.

In den ersten Monaten unserer Ehe war Akins Schwester Arinola die einzige Frau, deren Haare ich frisierte. Sie bot mir oft an, mich dafür zu bezahlen, aber ich lehnte das Geld ab. Sie wollte nichts Aufwendiges, sondern bat mich jedes Mal, ihr die klassische Suku-Frisur zu machen. Ihr die Haare in geraden Bahnen nah an der Kopfhaut bis zur Kopfmitte zu flechten, wo die Zopfenden dann zu einem Dutt aufgesteckt werden, langweilte mich mit der Zeit. Darum überredete ich sie, ihr in einer insgesamt zehnstündigen Sitzung Tausende winzige Braids flechten zu dürfen. Innerhalb einer Woche flehten Arinolas Kommilitoninnen an der Pädagogischen Hochschule sie an, ihr doch bitte die Frau vorzustellen, der sie diese Frisur zu verdanken hatte.

Am Anfang widmete ich mich dem immer stärkeren

Strom von Frauen unter einem Cashewbaum im Garten hinter dem Haus, aber kurz darauf entdeckte Akin ein leer stehendes Geschäft, das er perfekt fand für einen Salon. Ich scheute davor zurück, einen richtigen Friseursalon aufzumachen, würde ich doch bis zu meinem Abschluss nur am Wochenende arbeiten können. Akin überzeugte mich, mir das Objekt wenigstens einmal anzusehen, und als ich den Raum dann betrat, musste ich zugeben, dass er tatsächlich perfekt war. Ich versuchte, meine Begeisterung zu überspielen, indem ich betonte, wie unklug es sei, Geld für einen Raum auszugeben, der an fünf Tagen die Woche geschlossen bliebe. Er überhörte mich, und ein paar Stunden später saßen wir Händchen haltend im Wohnzimmer des Eigentümers, mit dem Akin die Miete verhandelte.

Diesen Salon nutzte ich noch immer, als Akin Funmi heiratete. Und obwohl ich wegen des Regens und Ärgers mit meinem Wagen später kam als sonst, war ich trotzdem die Erste im Salon. Keine der Frauen, die ich ausbildete, war in Sicht, als ich die Tür aufschloss. Normalerweise waren sie vor mir da, um alles für den Tag vorzubereiten und den Laden zu öffnen, aber gerade als ich Licht machte, prasselte es wieder so heftig aufs Dach, dass es wie das Trappeln Hunderter Pferdehufe klang. Bei diesem Regen würden es die Mädchen sicher nicht durch die Stadt schafften.

Ich schaltete das Radio ein, das mein Vater mir während meiner Zeit an der Uni geschenkt hatte. Es war schon reichlich ramponiert, aber ich hatte es immer wieder mit Panzertape geflickt. Ich drehte so lange am Knopf, bis ich einen Sender fand, der Musik spielte. Das Lied kannte ich nicht. Dann stellte ich alles bereit: Shampoos und Pomaden, Haargel und Lockenstäbe, Haarspray und Schälchen mit Cremes zum Glätten der Haare.

Ich machte mir nicht die Mühe zu überprüfen, ob der Regen statt meinem Schirm meine Braids ruiniert hatte. Wenn ich jetzt in den Spiegel schaute, würde ich mir auch alles andere genauer ansehen müssen: meine Gesichtsform, meine kleinen Augen, meine große Nase; mein Kinn und meine Lippen und was an ihnen vielleicht nicht stimmte – alles, was ein Mann, und vor allem Akin, an Funmi viel schöner finden würde. Ich hatte keine Zeit für Selbstmitleid, darum arbeitete ich weiter, beim Hantieren mit den Arbeitsmitteln konnte ich meine Gedanken auf Haare richten.

Als der Regen endlich aufgehört hatte, trudelten die Mädchen nacheinander ein. Die Letzte kam wenige Minuten vor der ersten Kundin. Ich schnappte mir einen Holzkamm, teilte das Haar der Frau, stippte zwei Finger in die klebrige Pomade und legte los. Sie hatte dickes volles Haar, das leicht knisterte, als ich kurze Cornrows daraus machte. Als ich mit ihr fertig war, warteten schon vier weitere Kundinnen. Ich arbeitete einen Kopf nach dem anderen ab, teilte das Haar, flocht Muster hinein, schnitt kaputte Spitzen und half den Mädchen, die noch in der Ausbildung waren. Es war herrlich; die Zeit verging wie im Flug, und kurz darauf war es schon weit nach zwölf. Als ich mir endlich eine Mittagspause gönnte, taten mir die Handgelenke weh – an diesem Morgen verlangten fast alle Braids oder Extensions und nur wenige eine einfache Haarpflege.

Zum Mittag kaufte ich mir gefüllte Katamfeblätter in deftiger Palmölsauce. In der Straße gab es eine Frau, die das so lecker zubereitete, dass ich mich jedes Mal, wenn ich den geräucherten Fisch und das Rind aus der

Soße genascht hatte, zusammenreißen musste, nicht auch noch die Blätter abzulecken. Es war eins dieser Gerichte, nach dem man eine Pause einlegen muss und ganz zufrieden wird, sodass ich im Gewusel des Salons Löcher in die Luft starrte. Der Himmel war noch immer gefährlich indigoblau, obwohl es aufgehört hatte zu regnen. Immer wieder schwappte kalte Luft in den Salon, die sich gegen die Haartrockner durchsetzte und die Raumtemperatur bestimmte.

Als sie hereinkam, hielt ich sie für eine Kundin. Sie blieb kurz in der Tür stehen, und der bedeckte Himmel hing über ihr wie ein böses Omen. Mit gerunzelter Stirn schaute sie sich im Raum um, bis sie mich sah. Dann lächelte sie und kniete sich neben mich. Sie war wunderschön. Sie hatte ein Gesicht, zu dem jede Frisur passte, ein Gesicht, das andere Frauen auf dem Markt vor Neid erblassen ließ, ein Gesicht, das manche der Frauen auf dem Markt veranlassen würde, dieselbe Frisur wie sie haben zu wollen.

»Guten Morgen, Mutter«, sagte Funmi.

Ihre Worte versetzten mir einen Stich. Ich war nicht ihre Mutter. Ich war niemandes Mutter. Die Leute nannten mich noch immer Yejide. Ich war nicht Iya Dies oder Iya Das. Ich war nur Yejide. Dieser Gedanke fesselte mir die Zunge und weckte den Wunsch, ihr die Zunge herauszuziehen. Noch vor ein paar Jahren hätte mich nichts davon abgehalten, ihr die Zähne einzuschlagen. Als ich noch Schülerin an der Highschool für Mädchen in Ife war, kannten mich alle als die Angst einflößende Yejide. Ich geriet ständig in Kämpfe. Damals warteten wir, bis die Schule zu Ende war, bevor wir einen Streit anfingen. Wir setzten uns möglichst weit vom Schulgelände ab und suchten einen Weg, auf dem keiner von den Lehrern vorbeikommen würde. Und immer gewann ich – ich verlor nie, nicht ein einziges Mal. Ich verlor ein paar Knöpfe, brach mir einen Zahn, holte mir mehrmals eine blutige Nase, aber ich verlor nie, bekam nie auch nur ein einziges Sandkorn in den Mund.

Jedes Mal, wenn ich zu spät und voller Blut von einem Kampf nach Hause kam, beschimpften mich meine Stiefmütter und drohten mir mit Strafen für mein beschämendes Verhalten. Nachts, wenn sie die ausgewaschenen Wrapper um die welken Brüste gebunden hatten, flüsterten sie; sie flüsterten ihren Kindern zu, nie so zu werden wie ich. Ihre Kinder hatten wenigstens Mütter; lebendige Frauen, die keiften und kochten, Beschäftigungen nachgingen und buschige Achselhöhlen hatten. Nur Kinder ohne Mütter, Kinder wie ich, verhielten sich so beschämend. Und es war ja nicht nur, dass ich keine Mutter hatte, sondern die Mutter, die ich einmal gehabt hatte und die gestorben war, Sekunden nachdem sie mich in die Welt hinausgepresst hatte, war auch noch eine Frau ohne reine Abstammungslinie gewesen! Und wer bitte schwängert eine Frau, wenn er nicht weiß, von wem sie abstammt? Nur ein dummer Mann, der nun mal zufällig ihr Ehemann gewesen war. Aber darum ging es nicht; es ging darum, dass ein Kind ohne nachgewiesene Abstammung von allem Möglichen abstammen konnte – sogar von Hunden, Hexen oder merkwürdigen Stämmen mit bösem Blut. Die Kinder der dritten Frau meines Vaters hatten ganz sicher böses Blut abbekommen, denn in ihrer Familie gab es viele Fälle von Wahnsinn. Aber zumindest wusste man bei diesem bösen Blut, wo es herkam – bei meinem Blut, das vielleicht auch böse war, wusste man das nicht, und das war schlimmer, wie man sehen konnte, wenn ich mal wieder Schande über meinen Vater brachte, indem ich wie ein Straßenköter kämpfte.

Was in den Zimmern, die jede der Frauen meines Vaters mit ihren Kindern teilte, so getuschelt wurde, erzählten mir früher oder später meine Halbgeschwister. Aber die gemeinen Worte machten mir nichts aus; sie gehörten zum Spiel der Ehefrauen, bei dem es darum ging, welche Frau die besseren Kinder hervorgebracht hatte. Keine ihrer Drohungen wurden je wahr gemacht, auch nicht, als meine Kämpfe zu einem täglichen Ritual geworden waren, das mir zusetzte. Die Peitschen, die man nicht hervorholte, die Extraaufgaben, die man mir nicht zuteilte, die Abendessen, die man mir nicht verweigerte, zeigten mir, dass es keiner von ihnen wirklich wichtig war.

»Mutter?«, sagte Funmi, die immer noch kniete.

Ich schluckte meine Erinnerungen hinunter wie eine übergroße bittere Pille. Funmi hatte die Hände auf meine Oberschenkel gelegt; ihre Nägel waren perfekt zurechtgemacht und in demselben Hibiskusrot lackiert wie die Kaffeetassen, aus denen Akin und ich am Morgen getrunken hatten.

»Mutter?«

Ich lackierte mir schon lange nicht mehr die Nägel. Während meiner Zeit an der Uni hatte ich sie mir lackiert. Waren es die lackierten Nägel, die ihm an ihr gefielen? Was fühlte er, wenn sie ihm mit diesen wunderschönen Nägeln über die Brust kratzte? Wurden seine Nippel hart? Stöhnte er? Ich wollte … nein … ich musste es sofort wissen, jedes Detail. Was von ihm, der immer nur mir gehört hatte, gehörte jetzt ihr? Was würde sie haben, was ich selbst nie hatte? Sein Kind?

»Mutter?«

»Wer soll hier deine Mutter sein? Du stehst besser auf«, sagte ich.

Neben mir war ein Stuhl frei, aber sie bevorzugte es, sich auf meine Stuhllehne zu setzen.

»Was willst du hier? Woher weißt du, wo mein Salon ist?«, sagte ich leise, weil das Schnattern um uns herum aufgehört hatte. Jemand hatte das Radio ausgestellt, und im Salon war es plötzlich mucksmäuschenstill.

»Ich dachte einfach, ich sollte mal vorbeikommen und Hallo sagen.«

»Um diese Tageszeit? Hast du keine Arbeit?« Es war eine Beleidigung, aber sie tat, als wäre es eine Frage.

»Nein-o. Ich habe keine Arbeit, denn unser Ehemann kümmert sich sehr gut um mich.« »Unser Ehemann« sagte sie sehr laut, und es war offensichtlich, dass alle im Raum sie gehört hatten. Die Stühle knarrten, als sich die Kundinnen so weit wie möglich zurücklehnten, um nur ja etwas von unserem Gespräch mitzubekommen.

»Was?«

»Unser Ehemann ist ein sehr fürsorglicher Mann. Er hat sich gut um mich gekümmert. Wir wollen Gott danken, dass er genug Geld für uns hat.« Sie lächelte über meinen Kopf hinweg.

Ich funkelte ihr Spiegelbild an. »Genug Geld für was?«

»Für uns, Mutter. Darum arbeitet ein Mann doch, *abi*? Für seine Frauen und Kinder.«

»Manche von uns haben eine eigene Arbeit«, sagte ich und drückte die zur Faust geballte Hand fest an mich. »Und genau darum musst du jetzt gehen.«

Sie lächelte im Spiegel. »Ich komme morgen Nachmittag wieder, Ma. Vielleicht hast du ja dann Zeit.«

Erwartete sie, dass ich zurücklächelte? »Funmi, ich will deine Streichholzbeinchen hier nie wieder sehen.«

»Mutter, es gibt keinen Grund, so zu reden-o; wir müssen Freundinnen sein. Wenigstens zum Wohl der Kinder, die wir haben werden.« Sie ging wieder auf die Knie. »Ich weiß, dass die Leute sagen, dass du unfruchtbar bist, aber für Gott ist nichts unmöglich. Ich weiß, dass sich dein eigener Leib öffnet, wenn ich erst einmal schwanger bin. Wenn du sagst, dass ich nicht herkommen soll, komme ich nicht, aber ich will, dass du weißt, dass diese Bitterkeit auch ein Grund für die Unfruchtbarkeit sein kann-o. Auf Wiedersehen, Ma.«

Sie lächelte, als sie sich erhob und zur Tür drehte.

Ich stand auf und riss an ihrem Kleid. »Du! Du widerliche … bösartige *egbere*. Wen nennst du hier unfruchtbar?«

Auf diese Konfrontation war ich nicht gefasst. Auch meine Beschimpfung ging daneben. Funmi sah nicht aus wie die mythische Figur der *egbere*. Sie war nicht klein, sie trug keine Matte bei sich und weinte auch nicht immerzu. Genau genommen lächelte sie, als sie sich zu mir umdrehte. Noch ehe ich ihr die erste Ohrfeige verpassen konnte, war ich auch schon von Kundinnen und Mitarbeiterinnen umringt.

»Lass sie in Ruhe«, sagten die Frauen. »Lass sie gehen.« Sie lösten meine Finger, die sich noch immer in Funmis Kleid krallten, und schoben mich zurück, bis ich wieder auf meinem Stuhl saß. »Meine geliebte Schwester, bitte beruhige dich. Ganz ruhig.«

5

Ich kaufte neue Tassen.

»Weißt du, warum ich weiße Tassen nicht mag?«, sagte Akin beim Frühstück.

»Ich bin ganz Ohr«, sagte ich.

»Weil man dann die Kaffeeflecken so deutlich sieht.«

»Ist das so?«

Er strich sich die Krawatte glatt und runzelte die Stirn. »Du klingst verärgert. Stimmt was nicht?«

Ich bestrich meinen Toast mit noch mehr Margarine, rührte in meinem Kaffee und biss mir auf die Lippen. Ich hatte mir vorgenommen, nicht zu sagen, warum ich so wütend war, bis Akin mich zum ungefähr fünften Mal danach fragte. Nicht einmal in Ruhe eingeschnappt durfte ich sein.

»Mir gefallen diese weißen Tassen nicht.« Er hielt einen Finger in die Luft und unterbrach sich, um einen Schluck Wasser zu trinken. »Wo sind die alten?«

»Ich habe sie kaputt gemacht.«

Er formte mit dem Mund ein *Oh*, das aber nicht zu einem Laut wurde, und biss von seinem Toast ab. Mir war klar, dass er annehmen würde, ich hätte die Tassen beim Wegräumen aus Versehen umgerissen oder fallen lassen. Wie hätte er auch wissen sollen, dass ich die beiden hibiskusroten Tassen am Vorabend gegen die Küchenwand geschmissen hatte, als die Kuckucksuhr im Wohnzimmer zwölf schlug. Wie hätte er ahnen können, dass ich die Scherben mit einem Kehrbesen zusammengefegt, in einen kleinen Mörser gelegt und zu Pulver zerstoßen hatte, bis mir der Schweiß aus jeder Pore triefte und ich das Gefühl hatte, den Verstand zu verlieren.

»Du weißt ja, dass die externen Rechnungsprüfer aus der Hauptgeschäftsstelle gestern im Büro waren und uns in Schach gehalten haben. Ich habe vergessen, jemanden vorbeizuschicken, der sich das Dach ansieht. Aber heute –«

»Deine Frau war gestern bei mir im Salon.«

»Funmi?«

»Wer sonst?« Ich beugte mich vor. »Oder hast du noch eine Frau, von der ich nichts weiß?« Es war ein Gedanke, den ich nicht hatte abschütteln können, seit Funmi am Tag zuvor mein Friseurgeschäft verlassen hatte, die Möglichkeit, dass es da draußen noch mehr Ehefrauen geben könnte – in Ilesa oder sonst wo –, andere Frauen, die er vielleicht liebte, andere Frauen, durch die er mir noch weniger gehörte.

Akin vergrub das Gesicht in den Händen. »Yejide, ich habe dir meine Vereinbarung mit Funmi doch erklärt. Du solltest dich von ihr nicht aus der Fassung bringen lassen.«

»Sie hat gesagt, dass du dich gut um sie kümmerst.« Meine Worte klangen nicht halb so kraftvoll, wie sie sollten, weil ich nichts von der Wut und der Abscheu empfand, die sich am Tag zuvor gegen Funmi gerichtet hatten. Aber ich wollte wütend auf ihn sein, also redete ich weiter; ich versuchte, über das, was ich eigentlich fühlte, hinwegzugehen, um an die Wut heranzukommen, die ich hätte fühlen müssen. »Was soll das heißen? Was heißt dieses ›kümmern‹?«

»Liebling …«

»Stopp. Dein ›Liebling‹ kannst du dir sparen, ich will es nicht hören.« Aber das stimmte nicht. Ich wollte, dass er mich wieder »Liebling« nannte, mich und keine andere. Ich wollte, dass er über den Tisch nach meiner Hand griff und mir sagte, dass uns nichts passieren werde. Damals glaubte ich noch, dass er wüsste, was zu tun sei und was er zu sagen hätte, eben weil er Akin war.

»Yejide –«

»Wo warst du gestern Abend? Ich habe bis weit nach Mitternacht auf dich gewartet. Wo bist du gewesen?«

»Im Fitnessclub.«

»Im Fitnessclub also, ja? Hältst du mich für dumm? Wann macht der Fitnessclub zu, hm? Sag schon, wann?«

Er seufzte und schaute auf die Uhr. »Kontrollierst du mich jetzt?«

»Du hast gesagt, zwischen dem Mädchen und dir passiert nichts.«

Er schnappte sich sein Jackett und stand auf. »Ich muss los.«

»Dann betrügst du mich also, *abi*?« Ich folgte ihm zur Tür und rang nach Worten, wollte sagen, dass ich keinen Streit wollte; ihm erklären, dass ich Angst hatte, dass er mich verlassen würde und ich wieder ganz allein auf der Welt war. »Akin, Gott wird dich genauso betrügen wie du mich.«

Er schloss die Tür, und ich sah ihn durch die Glasscheiben. Alles an ihm war falsch. Anders als sonst trug er die Aktentasche nicht, sondern hatte sie unter den linken Arm geklemmt, sodass er links leicht eingeknickt lief, als würde er sich krümmen. Er hatte das Jackett nicht über die Schulter geworfen, sondern hielt es in der rechten Hand; ein Ärmel hing auf den Boden und schleifte über die Vordertreppe und dann durchs Gras, während er auf seinen schwarzen Peugeot zulief.

Als er den Rückwärtsgang einlegte, drehte ich mich um. Seine Tasse war noch voll, er hatte den Kaffee nicht einmal angerührt. Ich saß auf seinem Stuhl, aß meinen Toast, aß seinen und trank seinen Kaffee aus. Dann räumte ich den Esstisch ab, trug das schmutzige Geschirr in die Küche und achtete beim Spülen darauf, nicht den kleinsten Kaffeefleck zurückzulassen.

Mir war nicht danach, zur Arbeit zu gehen; ich fühlte mich nicht bereit für eine erneute Konfrontation mit Funmi. Mir war klar, dass sie nicht einfach aufhören würde, in den Salon zu kommen, nur weil ich es ihr gesagt hatte. Ich wusste, dass Frauen wie Funmi, die Art von Frauen, die sich entscheiden, die zweite, dritte oder auch siebte Frau zu sein, nie einfach nachgeben. Ich hatte gesehen, wie sie in das Haus meines Vaters gekommen waren und sich dort breitgemacht hatten; all diese verschiedenen Mütter, die nicht meine waren, waren immer mit einem geheimen Plan unter ihrem Wrapper gekommen, waren nie dumm oder so verträglich gewesen, wie man zu Anfang hätte glauben können. Und es war immer Iya Martha, die überrascht war, kalt erwischt wurde und weder eine Strategie noch irgendeinen Plan hatte.

Mir wurde immer klarer, wie dumm es gewesen war, dass ich auch nur eine Sekunde lang geglaubt hatte, Akin hätte Funmi unter Kontrolle. Darum beschloss ich, mir einen Tag freizunehmen und über alles nachzudenken. Ich fuhr kurz zum Salon, um Debby, dem erfahrensten meiner Mädchen, ein paar Anweisungen zu geben. Dann nahm ich ein Taxi nach Odo-Iro, um den Automechaniker Silas zu holen, der immer meinen Käfer reparierte.

Silas war überrascht, dass ich allein zu ihm in die Werkstatt kam, und fragte nach Akin. Während der gesamten Fahrt zu unserem Haus versuchte er immer wieder, mir auf unterschiedlichste Weisen mitzuteilen, dass er die Reparaturen lieber noch einmal mit Akin besprechen würde.

Ich kochte, während er an dem Käfer arbeitete, und bot ihm ein Mittagessen an, als er fertig war. Er wusch sich draußen die Hände und aß sehr schnell seinen Yam. Ich saß da und schaute ihm zu. Ich redete mit ihm, und er starrte mich an, gab dann und wann ein Brummen von sich, starrte mich aber weiter nur an, schien verwundert und wusste nicht, was er auf mein ununterbrochenes Geplapper erwidern sollte. Als er aufstand, um zu gehen, zahlte ich ihm den berechneten Betrag, begleitete ihn zum Wagen und redete noch immer, als er längst losgefahren war.

Ich setzte mich auf die Veranda und grüßte die vorbeikommenden Nachbarn, bis Debby eintraf, um mir die Tageseinnahmen zu bringen. Ich bat sie auf eine Kleinigkeit zu essen herein, aber sie lehnte ab und sagte, dass sie keinen Hunger habe. Also bestand ich darauf, dass sie wenigstens eine Flasche Maltina mit mir trank. Als sie nach Hause ging, gab es nichts mehr für mich zu tun. Der Wagen war repariert, das Geschirr sauber und das Abendessen fertig, obwohl ich längst wusste, dass Akin nicht vor Mitternacht da sein würde.

Es ließ sich nicht länger aufschieben, über Funmi nachzudenken.

Ich spielte alle möglichen Szenarien durch, angefangen damit, sie das nächste Mal, wenn sie den Salon betrat, zu Brei zu schlagen, bis dahin, sie zu bitten, bei uns einzuziehen, um sie in der Nähe zu wissen und jederzeit ein Auge auf sie haben zu können. Schon bald war mir klar, dass die beste Lösung letztlich wenig mit ihr zu tun hatte. Ich musste so schnell wie möglich schwanger werden, und zwar vor Funmi. Nur so konnte ich mir sicher sein, dass ich in Akins Leben bleiben würde.

*

Ich hatte geglaubt, ich wäre Moomis Lieblingsschwiegertochter. Als Kind erwartete man von mir, dass ich meine Stiefmütter Moomi nannte, selbst mein Vater ermunterte mich dazu, ich aber weigerte mich und nannte sie weiterhin Mama. Und kaum war mein Vater außer Sicht, schlugen mich manche der Frauen, weil ich mich weigerte, sie mit »meine Mutter« anzusprechen und dadurch zu ehren. Ich weigerte mich nicht deshalb, weil ich stur gewesen wäre oder mich ihnen hätte widersetzen wollen, wie es einige von ihnen interpretierten. Meine Mutter war zu einer Obsession geworden, einer Religion, und der bloße Gedanke, von einer anderen Frau als »Mutter« zu sprechen, kam mir vor wie ein Frevel, ein Verrat an der Frau, die ihr eigenes Leben gelassen hatte, um mir meines zu schenken.

In einem Jahr gab es in der anglikanischen Kirche, die meine Eltern besuchten, am Mothering Day, dem vierten Sonntag der Fastenzeit, einen besonderen Gottesdienst. Nach der Predigt bat der Pastor alle unter achtzehn nach vorn; wir sollten mit einem Lied unsere Mütter ehren. Ich muss damals um die zwölf gewesen sein, stand aber nicht auf, bis mich ein Kirchendiener von hinten anstieß. Wir sangen ein Lied, das alle schon kannten, weil es die erweiterte Version eines bekannten Sprichworts war. Ich schaffte es bis zum Ende der ersten Zeile, *Iya ni wura, iya ni wura iyebiye ti a ko le f'owo ra*, bevor ich mir auf die Zunge biss, um die Tränen zurückzuhalten. Die Worte *Mutter ist Gold, Mutter ist kostbares Gold, das kein Geld der Welt kaufen kann*, hallten in mir wider wie kein anderer Sermon je zuvor. Ich wusste damals schon, dass meine Mutter weder durch Geld noch eine Stiefmutter oder irgendwen sonst ersetzt werden konnte, und war mir sicher, dass ich keine andere Frau je Moomi nennen würde.

Aber jedes Mal, wenn Akins Mutter mich in ihre fleischigen Arme nahm, sang mein Herz *Moomi*, und als ich sie mit diesem Titel der Verehrung ansprach, blieb er mir nicht im Halse stecken, weil er nicht herausgewollt hätte, so wie bei meinen Stiefmüttern, die versucht hatten, ihn aus mir herauszuprügeln. Sie wurde dem Namen mehr als gerecht. Jedes Mal, wenn sie von einem Streit zwischen Akin und mir erfuhr, stellte sie sich auf meine Seite und versicherte mir, dass es nur eine Frage der Zeit sei, bis ich ihrem Sohn ein Kind schenken würde, und hielt daran fest, dass ein Wunder auf mich wartete, wenn ich nur erst den richtigen Abzweig genommen hätte.

Als mir meine schwangere Kundin Mrs Adeolu vom Berg der beispiellosen Wunder erzählte, ging ich noch am selben Tag zu Moomi, um mit ihr darüber zu sprechen. Ich musste erst wissen, ob sie Mrs Adeolus Worte bestätigte; sie war eine Schatzkammer voller Wissen in solchen Angelegenheiten. Selbst wenn sie von einem Haus der Wunder noch nie gehört haben sollte, wusste sie doch fast immer, wen man danach fragen konnte, und wenn sie den Geschichten auf den Grund gegangen war, war sie jederzeit bereit, mich bis ans Ende der Welt zu begleiten, um eine Lösung zu finden.

Es gab eine Zeit, in der ich Mrs Adeolus Worte ignoriert hätte, eine Zeit, in der ich nicht an Propheten geglaubt hatte, die auf Bergen lebten, und auch nicht an Priester, die Gottesdienste an Flussufern abhielten. Das war vor den vielen Tests im Krankenhaus, die alle bestätigten, dass es nichts gab, was eine Schwangerschaft verhinderte. Eine Zeit lang hoffte ich, die Ärzte würden endlich etwas finden, irgendetwas, das erklärte, warum ich nach mehreren Jahren Ehe jeden Monat wieder meine Regel bekam. Ich hoffte, sie würden etwas finden, das sie behandeln oder herausschneiden könnten. Aber sie fanden nichts. Auch Akin ließ sich untersuchen, kam aus dem Krankenhaus zurück und sagte, dass die Ärzte nichts gefunden hätten. Da hörte ich auf, die Vorschläge meiner Schwiegermütter beiseitezuwischen, hörte auf, Frauen wie sie für unzivilisiert und ein bisschen verrückt zu halten. Ich öffnete mich für Neues. Wenn ich an einem Ort nicht fand, was ich wollte, warum sollte ich nicht anderswo danach suchen?

Meine Schwiegereltern lebten in Ayeso, einem alten Teil der Stadt, in dem es noch ein paar Lehmhäuser gibt. Ihr Haus war aus Stein, hatte einen Vorgarten und war zum Teil von einer niedrigen Mauer umgeben. Ich sah Moomi auf einem niedrigen Hocker im Vorgarten sitzen, ein rostiges Tablett auf dem Schoß, über dem sie Erdnüsse schälte. Als ich näherkam, hob sie nur kurz den Kopf. Ich schluckte und verlangsamte meine Schritte. Irgendetwas stimmte nicht.

Moomi rief immer: »*Yejide, meine liebe Schwiegertochter«,* wenn wir uns sahen – Worte so warm wie die Umarmung, die sie mir dann für gewöhnlich zuteilwerden ließ.

»Guten Abend, Moomi.« Ich spürte, wie ich zitterte, als ich mit den Knien den Betonboden berührte.

»Bist du inzwischen schwanger?«, fragte sie, ohne von dem Tablett mit den Erdnüssen aufzusehen.

Ich kratzte mich am Kopf.

»Bist du unfruchtbar *und* taub? Ich habe dich gefragt, ob du schwanger bist? Die Antwort ist entweder: *Ja, ich bin schwanger* oder *nein, ich bin noch immer keinen einzigen Tag in meinem Leben schwanger gewesen.*«

»Ich weiß es nicht.« Ich erhob mich und trat ein Stück zurück, weil ich spürte, dass ich die Hand zur Faust geballt hatte.

»Warum darf mein Sohn kein Kind haben?« Sie knallte das Tablett mit den Erdnüssen auf den Boden und erhob sich.

»Ich mache die Kinder nicht. Das kann nur Gott.«

Sie marschierte auf mich zu, und als sie so dicht vor mir stand, dass sie mit den Zehen meine Schuhe berührte, sagte sie: »Hast du Gott je in einem Kreißsaal ein Kind zur Welt bringen sehen? Los, sag schon, Yejide, hast du Gott je auf einer Entbindungsstation gesehen? Frauen machen Kinder, und wenn du das nicht kannst, bist du nur ein Mann und verdienst es nicht, eine Frau genannt zu werden.« Sie packte mich am Handgelenk und dämpfte die Stimme, bis sie flüsterte. »Das Leben ist nicht schwer, Yejide. Wenn du keine Kinder haben kannst, dann lass zu, dass mein Sohn mit Funmi Kinder hat. Hör zu, wir bitten dich nicht, dass du den Platz hergibst, den du in seinem Leben hast, wir bitten dich nur, ein Stück zur Seite zu rücken, damit sich eine andere dazusetzen kann.«

»Ich halte ihn nicht davon ab, Moomi«, sagte ich. »Ich habe sie akzeptiert. Inzwischen verbringt sie sogar die Wochenenden in unserem Haus.«

Sie stemmte die Hände in die dicken Hüften und lachte. »Ich bin auch eine Frau. Oder glaubst du, ich bin erst gestern Nacht geboren? Sag mir, warum Akin Funmi nicht anfasst? Seit über zwei Monaten ist er mit ihr verheiratet. Sag mir, warum er ihr noch kein einziges Mal den Wrapper abgenommen hat. Sag es mir, Yejide.«

Ich unterdrückte ein Lächeln. »Was Akin mit seiner Frau macht, geht mich nichts an.«

Moomi hob meine Bluse an und legte mir die runzlige Hand auf den Bauch.

»Flach wie eine Hauswand«, sagte sie. »Du hattest meinen Sohn jetzt noch mal zwei Monate zwischen deinen Beinen, und dein Bauch ist immer noch flach. Lass ihn nicht mehr in dein Bett, ich flehe dich an. Wir alle wissen, was er für dich empfindet. Wenn du ihn nicht wegjagst, fasst er Funmi nicht an. Dann stirbt er kinderlos. Ich bitte dich, mach mein Leben nicht kaputt. Er ist mein erstgeborener Sohn, Yejide. Im Namen Gottes, ich flehe dich an.«

Ich schloss die Augen, und trotzdem liefen mir die Tränen die Wangen hinab.

Moomi seufzte. »Ich war gut zu dir. Im Namen Gottes, Yejide, ich flehe dich an. Hab Erbarmen mit mir, hab Erbarmen.«

Dann zog sie mich an sich, hielt mich fest im Arm und

flüsterte mir tröstende Worte ins Ohr. Aber ihrer Umarmung fehlte es an Wärme. Kalt und hart breiteten sich ihre Worte in mir aus, genau da, wo ein Kind hätte sein sollen.

6

Angst packte mich am Knöchel, als ich den Berg der beispiellosen Wunder hinaufstieg. Der Mann mit dem dichten Bart, der mich hinter sich her zog, trug auch nicht zu meiner Beruhigung bei. Er sollte mich begleiten, war vom Berg oben geschickt, wo die anderen Gläubigen Lieder sangen, deren Fetzen der Wind zu uns hinuntertrug. Über hundert von ihnen hatten sich in grünen Roben und dazu passenden Kopfbedeckungen am Gipfel versammelt.

»Nicht stehen bleiben«, sagte mein Begleiter.

Er musste bemerkt haben, dass ich langsamer geworden war. Der Berg war steil und kahl, nirgends ein Baum, der vorübergehend Schatten bot. Ich hatte Durst, meine Kehle und mein Mund waren völlig ausgetrocknet. Es würde keinen Aufschub geben. Man hatte mich angewiesen, den Weg fastend zurückzulegen. Ohne Essen, ohne Wasser und, wie ich noch am Fuß des Berges von meinem Begleiter erfuhr, ohne eine Pause, weil man mich sonst ohne ein Gebet und ohne die Begegnung mit dem höchsten Priester nach Hause zurückschicken würde.

Mrs Adeolu hatte mir versichert, dass der Prophet Joschija, der Anführer dieser Gruppe, ein wahrer Wundertäter war. Und ihr gewölbter Bauch diente mir als Beweis. Ich brauchte schnellstmöglich ein Wunder. Vor einer polygamen Ehe konnte ich mich nur noch retten, wenn ich vor Funmi schwanger wurde; dann würde Akin das Mädchen vielleicht fallen lassen. Aber während ich eine kleine Ziege den Berg hinaufzerrte, wünschte ich mir nichts sehnlicher als ein Wunder wie das vom Felsen mit dem herausströmenden Wasser, um so meinen Durst zu stillen. Es beunruhigte mich, wie mein Begleiter mir auf die Brüste starrte. Ich schwankte nicht nur vor Erschöpfung, sondern auch, weil mir Schlimmes schwante. Jedes Mal, wenn mir sein ungeniert aufdringlicher Blick begegnete, wollte ich nach unten zu meinem Wagen laufen; trotzdem zwang ich mich weiter. Noch wohnte Funmi in ihrer Wohnung in der Stadt, aber auch ohne Prophet war mir klar, dass sie bei uns einziehen würde, wenn sie erst einmal schwanger war.

»Können Sie mir mit der Ziege helfen?«, fragte ich meinen Begleiter und wünschte insgeheim, der Prophet hätte eine Frau geschickt, um mich abzuholen.

»Nein«, antwortete er und berührte mein Gesicht. Als ich seine Hand gerade wegschlagen wollte, strich er mir den Schweiß von der Wange.

Er fasste mich an den Hüften, wahrscheinlich, um mich zu stützen. Obwohl ich schon schwankte, versuchte ich meine Schritte zu beschleunigen, aber die Ziege hielt mich zurück. Wieder und wieder zog ich an ihrem Seil, bis es mir in die Hände schnitt. Wenn es nach mir gegangen wäre, hätte ich die Ziege auch bis zur Spitze des Bergs geschleift, aber die Anweisung lautete, eine strahlend weiße Ziege ohne Wunden und Makel mitzubringen.

»Ich mache keine Pause; die Ziege will nicht kommen.« Ich hatte Angst, er würde mich zurückschicken.

»Das sehe ich.«

Nach einer Weile setzte sich die Ziege wieder in Bewegung. Kurz darauf waren wir am Gipfel. Die Gläubigen saßen mit geschlossenen Augen in einem großen Kreis.

»Tritt in den Kreis«, sagte mein Begleiter. Dann setzte er sich zu den anderen und schloss die Augen.

In der Mitte des Kreises stand ein Mann. Sein Bart war noch länger als der meines Begleiters und bedeckte den Großteil seines Gesichts. Seine Kopfbedeckung war größer als die der anderen, hing aber nicht am Hinterkopf herab, sondern war mit etwas ausgestopft worden, damit sie senkrecht nach oben stand.

»Macht Platz für unsere Schwester«, sagte er.

Die beiden Gläubigen vor mir standen auf und traten ein Stück in den Kreis, ohne die Augen zu öffnen. Ich zerrte die Ziege hinter mir in den Ring und stellte mich zu dem Mann mit der großen Mütze. Ich schaute in die vielen Gesichter um mich herum und sah, dass jedes einzelne von einem Bart geziert wurde. Umgeben von ausschließlich Männern kam mir der gierige Blick meines Begleiters in den Sinn, und mir wurde schwindlig. Wie aufs Stichwort setzte auf einmal lautes Stöhnen ein, und die Männer taumelten los, als wirke eine unsichtbare Kraft. Ich dachte an Akin; dachte daran, wie schön unsere Kinder aussehen würden.

»Du wirst ein Kind haben«, rief der Mann neben mir, und das Stöhnen brach ab. Er öffnete die Augen. »Schau zu deinem Kind«, sagte er und zeigte auf die Ziege. Ich schaute von der Ziege zu den wild tanzenden Augen des Mannes. Überlegte, wegzulaufen vor diesem Verrückten, stellte mir aber vor, wie mich dann alle verfolgen würden, geifernd und gestört wie tollwütige Hunde in grünen, flatternden Roben. Ich stellte mir vor, wie ich den steilen Hang hinab in den Tod stürzen würde.

»Du glaubst, ich bin verrückt? Du glaubst, der Prophet Joschija ist verrückt?« Er packte mich am Hinterkopf, sein Lachen klang abgehackt und rasselnd. »Du kannst nicht weglaufen, solange wir noch nicht fertig sind. Und wenn es so weit ist, wirst du das Kind schon in dir haben.«

Ich nickte, bis er mich losließ.

Das Stöhnen setzte wieder ein. Der Mann bückte sich zu der Ziege und nahm ihr das Seil ab. Dann wickelte er sie mit grünem Tuch ein, bis nur noch ihr Gesicht zu sehen war. Er legte sie mir in die Arme und sagte: »Dein Kind.«

Ich hielt das Bündel.

»Drücke es fest an dich und tanze«, befahl er.

Das Stöhnen brach ab, und die Männer fingen an zu singen. Zögerlich bewegte ich mich, drückte das Bündel fest an die Brust und wankte unter seinem Gewicht. Das Singen ging in Sprechgesang über, wurde schneller und schneller, so wie auch meine Bewegungen. Ich stimmte ein, sang mit.

Wir tanzten, bis mein Hals so ausgetrocknet war, dass ich kaum noch schlucken konnte. Jedes Mal, wenn ich blinzelte, blitzten Lichter und Farben auf wie Bruchstücke eines zerbrochenen Regenbogens. Wir tanzten, bis ich glaubte, einer göttlichen Erfahrung nah zu sein. Plötzlich, unter der funkelnden Sonne, erschien mir die Ziege als Neugeborenes, und ich glaubte. Wir sangen und tanzten, bis mir die Knöchel schmerzten und ich nichts weiter wollte, als auf die Knie zu sinken. Es mussten Stunden vergangen sein, bevor der Prophet Joschija wieder sprach.

»Gib deinem Kind zu essen«, sagte er. Seine Stimme wirkte ähnlich wie eine Fernbedienung, die sämtliche Aktivitäten steuerte. Diesmal verstummten alle bei seinen Worten. Ich schaute auf seine Hand, weil ich glaubte, er würde mir Gras reichen.

Er aber zerrte an meiner Bluse. »Gib dem Kind die Brust.«

Kaum dass er diese Worte geflüstert hatte, öffnete ich wie selbstverständlich das Metallhäkchen meines BHs, hob die Bluse an und auch den BH. Ich saß mit ausgestreckten Beinen auf dem Boden, fasste meine Brust und führte sie zu dem kleinen Mund in meinem Arm.

Ich dachte nicht an Akin, der sicher gesagt hätte, ich sei verrückt geworden. Ich dachte nicht an Moomi, die mich daran erinnert hätte, dass ich ohne Kind keinen festen Stand im Haus ihres Sohnes hatte. Nicht mal an Funmi dachte ich, die vielleicht schon schwanger war. Ich schaute hinunter auf das Bündel in meinem Arm und sah das kleine Gesicht meines Kindes, hatte den Geruch von frischem Babypuder in der Nase und glaubte.

Als der Prophet Joschija mir das Bündel aus den Armen nahm, überkam mich ein Gefühl der Leere.

»Geh«, sagte er. »Du wirst schwanger werden, selbst dann, wenn dir diesen Monat kein Mann nahekommt.«

Ich drückte seine Worte fest an mich. Hielt sie umschlossen und ließ mich von ihnen trösten. Als ich allein den Berg hinunterstieg, hatte ich ein Lächeln auf den Lippen. Ich spürte noch den feuchten Mund an meiner Brust, und mir klopfte wie wild das Herz, so stark war mein Glaube.

7

Es war ein Sonntag, als Yejide mir erzählte, sie sei schwanger. Sie weckte mich gegen sieben, um mir zu sagen, dass sich am Tag zuvor ein Wunder ereignet habe. Ausgerechnet auf einem Berg. Ein Wunder auf einem Berg.

Ich bat sie, die Nachttischlampe auszumachen. Am Morgen tat mir das Licht in den Augen weh.

Damals hatte sie noch ein bisschen Sinn für Humor. Hatte nichts gegen einen Witz ab und an. Ich dachte, gleich käme die Pointe. Aber da habe ich mir wohl etwas vorgemacht, als ich glaubte, sie könnte sich einen Spaß daraus machen, mir eine Schwangerschaft vorzugaukeln.

Als sie das Licht löschte, richtete ich mich auf. Wartete auf die Pointe, damit ich wieder unter der Decke verschwinden konnte. Yejide aber stand einfach nur grinsend neben dem Bett. Ich fand das überhaupt nicht lustig. Sie verstieß gegen meine Sonntagsregel. Ich hielt den Ruhetag strikt ein und öffnete die Augen nie freiwillig vor zwölf. Das wusste sie.

»Ich hole dir eine Tasse Kaffee.« Sie zog die Vorhänge ein Stück zurück, um etwas Tageslicht hereinzulassen.

Als sie aus dem Zimmer war, stand ich auf, ging ins

Bad, stellte das kalte Wasser an und hielt lange den Kopf unter die Dusche. Ich trocknete mich nicht ab, ließ das Wasser über Brust und Rücken laufen, den Bund meiner Shorts leicht nass werden.

Als ich das Schlafzimmer betrat, war sie wieder da und saß im Schneidersitz auf dem Bett. Da erst merkte ich, dass sie nicht ihr Nachthemd trug, sondern Shorts und ein blaues T-Shirt. Sie sah aus, als wäre sie schon länger wach.

Neben ihr stand ein Tablett mit Tellern voller Yam, einer Schüssel mit Fischeintopf und zwei Tassen Kaffee. Die Frau, die sich wochenlang darüber aufregen konnte, wenn ich im Bett ein Sandwich aß, war mit einer Schüssel Eintopf in unser Schlafzimmer gekommen. Spätestens da hätte ich merken müssen, dass etwas nicht stimmte.

Ich saß auf dem Bett und nahm einen Schluck Kaffee. »Seit wann bist du wach?«

»Akin, ich glaube, es wird ein Mädchen.«

Nichts hatte mich auf eine Yejide vorbereitet, die glaubte, auf einem Berg schwanger geworden zu sein. Ich hatte keine Ahnung, was ich zu ihr sagen sollte. Ich aß mein Frühstück und beobachtete sie. Hörte ihr zu. Als auch das letzte Stück frittierter Yam verputzt war, musste ich einsehen, dass sie nicht nur glaubte, auf diesem verdammten Berg schwanger geworden zu sein, sondern sogar absolut überzeugt davon war.

Ich stellte das Tablett auf den Nachttisch und zog Yejide an mich. »Hör mal«, sagte ich. »Du solltest dich ausruhen. Schlaf noch ein bisschen.«

»Du glaubst mir nicht.«

»Das habe ich nicht gesagt.«

Sie riss sich los. »Du hast aber auch nicht gesagt, dass

du mir glaubst; du hast die ganze Zeit nur gegessen. Du bist kein bisschen aufgeregt oder glücklich. Du hast mir nicht gratuliert und deinen Kaffee getrunken, als wäre alles wie immer.«

Sie wollte, dass ich ihr gratulierte. Ihr dazu gratulierte, auf einem Berg schwanger geworden zu sein.

»Akin?« Sie griff nach meiner Hand, und ihre Nägel bohrten sich mir ins Fleisch. »Glaubst du mir? Sag schon, glaubst du mir?«

»So was gibt es nicht. Du musst aufhören, mit Moomi zu solchen Leuten zu gehen. Das habe ich dir schon vorher gesagt. Das sind alles nur Lügner und Schwindler.«

Sie ließ meine Hand los. »Deine Mutter war nicht dabei.«

»Was? Du gehst inzwischen allein zu diesen Tricksern?«

»Du musst mir glauben.« Sie schaute finster und schüttelte den Kopf. »Manchmal tust du mir leid.«

»Was?«

»Du glaubst an gar nichts.«

»Was soll das? Nur weil ich nicht glaube, dass ein Mann in einer grünen Robe einen Zauberstab geschwenkt hat und du dadurch schwanger geworden bist?«

Sie seufzte. »Er hatte keinen Zauberstab, ich habe – ach, vergiss es, du hältst es sowieso für absurd.«

»Ich halte es auch jetzt schon für absurd. Was hast du? Herrgott noch mal, ich kann nicht fassen, dass wir dieses Gespräch führen.«

»Ist nicht wichtig«, sagte sie und legte sich lächelnd die Hand auf den Bauch. »Weißt du was? Ich werde bald im Krankenhaus einen Test machen lassen, dann glaubst du auch, dass auf diesem Berg etwas Besonderes passiert ist. Ich glaube wirklich, vielleicht schwanger zu sein.«

»Mein Gott.« Es fühlte sich an, als würde ich mit einer Fremden reden. »Yejide, hör mir zu: Du bist auf diesem Berg nicht schwanger geworden. Wenn du nicht schwanger warst, als du hinaufgegangen bist, warst du auch nicht schwanger, als du heruntergekommen bist.« Ich legte ihr die Hand aufs Knie. »Hast du mich verstanden?«

»Akin, in neun Monaten wird dir klar sein, dass die Männer dort keine Gauner sind.« Sie fasste mich am Kinn und gab mir einen Kuss auf die Nasenspitze. »Du wirst schon sehen. Und jetzt lass uns über was anderes reden.«

Es war der Kuss auf die Nase, der mir die Augen öffnete und mich davon überzeugte, dass ich etwas tun musste, bevor sie den Verstand verlor. Irgendwann an diesem Sonntagvormittag beschloss ich, dass es dringend an der Zeit war, dass Yejide schwanger wurde. Die verrückten Besuche bei Priestern und Propheten ein für alle Mal ein Ende hatten. Aber zunächst musste ich warten, bis sie so weit war.

»Ich fahre nächstes Wochenende vielleicht nach Lagos«, sagte ich.

»Was willst du denn in Lagos?«

»Ich muss mit Dotun über ein paar Investitionen sprechen.«

»Dotun und Investitionen? Sieh dich ja vor, ich habe manchmal das Gefühl, dein Bruder macht nur Ärger.«

Was die Schwangerschaft anging, lag sie falsch, aber was Dotun anging, lag sie richtig.

8

In der Woche nach dem Besuch auf dem Berg hätte meine Regel einsetzen müssen. Tat sie aber nicht. Ende des Monats waren meine Brüste so empfindlich, dass es mich schmerzte, wenn ich nur den BH anzog. Jeden Morgen pünktlich um sieben musste ich mich übergeben.

Ich war mir sicher, dass ich schwanger war, und glaubte, dass mir mein Körper etwas sagte, was ein Test bald bestätigen würde. Ich wusste, dass es den Test brauchte, bevor man richtig feiern konnte, aber ich war schon jetzt aufgeregt, wie wunderbar alles werden würde, wenn die Ärzte mir die Schwangerschaft erst einmal bestätigt hätten. Ich erzählte Akin nichts von den Veränderungen meines Körpers, damit er mir meine Hoffnung nicht zerstörte. Wir redeten kaum miteinander. Die meisten Abende verbrachte er in der Wohnung, die er für Funmi gemietet hatte. Und ich verbrachte viele Abende vor dem Spiegel, um meinen Bauch von allen Seiten zu betrachten.

»Was machst du da?«, fragte Akin in den ersten Wochen der Schwangerschaft irgendwann. Ich hatte ihn nicht ins Bad kommen hören.

»Wie geht es deiner Frau?«, fragte ich und zog die Bluse runter.

Er trat näher und hob die Bluse an. »Was ist los mit dir?«

Ich zerrte die Bluse wieder nach unten. »Warum? Was soll sein?«

»Ich mache mir nur Sorgen. Warum hast du gerade –?«

»Habe ich dir doch schon gesagt. Ich bin schwanger.«

Akin taumelte zurück, als hätte ich ihm einen Kinnhaken verpasst. Er starrte mich an, als würde mir auf der Nase ein Horn wachsen. Dann lachte er. Es war ein kurzes Lachen, das mich im Schlaf verfolgte.

»Hattest du Sex …«, das Lachen blieb ihm mit einem gurgelnden Geräusch im Hals stecken, »… mit einem anderen Mann?«

»Ich verstehe nicht, was du sagen willst.«

Sein Adamsapfel hüpfte auf und ab, als würde er jeden Moment die Haut sprengen und die weißen Badezimmerfliesen mit Blut besprenkeln.

»Wir beide wissen, dass du nicht schwanger sein kannst. Ich habe dich seit Monaten nicht angefasst. Es sei denn, du … du …« Ihm blieb der Mund offen stehen, aber es kam nichts heraus.

Ich ging aus dem Bad, stolperte die Treppe hinab und verließ das Haus, bevor er mir folgen konnte. Ich brauchte die frische Nachtluft, um den Kopf zu lüften, und den Mond am Himmel, um wieder glauben zu können.

Akin reagierte nicht, als ich ihm beim Frühstück Guten Morgen wünschte. Seine Hand zitterte, als er sich Zucker in den Kaffee rührte.

»Ich fange heute mit dem Geburtsvorbereitungskurs an«, sagte ich.

Er hatte die Kaffeetasse gerade wieder hinstellen

wollen. Jetzt ließ er sie fallen, und das weiße Tischtuch saugte sich mit brauner Flüssigkeit voll.

»Wie konntest du mich betrügen, Yejide?«

»Ich verstehe nicht, was du meinst«, sagte ich und biss von meinem Toast ab.

Er lachte. »Dann ist es also eine unbefleckte Empfängnis, ja? Wie sollen wir das Baby dann nennen? Kleiner Satan? Erscheint mir irgendwann im Traum ein Dämon und sagt mir Bescheid?«

Ich knallte den Toast auf den Teller. »Ach, jetzt redest du plötzlich? Platzt mit all dem raus? Wer hat denn eine andere Frau geheiratet? Wer von uns beiden? Welcher verdammte Ehebrecher war das? Los, sag schon, wer?«

Er fuhr mit dem Daumen über den Kaffeefleck. »Wir haben das alles besprochen und geklärt.«

Mir blieb die Luft weg vor Wut. Ich stand auf und beugte mich über den Tisch, bis unsere Gesichter dicht voreinander waren. »Du willst Klartext reden? Das kannst du haben: Ich will ein Baby. Und wenn du mir keins machen kannst, weil du zu beschäftigt bist mit deiner neuen Frau, kann ich mir ein Baby machen lassen, von wem ich will.«

Er sprang auf und packte mich am Arm. Auf seiner Stirn traten die Venen hervor. »Kannst du nicht«, sagte er.

Ich lachte. »Ich kann tun, was ich will.«

Ich spürte, wie sich mir die Nägel durch den Stoff in den Arm bohrten. »Yejide, das kannst du nicht.«

Ich warf den Kopf wild hin und her. »Und ob ich das kann. Und ob.«

Er schüttelte mich, bis mein Kopf wie von allein hin und her wackelte und ich mit den Zähnen klapperte. Da ließ er mich plötzlich los. Ich fiel nach hinten auf einen Stuhl und klammerte mich gerade noch an der Tischkante fest.

Er schnappte sich eine Untertasse und holte aus. Für einen kurzen Moment dachte ich ängstlich, gleich zerbricht er das feine Porzellan auf meinem Kopf. Dann aber schleuderte er die Untertasse durchs Zimmer und riss die Decke vom Tisch. Teller, Tassen, Untertassen und Thermosflasche fielen scheppernd zu Boden. Mein Mann war kein gewalttätiger Mensch; der Mann, der da auf dem Tisch einen der Küchenstühle zerschmetterte, war jemand, den ich nicht kannte.

*

Im Wesley Guild Hospital stank es nach Desinfektionsmittel. Von dem schrecklichen Geruch chemisch erzwungener Sauberkeit war mir zweimal so übel geworden, dass ich aus dem Geburtsvorbereitungskurs hatte rennen und mich übergeben müssen. Nie hätte ich mir träumen lassen, dass mich Erbrochenes einmal so glücklich machen würde. Aber ich grinste beim Anblick der Sauerei, die ich in der Regenrinne hinterlassen hatte, und hätte am liebsten Passanten herangerufen, um sie ihnen zu zeigen. Dass ich kein Essen mehr bei mir behalten konnte, empfindlicher auf Berührungen reagierte und ganz allgemeines Unwohlsein empfand, gehörte zu den Übergangsriten auf dem Weg zum Muttersein und beim Aufstieg in einen Rang, den ich immer ersehnt hatte. Ich war endlich eine Frau.

Eine Krankenschwester erklärte uns, was sich in unseren Körpern abspielte. Sie brachte uns ein Lied bei, in dem es ums Stillen ging, und sprach über Ernährung und Bewegung.

Nachdem sie die anderen Kursteilnehmerinnen verabschiedet hatte, kam sie auf mich zu. »Herzlichen Glückwunsch, Madam! Wie fühlen Sie sich?«

»Danke, Ma. Sie wissen ja, wie es ist«, sagte ich und kicherte. »Ich erbreche alles, was ich esse, es gibt nur wenige Dinge, die ich bei mir behalten kann. Seit letzter Woche kann ich nur noch Ananas und Bohnen essen, stellen Sie sich vor! Verrückte Kombination, oder, Sister? Bohnen in Palmölsoße mit Ananas! Ich versuche immer wieder, auch etwas anderes zu mir zu nehmen, aber da ist nichts zu machen.«

»*Abi*, genau so ist es. Bei meinem letzten Kind konnte ich sogar nur *eba* essen, keine Soße, kein Gemüse, nichts, nur *eba* und Wasser. Stellen Sie sich das mal vor! Wenn ich etwas anderes probierte, kam es mir zur Nase wieder raus.«

Wir lachten.

»Und dann das Schlafen. Ich kann nur auf der Seite schlafen«, sagte ich. »Jedes Mal, wenn ich mich umdrehen muss, werde ich wach.«

Die Krankenschwester starrte mir auf den Bauch. »Ihr Bauch ist aber noch nicht sonderlich groß.« Sie runzelte die Stirn. »In diesem Stadium sollten Sie noch keine Probleme mit dem Schlafen haben. Ich hoffe nur, dass da nichts –«

»Nein, nein, alles gut – es verläuft alles normal.«

»Aber seit wann haben Sie das? Diese Beschwerden, meine ich, seit wann?«

»Lieb, dass Sie fragen, Aunty Nurse, aber machen Sie sich keine Sorgen! Ich sagte doch, es ist alles gut; wahrscheinlich liegt es einfach an mir.«

»Aber warum sagen Sie Aunty Nurse zu mir? Erkennen Sie mich denn nicht? Ich komme seit einer Weile alle zwei Wochen in Ihren Salon, um mir die Haare machen zu lassen.«

»Aber ja, klar«, sagte ich und versuchte erfolglos, mich an sie zu erinnern.

»Erinnern Sie sich?«, fragte sie.

Ich lächelte und nickte. »Natürlich«, sagte ich, ohne dass ich ihr Gesicht irgendwie hätte zuordnen können.

»Herzlichen Glückwunsch, Sister. Die Männer verstehen das nicht, aber Gott sei Dank beschämt es nun alle Ihre Feinde. Die Männer geben immer der Frau die Schuld, dabei ist es manchmal ihr eigener Körper, mit dem etwas nicht stimmt.« Sie umarmte mich so fest, als wären wir Teamkolleginnen in einem unsichtbaren Spiel und als hätte ich gerade den entscheidenden Treffer zum Sieg über die gegnerische Mannschaft gelandet.

*

Als ich aus dem Krankenhaus kam, stand Funmi vor meinem Salon. Ich hatte meinen Mitarbeiterinnen strikte Anweisungen gegeben, sie nach dem letzten Besuch nicht noch einmal hereinzulassen. Aber an diesem Nachmittag war ich froh, sie zu sehen. An diesem Tag wäre ich froh gewesen, alle meine Stiefmütter vor dem Salon zu sehen, eine neben der anderen. Der Geburtsvorbereitungskurs hatte eine bedingungslose Liebe zu allen lebenden Geschöpfen in mir geweckt.

»Komm rein, meine Liebe«, sagte ich.

Als ich ihr eine Flasche Cola hinstellte, trank sie erst, nachdem ich einen Schluck genommen und ihr bewiesen hatte, dass sie nicht vergiftet war.

Sie sagte: »Ich bin hier, weil ich dich um deine Hilfe bitten will.«

Ihr fest zusammengepresster Kiefer aber signalisierte, dass sie keine Hilfe wollte, sondern auf Streit aus war.

»Es geht um Akin, unseren Mann. Wir haben uns heute Morgen wegen dir gestritten. Er hat gesagt, er will deinetwegen nicht mehr kommen. Bitte lass ihn kommen, ich habe mir mit dir große Mühe gegeben-o. Ich habe mich bemüht, draußen zu bleiben, obwohl mein Platz drinnen ist. Bitte-o.« Sie sprach möglichst leise, damit man glaubte, sie würde nicht wollen, dass man sie hörte, aber laut genug, dass meine Mitarbeiterinnen und Kundinnen, die ungewöhnlich still geworden waren, alles verstanden. Da begriff ich, dass Funmi eine gefährliche Frau war: die Sorte Frau, die einen als Hexe bezeichnen würde, damit man sie totprügelte und ins Gefängnis kam.

Aber ich war in großzügiger Stimmung. An diesem Nachmittag hätte ich alles aus meinem Geschäft verschenkt. Ich war endlich schwanger. Ich war bei einem Geburtsvorbereitungskurs gewesen, und auf der Station hatte man sich rührend um mich gekümmert: Man hatte mir geraten, viel Obst zu essen, mich auszuruhen, aber auch zu bewegen. Nur das war wichtig. Gott war mir gegenüber großzügig gewesen, und es gab keinen Grund, meinen Mann knausrig nur für mich zu beanspruchen. Und überhaupt, was war schon ein Mann im Gegensatz zu einem Kind, das ganz allein mir gehören würde? Ein Mann kann viele Frauen oder Konkubinen haben; ein Kind kann nur eine Mutter haben.

»Ich rede mit ihm. Du wirst ihn wiedersehen, bevor die Woche um ist«, sagte ich.

Funmi blieb – zumindest nahm ich das an – vor Überraschung der Mund offen stehen.

Sie hatte Streit gesucht und eine Geschichte, die sie immer und immer wieder erzählen konnte, um zu beweisen, dass ich eine böse Frau war, und nun musste sie ohne diese Munition abziehen. Sie überspielte ihre Enttäuschung, stand auf und verabschiedete sich. Als sie gerade gehen wollte, sagte ich: »Halt, meine Liebe, du sollst es als eine der Ersten erfahren: Ich habe heute mit einem Geburtsvorbereitungskurs angefangen. Gott hat mich erhört.«

Sie fuhr herum und starrte mich an. Ihr Blick verriet mir, nun war ich eine Gefahr für sie, nicht andersherum. Sie fasste sich an die Stirn. Unfähig, Freude auch nur vorzutäuschen, ging sie hinaus.

Meine Mitarbeiterinnen überschlugen sich fast: Sie umarmten mich, lachten und sangen Lobpreislieder. Sogar die Kundinnen stimmten mit ein. Es war ein Wunder, eine Genugtuung für Frauen wie mich, für gute Frauen überall. Ich blieb sitzen; es war nicht zu übersehen, dass ich größer geworden war, nicht zu übersehen, dass ich das Dach anheben würde, wenn ich mich jetzt aufrichtete.

Die Neuigkeit von meiner Schwangerschaft verbreitete sich rasant, genau wie ich es beabsichtigt hatte. Noch am selben Abend begleitete Funmi meine Schwiegermutter zu unserem Haus. Jetzt, wo sich meine Rolle in Akins Leben noch einmal festigte, bemühte sie sich offensichtlich, die liebe jüngere Frau zu spielen. Die beiden warteten schon auf der Veranda, als ich kam.

Ich lächelte, fiel Moomi in die Arme und nickte, als sie immer wieder fragte: »Stimmt das? Ist es wahr?«

Funmi hatte ein so breites Grinsen auf dem Gesicht, dass meine Wangen schon allein vom Hinsehen schmerzten.

»Du musst uns Zwillinge schenken. Zwei kräftige Jungen, ja? Zwei kräftige kleine Kerlchen. Genau die wirst du uns schenken«, sagte Moomi und machte es sich, nachdem wir das Wohnzimmer betreten hatten, in einem der Sessel bequem.

»Wenn es nach mir geht, schenke ich euch auch gern sechs Jungen auf einmal«, sagte ich.

»Lassen wir es erst einmal ruhig angehen – zuerst zwei Jungen, schenk mir zuerst nur diese beiden. Danach kannst du zaubern, so viel du willst.«

»Was möchtest du essen?«, fragte ich.

Moomi schüttelte den Kopf. »Heute nichts. Diese Neuigkeiten werden mich noch tagelang sättigen. Außerdem sollst du dich nicht unnötig anstrengen. Du musst dich schonen. Beuge dich nicht vornüber, um zu wischen oder schwere Sachen zu tragen. Das gilt auch fürs Essenmachen: Bitte stampf keinen Yam. Vielleicht solltest du dir jetzt sogar eins von diesen Mädchen suchen, die dir im Haushalt helfen.«

»Ich brauche keine Haushaltshilfe«, sagte ich. »Ich komme gut allein –«

»Ich kann dir helfen«, unterbrach mich Funmi.

»Was?«, sagte ich.

»Du musst keine Haushaltshilfe bezahlen. Ich könnte doch hier bei euch wohnen und dir im Haushalt helfen.« Sie lächelte. »Du solltest dich in dieser Zeit jetzt wirklich schonen.«

»Da hat sie recht«, sagte Moomi. »Ich finde, genau so solltet ihr es machen.«

»Nur wenn du nichts dagegen hast, *Ma*«, sagte Funmi

und beugte sich zu mir vor. »Wärst du denn damit einverstanden?«

Wieder hatten sie mich hereingelegt. Wie dumm von mir. Wie hatte ich nur glauben können, die beiden seien ohne konkreten Plan in mein Haus gekommen. Mir war bewusst, ich würde Funmi nie wieder loswerden, wenn sie unter dem Vorwand, helfen zu wollen, erst einmal eingezogen war.

Ich wusste nicht, wie ich ihr Angebot ablehnen konnte. Jedenfalls nicht, ohne Moomi zu beleidigen. Ich wollte, dass Akins Familie mich liebte. Ich wollte nicht, dass mein Kind Feindseligkeit gegenüber seiner Mutter miterleben musste, so wie ich. Falls ich sterben würde, sollte die Liebe, die die Hinterbliebenen für mich empfanden, sie zwingen, sich gut um mein Kind zu kümmern. Ich war dabei, Mutter zu werden. Es stand jetzt so viel mehr auf dem Spiel, und ich musste ruhig und umgänglich bleiben oder es zumindest vorgeben. Das Schicksal meines ungeborenen Kindes hing davon ab.

Also lächelte ich, obwohl ich innerlich brodelte, und sagte, ich würde Akin fragen. Moomi lächelte zufrieden. Funmi siegessicher. Mein Lächeln fühlte sich aufgesetzt an, und ich konnte kaum erwarten, dass sie endlich gingen und ich es wieder abnehmen konnte. Ein so hübsches Bild hätten wir drei abgegeben mit unserem perfekten Lächeln.

9

Mit den Ultraschall-Untersuchungen fing es an. Die Geräte behaupteten, da sei kein Baby.

Dr. Uche war die erste Ärztin, die einen Ultraschall machte. Sie hatte kleine Augen, die in einem Teich stockender, nicht herabrollender Tränen saßen. Der feine Film über ihren Augen schimmerte, als sie sagte: »Mrs Ajayi, da ist kein Baby.«

»Ich habe gehört, was Sie gerade gesagt haben«, antwortete ich.

Sie starrte mich an mit ihren leuchtenden Augen, als würde sie auf eine bestimmte Reaktion warten. Weinen? Schreien? Auf den Tisch springen und tanzen?

Sie beugte sich zu mir vor: »In welcher Woche sind Sie?«

»Ich denke, Sie sagen, da ist kein Baby.«

Dr. Uche lächelte besorgt. Ich kannte dieses Lächeln von meinem Vater. Es war ein ängstliches Lächeln, das aussah, als würde es sich jeden Moment in einen Hilfeschrei verwandeln. Ein Lächeln, das nur seiner dritten Ehefrau gegolten hatte, der Frau, die einmal splitternackt zum Markt gegangen war. Der Frau, die immer mit Leuten sprach, die sonst keiner sah.

»Dürfte ich die Untersuchungsergebnisse haben?«, fragte ich.

»Ich möchte mit Ihnen über die Schwangerschaft sprechen«, sagte sie.

Anscheinend war sie der Meinung, dass ich verrückt geworden sein musste.

»Haben Sie schon mal von Perfect Finish gehört?«, fragte ich.

Sie nickte.

»Kennen Sie die Capital Bank?«

»Ja, ich habe dort ein Konto.«

»Ich bin die Inhaberin des Perfect-Finish-Salons, und mein Mann ist Manager bei der Capital Bank. Ich habe in Ife meinen Bachelor gemacht; ich bin nicht irgendeine dahergelaufene Verrückte. Warum wollen Sie mit mir über die Schwangerschaft sprechen, obwohl Sie gerade gesagt haben, dass da kein Baby ist?«

Dr. Uche fasste sich an die Stirn. »Madam, es tut mir leid, wenn ich gerade bevormundend geklungen habe. Ich mache mir nur Gedanken um Ihre Gesundheit. Ihre geistige Gesundheit.«

»Geistige Gesundheit« sagte sie in einem solchen Flüsterton, als hätte sie Angst vor ihren eigenen Worten. Ich fragte mich, wie es um ihre eigene geistige Gesundheit bestellt war.

»Mir geht es gut. Geben Sie mir einfach die Untersuchungsergebnisse. Da draußen warten eine Menge Patienten.«

Sie reichte mir die Unterlagen. »Das kommt manchmal vor, diese Art von … Schwangerschaft. Bei Frauen, die keine Kinder bekommen … noch keine Kinder haben. Es kommt vor – alle Symptome einer Schwangerschaft sind da, aber kein Baby. Wir sind uns doch einig, dass Sie nicht schwanger sind, oder? Vielleicht können Sie noch mal mit einer Frauenärztin darüber sprechen? Ich kann Ihrer Krankenakte entnehmen, dass Sie bereits einige Untersuchungen haben machen lassen, aber vielleicht könnten wir ja noch ein paar weitere durchführen?«

»Ich denke darüber nach.«

Weder von Akin noch von der Ärztin entmutigt, ging ich, die Hand auf den leicht gewölbten Bauch gelegt, hinaus auf den Flur. Ich kam mir vor wie ein Ballon, gefüllt mit Hoffnung und einem Wunderbaby, bereit, über das Wesley Guild Hospital hinweg- und einfach davonzufliegen.

*

Akin lachte, als ich ihm erzählte, dass Funmi für die Zeit meiner Schwangerschaft bei uns einziehen wollte. Wir machten uns gerade fürs Bett fertig; ich hatte mir schon das weiße Nachthemd angezogen. Akin war noch dabei, die Bürokleidung abzulegen.

»Ausgerechnet Funmi? Und von welcher Schwangerschaft redest du? Hat die Ärztin sie bestätigt?« Er zog den Gürtel so fest aus den Schlaufen, dass er wie eine Peitsche gegen das Bett knallte.

»Die Ärztin hat keine Ahnung. Sie braucht eine Brille, ich sag's dir, behauptet einfach, sie kann mein Baby nicht sehen. Das Baby, das mich sogar schon tritt.«

»Dich tritt?«

»Ja, jetzt auch wieder. Du schüttelst den Kopf? Schüttle ihn nur, schüttle ihn, bis er abfällt, du wirst schon sehen.« Ich schlüpfte unter die Decke. »Wenn ich mein Kind erst in den Armen halte, werdet ihr euch schämen, ihr alle, die ihr glaubt, dass ich kein Kind bekommen kann. Auch diese dumme Ärztin wird sich in Grund und Boden schämen.«

»Dir ist schon klar, dass du völlig verrückt klingst, oder?«

»Was willst du mir damit sagen?« Ich streichelte mir zärtlich über den Bauch und wartete auf Akins Antwort.

Er streifte sich die Boxershorts ab und legte sich neben mich. »Yejide, bitte dämpf das Licht.«

»Ich möchte wissen, was du mir damit sagen willst.«

Er rollte sich auf den Bauch und drehte das Gesicht zur Seite.

»Akinyele? Ich klinge also verrückt, ja?«

»Du bist nicht schwanger, und Funmi zieht nicht hier ein. Darf ich jetzt schlafen?« Er zog sich die Decke über den Kopf.

Seine Worte füllten das Zimmer aus und krochen mir leise wie Treiberameisen über den ganzen Körper. Als ich früh am Morgen zum vielleicht zehnten Mal wach wurde und zur Toilette musste, spürte ich plötzlich einen stechenden Schmerz. Ich saß im Bett, trank etwas Wasser aus der fast leeren Flasche, die ich jetzt immer auf meinem Nachttisch stehen hatte, und spulte in Gedanken seine Worte ab, die unendlich viele Fragen aufwarfen.

Ich war jetzt ungefähr im vierten Monat, mein Bauch wuchs mit jedem Tag, aber mein Mann zog es vor, irgendwelchen inkompetenten Ärzten zu glauben. Er sagte mir immer wieder, ich klänge verrückt. War er blind? Sah er denn den Bauch nicht? Sah er denn das aufgedunsene Gesicht nicht? Selbst Fremde sahen es. Überall, wo ich hinkam, sagten die Leute zur Begrüßung: *L'ojo ikunle a gbohun Iya a Gbohun omo o – Mögen wir bei der Geburt die Stimme der Mutter und die Stimme des Babys hören.* Fremde wünschten mir alles Gute, beteten, dass mein Kind und ich überlebten. Leute stiegen aus dem Taxi aus und ließen mir den Vortritt; auf der Bank musste ich nicht mehr lange warten, sondern wurde von den anderen in der Schlange vorgelassen. Hielt Akin mich für eine Verrückte, die Wildfremde auf der Straße anhielt und ihnen erzählte, sie sei schwanger? Zuvor, in all den Jahren seit unserer Hochzeit, hatte ich nie behauptet, ich sei schwanger. Warum glaubte er mir jetzt nicht?

Ich legte mich wieder hin und umfasste meinen Bauch. Spürte die Anspannung und die einsetzenden Kopfschmerzen. Akin, der neben mir lag, bewegte sich; er streckte sich im Schlaf. Ich schaute auf sein glattes Kinn und ballte die Hand zur Faust, um es nicht zu streicheln. Als er die Augen öffnete, starrte ich ihn noch immer an.

Er rieb sich die Augen. »Hast du denn gar nicht geschlafen?«

»Warum hasst du mich so sehr?«

Er kratzte sich am Hals. »Fängst du schon wieder damit an. Schlaf ein bisschen, Yejide.«

»Wenn ich einen Test mache und er zeigt, dass ich schwanger bin, glaubst du mir dann?« Ich versuchte, in dem diffusen Dämmerlicht sein Gesicht zu lesen. Ohne Erfolg.

»Yejide, bitte schlaf ein bisschen. Es ist zu früh für solche Gespräche.«

*

Ich verwandelte das leer stehende Zimmer neben der Küche in ein Spielzimmer. Machte es zu einem besonderen Ort, an dem ich Zeit mit meinem Baby verbringen würde, zu einem Raum nur für uns zwei. Das Spielzimmer war nichts, was ich geplant hatte; ich gestaltete es um, weil Akin nicht mehr mit mir sprach. Er fuhr abends auch nicht mehr zu Funmi. Stattdessen hockte er sich ins Wohnzimmer, schaute die Abendnachrichten, las Zeitung, ohne jedoch mit mir zu sprechen, meistens jedenfalls, auch wenn ich direkt neben ihm saß. Auf Fragen reagierte er mit einem Grunzen, auf Beschimpfungen mit Schweigen. Ich gab es auf, Akin durch Provokationen oder Überredungsversuche zum Reden zu bringen, und blieb lieber in dem bislang ungenutzten Zimmer statt im Wohnzimmer.

Ich baute das neue Spielzeug, das ich gekauft hatte, auf dem Boden des Zimmers auf, stellte einen Sessel dazu und kaufte mir ein eigenes Exemplar der Tageszeitung, damit ich etwas zu lesen hatte, während ich auf das Klingeln des Küchenweckers wartete. In diesem Zimmer, inmitten von Teddys und bunten Rasseln, las ich etwas über die Offiziere, denen vorgeworfen wurde, einen Putsch geplant zu haben. Die Kurzbiografien zweier Männer beschäftigten mich. Da war Lt-Colonel Christian Oche, der als Doktorand an der Georgetown University in Washington, D.C. gearbeitet hatte, ehe er dann ins Oberste Hauptquartier zurückbeordert worden war. Ich fragte mich, wie sein Leben wohl verlaufen wäre, hätte man ihn nicht abberufen und hätte er seine Doktorarbeit zu Ende schreiben können. Vielleicht hätte er dann durch einen Artikel auf der unteren rechten Seite einer amerikanischen Tageszeitung von den Ereignissen erfahren. Ich fragte mich außerdem, ob er beim Besteigen des Flugzeugs zurück nach Lagos eine erdrückende Traurigkeit verspürt und sie verdrängt hatte, bis sie der Aufregung gewichen war, wieder zu Hause zu sein.

Und dann war da ein Mann, dessen Schicksal das ganze Land faszinierte. Major-General Mamman Vatsa, amtierender Minister, preisgekrönter Dichter und enger Freund des Staatsoberhaupts. Vatsa und Babangida waren seit Kindheitstagen befreundet und hatten dieselbe Schule besucht; sie waren am selben Tag ins Militär einberufen worden und hatten im Bürgerkrieg benachbarte Kompanien angeführt. Babangida war sogar Trauzeuge bei Vatsas Hochzeit gewesen.

Mittlerweile verbrachte ich mehr Zeit im Spielzimmer als irgendwo sonst im Haus, aber an dem Tag, an dem ich las, dass Vatsa, Oche und elf andere zum Tode verurteilt worden waren, setzte ich mich zu Akin ins Wohnzimmer, weil ich mit ihm über die Ereignisse sprechen wollte. Er aber lenkte das Gespräch immer wieder auf meinen gewölbten Bauch, weshalb ich mich irgendwann ins Spielzimmer zurückzog und ihn doch nicht fragte, ob er glaube, dass Wole Soyinka, Chinua Achebe und J. P. Clark sich mit Babangida treffen sollten, um ihn umzustimmen. Ein Gnadengesuch der Schriftsteller kam mir angebracht vor, schließlich war es kein richtiger Putschversuch gewesen: Die Männer waren für ihre *Absichten* vor Gericht gestellt worden. Ich weinte, als ich am Tag darauf erfuhr, dass man zehn der Offiziere, darunter auch Vatsa und Oche, hingerichtet hatte. Vatsa hatte bis zum Schluss behauptet, unschuldig zu sein, aber es sollte Jahre dauern, ehe andere Offiziere die Beweise infrage stellten, die zu seiner Verurteilung geführt hatten. Damals war Nigeria noch in der flitterwochenähnlichen Anfangsphase der Beziehung zu Babangida, und wie die meisten frischgebackenen Bräute stellte es noch keine unangenehmen Fragen.

Ich ging nicht ins Wohnzimmer, während der Verteidigungsminister die Hinrichtungen verkündete, hörte die Stimme aber im Spielzimmer, weil Akin die Lautstärke hochgedreht hatte. Ich wollte zu ihm, gar nicht, um zu reden, sondern um bei ihm zu sein und zu spüren, wie er meinen Arm drückte. Aber ich hatte Angst, dass er wieder nur schweigen und angeekelt auf meinen Bauch starren würde.

Akins eisiges Schweigen schmolz endlich zu warmen, leise gesprochenen Worten. Ein paarmal kam er sogar ins Spielzimmer. Seine Worte nahmen so viel Raum im Zimmer ein, dass ich kaum noch Luft bekam. Seit ich ihm von meiner Schwangerschaft erzählt hatte, hatte er kein Wort über das Baby verloren, aber wenn er mich im Spielzimmer besuchen kam, wollte er über nichts anderes reden. Er wollte mich zur Vernunft bringen, aber er verpackte seine Predigten in Fragen, die ich schon bald nicht mehr beantwortete. So fragte er mich mehrmals, ob ich glaubte, mein Baby würde die Welt erretten. Er fragte, ob ich Visionen von dem Kind hätte. Er bat mich, ihm die Engel zu beschreiben, die ich gesehen hätte, selbst dann noch, als ich ihm sagte, dass ich in meinem ganzen Leben noch keinen Engel gesehen hatte. Eines Abends fragte er mich, ob ich glaubte, dass mein Kind Superkräfte haben werde, und da hatte ich genug. Am Tag darauf fuhr ich morgens in meinen Salon und sagte meinen Mitarbeiterinnen, ich würde mir einen Tag freinehmen. Von dort fuhr ich weiter in die Uniklinik nach Ife.

Als ich ankam, gab es im Krankenhaus keinen Strom. Bei der Anmeldung teilte mir der Pfleger mit, der Generator werde erst um vierzehn Uhr eingeschaltet, und da noch Leute vor mir warteten, käme ich sicher nicht vor fünfzehn Uhr dran. Es war gerade mal elf. Ich beschloss, zum Markt zu gehen und ein paar Besorgungen für meinen Salon zu machen. Ich kaufte die üblichen Haarfestiger und Shampoos und huschte noch in einen Geschenkeladen, wo ich eine Holzvase kaufte, die sich hübsch im Spielzimmer machen würde.

Ich hatte den Markt schon so gut wie verlassen, als mich plötzlich jemand am Handgelenk packte. Ich drehte mich um und stand Iya Tunde gegenüber, der vierten Frau meines Vaters, die ich seit seiner Beerdigung nicht mehr gesehen hatte.

»Yejide, bist du das? Ich habe dich gesehen und mir gesagt, nein, das kann doch nicht Yejide sein. Yejide würde nicht auf den Markt gehen, ohne mich an meinem Stand zu besuchen. Hat sich die Welt denn so verändert? Kann ein Kind heutzutage auf dem Markt einkaufen, ohne am Stand seiner Mutter vorbeizuschauen?«, sagte Iya Tunde.

»Guten Tag, Iya Tunde.« Ich konnte mir nicht verkneifen, sie daran zu erinnern, dass sie Iya Tunde war, nicht meine Mutter. »Wie läuft das Geschäft?«

»Wir bitten Gott um einen guten Markttag. Und wir danken ihm, dass wir keinen Hunger leiden müssen.«

Nachdem sie meinen Vater geheiratet hatte, hatte Iya Tunde anfangs Obst in einem kleinen Verschlag hinterm Haus verkauft. Als sie schwanger war, brachte mein Vater sie mit zum Verkaufsstand, den er für Iya Martha auf dem Markt gebaut hatte, und bat die beiden, ihn miteinander zu teilen, weil eine Schwangere zum

Arbeiten viel frische Luft und Platz brauche. Er versprach Iya Martha, dass er ihr irgendwo anders auf dem Markt einen neuen Stand bauen würde. Ich weiß nicht, wie sie es gemacht hat, aber noch ehe das Jahr um war, hatte Iya Tunde den Marktstand übernommen, und Iya Martha verkaufte ihre Waren in dem zusammengezimmerten Verschlag hinterm Haus. Mein Vater hat nie einen neuen Stand für Iya Martha gebaut.

»Grüß alle zu Hause von mir«, sagte ich. »Ich muss jetzt gehen.«

»Nicht so schnell, warte, lass mich dir noch gratulieren. Wie ich sehe, bist du nun zwei in einem. Du bist schwanger!«

»Ja, und ich danke Gott dafür.«

»Deine Mutter im Himmel schläft nicht-o, sie betet für dich. Auch wenn sie keine Abstammungslinie hatte oder wir ihre Abstammungslinie nicht kannten, zeigt sich nun, dass sie eine gute Mutter ist.« Sie konnte mich nicht ziehen lassen, ohne ein paar Spitzen loszuwerden. Meinem Vater zufolge hatte meine Mutter zu einer Gruppe nomadisch lebender Fulani gehört, und als sie von ihm schwanger geworden war, hatte sie es abgelehnt, mit ihrem Volk weiterzuziehen. Aber meine Stiefmütter würden sie so lange eine Frau »ohne Abstammungslinie« nennen, bis sie selbst unter die Erde kämen.

»Ich muss wirklich gehen.«

»Vergiss nicht, uns ab und an zu besuchen, dich hin und wieder mal sehen zu lassen. Es ist schließlich noch immer das Haus deines Vaters.«

Jedes Mal, wenn mein Vater ein weiteres Mal geheiratet hatte, hatte er seinen Kindern erzählt, Familie bedeute, Menschen um sich zu haben, die einen suchen gingen, wenn man entführt worden sei. Es war ein schlechter Witz, und ich war die Einzige, die darüber lachte. Ich lachte über jeden seiner Witze. Er glaubte wohl tatsächlich an den Mythos seiner großen harmonischen Familie. Er glaubte wahrscheinlich, ich würde meine Stiefmütter auch nach seinem Tod noch besuchen gehen.

»Auf Wiedersehen, Iya Tunde.«

»Auf Wiedersehen-o. Viele Grüße an deinen Mann.«

Die vollen Plastiktüten, die ich trug, fühlten sich mit einem Mal viel schwerer an. Ich war dankbar, dass der Busfahrer sie mir abnahm, als ich in den Bus stieg. Ich hatte meinen Wagen am Krankenhaus stehen lassen, um den alten Motor nicht unnötig zu belasten. Ich kämpfte gegen das alte Gefühl von Einsamkeit an, das ich seit meiner Kindheit kannte, streichelte durch die Kleidung meinen Bauch und fühlte mich getröstet. Es gab keinen Grund, Angst zu haben. Selbst wenn Funmi mir Akin wegnehmen sollte, hätte ich bald jemanden nur für mich allein, hätte meine eigene Familie.

Ich kam gerade rechtzeitig zurück ins Krankenhaus.

Dr. Junaid räusperte sich nach dem Ultraschall. »Im wievielten Monat sind Sie?«

»Ungefähr im sechsten.«

»Wann wurde der letzte Ultraschall gemacht?« Er schrieb etwas in die Akte, die vor ihm lag.

»Ungefähr vor drei Monaten. Ich bin an eine junge Ärztin geraten, vielleicht ist ihr der Fehler deshalb unterlaufen – mangelnde Erfahrung.«

Er stockte im Schreiben und schaute mich an. »Sie glauben also, sie hat einen Fehler gemacht?«

»Ja, darum bin ich zu Ihnen gekommen, um mir die

Schwangerschaft bestätigen zu lassen. Sie hat gesagt, dass da kein Baby ist.« Ich strich mir über den gewölbten Bauch. »Sie sehen es ja mit eigenen Augen, und das hier ist sicher kein Hungerbauch.«

Ich lachte. Dr. Junaid lachte nicht.

»Haben Sie mit Ihrem Kinderwunsch einen Facharzt aufgesucht, bevor Sie, ähm, bevor Sie glaubten, schwanger zu sein? Haben Sie sich untersuchen lassen?«

»Ja, natürlich. Ich habe in Ilesa alle Untersuchungen machen lassen. Man hat mir gesagt, dass alles in Ordnung ist.«

»Und Ihr Mann, hat der sich auch untersuchen lassen?«

»Ja, hat er.«

Einmal waren wir zusammen im Krankenhaus, und fast immer hatte Akin auf die Fragen des Arztes nach unserem Sexleben geantwortet und dabei meine Hand genommen und mir über den Daumen gestreichelt, bevor er entgegnete: *Unser Sexleben ist normal, völlig normal.*

Dr. Junaid schloss die Krankenakte, in die er gerade noch etwas hineingeschrieben hatte, und beugte sich zu mir vor. »Ihr Mann wurde also auch getestet, sagen Sie. Haben Sie irgendwelche Untersuchungen gemacht und –?«

»Ja, das habe ich doch schon gesagt. Hören Sie, was ist mit meinem Baby?«

»Madam«, sagte er und trommelte mit den Fingern auf den Schreibtisch, »da ist kein Baby.«

Ich klatschte dreimal in die Hände und lachte. »Sind Sie blind? Ich will nicht unhöflich sein, aber – sehen Sie das denn nicht?«

»Lassen Sie mich das bitte erklären. So etwas kann

vorkommen. Frauen glauben, dass sie schwanger sind, sind es aber nicht.«

»Wie das bei Ihnen klingt! Ich *glaube* nicht, dass ich schwanger bin, ich *weiß* es. Ich habe seit sechs Monaten keine Regel. Schauen Sie sich meinen Bauch an. Ich spüre sogar, wie das Baby mich tritt! Ich *glaube* nicht, dass ich schwanger bin, ich *bin* schwanger. Sehen Sie das nicht? Ich *bin* schwanger.«

»Madam, bitte, beruhigen Sie sich.«

»Ich habe keine Ahnung, ob die Geräte defekt sind, mit denen Sie arbeiten, oder Ihr Gehirn, aber ich gehe jetzt.«

Beim Verlassen des Sprechzimmers knallte ich die Tür hinter mir zu.

*

Als ich im elften Monat war, beschloss ich, den Berg der beispiellosen Wunder noch einmal aufzusuchen. Akin hatte an dem Tag ein Meeting in Lagos und war mit Kollegen in einem Firmenwagen dorthin gefahren. Ich lenkte seinen Wagen auf die weite Ebene am Fuß des Bergs. Bei meiner Ankunft stand da nur ein weiteres Auto: ein Volvo, der im Schatten eines Mandelbaums geparkt worden war. Ich erkannte Mrs Adeolus Kennzeichen.

Es war still ringsum und ruhig, als ich auf den Berg stieg. Ich brauchte über zwei Stunden, weil ich immer wieder Pausen einlegte, mich auf einen Felsen setzte und einen Schluck aus der mitgebrachten Wasserflasche trank. Die Sonne knallte erbarmungslos vom Himmel. Schweiß lief mir über den Rücken bis hinunter zum Steiß. Ich zupfte an meinem Ausschnitt, um etwas frische Luft unter das Kleid zu fächeln. Als ich oben ankam, war niemand zu sehen. Ich spazierte umher, bis ich eine Holztafel fand, auf die gekritzelt stand: *Prophet Joschija ist gerade verreist. Wenn Sie ein Wunder brauchen, kommen Sie bitte nächsten Monat.*

Was für ein Pech für Prophet Joschija, dachte ich, und tastete nach dem Bündel Naira-Scheine in meinem Geldbeutel – denn ich hatte da was für ihn mitgebracht. Er hatte bei meinem ersten Besuch kein Geld verlangt, und ich dachte, es könne nicht schaden, wenn ich ihm ein Geschenk mitbringen würde. Die Wasserflasche war inzwischen leer, ich war ausgetrocknet, und mir war schwindlig. Aus Angst, auf dem Rückweg zusammenzubrechen, lief ich in der Hoffnung auf eine vergessene Wasserflasche alles ab und hoffte, von dem, was ich eventuell finden würde, keine Cholera zu bekommen. Da entdeckte ich den Verschlag – vier Holzpfähle, die zu einem groben Viereck zusammengestellt waren, und darüber lagen Palmenwedel als Dach.

In diesem Verschlag hatten Prophet Joschija und Mrs Adeolu gerade Sex. Ich konnte ihr Gesicht sehen; ihre Augen waren geschlossen, und sie völlig abgetaucht in etwas wie Ekstase. Die markante lange Mütze des Propheten drohte jeden Moment herunterzufallen; das Gewand war bis zur Hüfte nach oben gerafft und entblößte den nackten Hintern. Seine Beine waren streichholzdünn.

*

Ich ging, bevor mich einer der beiden sah, und verbrachte die folgenden zwei Monate zu Hause. Ich wartete auf das Baby. In den Salon ging ich nicht mehr, und am Abend überließ ich es Akin, meine leitende Mitarbeiterin zu empfangen, die die Einnahmen vorbeibrachte. Ich kochte nicht und kümmerte mich nicht um den Haushalt. Akin kaufte Essen am *bukas* in der Stadt und setzte sich zu mir ins Spielzimmer, damit ich etwas zu mir nahm. Er brachte mir Zeitungen mit, die ich nicht las. Eines Morgens erzählte ich ihm, dass ich meine Energie aufsparen würde, damit ich auch genug Kraft hätte, um das Baby herauszupressen, wenn es endlich so weit wäre. Er sagte nicht, dass da kein Baby sei, und fragte nicht, warum ich es nicht schon im neunten Monat herausgepresst hätte, sondern gab mir einen Kuss auf das Kinn und fuhr zur Arbeit. Als er aber am Abend zurückkam, erklärte er mir, dass ich nur dann genug Kraft für das Baby hätte, wenn ich aktiv bliebe. Er redete weder von einem Psychiater noch klang er, als würde er sich mit einer Verrückten einen Spaß erlauben oder sich über mich lustig machen. Er sprach mit mir, wie ich es mir die ganze Zeit gewünscht hatte: wie ein werdender Vater. Ich nahm seinen Rat an und erschien am nächsten Tag wieder im Salon.

*

Am Samstagnachmittag öffnete ich die Haustür, und da stand Funmi vor mir, umringt von allerlei Kisten und Taschen. Das Taxi, das sie abgesetzt hatte, wirbelte eine Staubwolke auf, als es davonfuhr.

»Geh zur Seite und lass mich vorbei«, sagte sie.

Wie ein Wächter thronte ich an der Tür, als sie hineingestürzt kam. Ich schaute zu, wie sie eine Tasche nach der anderen ins Haus schleifte und das ganze

Wohnzimmer mit ihnen zumüllte. Sie trug einen dunkelblauen Boubou und dazu ein farblich abgestimmtes Tuch als Haarband um die Braids. Ihre helle Haut schimmerte im Sonnenlicht, das durch die offen stehende Eingangstür hereinströmte.

»Wo ist mein Zimmer?«, fragte sie, nachdem sie das gesamte Gepäck hereingeschleppt hatte.

»In diesem Haus? Träumst du?«

»Ich warne dich – ich habe jetzt genug mitgemacht-o. Versuch ja nicht, mich erneut auszutricksen. Der Mann, dem dieses Haus gehört, ist auch mein Mann. Warum willst du mich nicht hier haben?« Sie nahm das Tuch ab und band es sich um die Hüften. »Warum nicht, du gemeine Frau? Ich habe dich gebeten, dass du ein Stück zur Seite rückst, damit wir beide Platz haben. Wenn du dich nicht vorsiehst, stoße ich dich ganz von deinem Stuhl.«

»Hör zu. Ich habe dich nicht geheiratet. Und dein sogenannter Ehemann ist nicht da. Wenn er zurück ist, kannst du *ihm* dumme Fragen stellen.« Ich zeigte zur Tür. »Und jetzt verschwinde aus meinem Haus.«

»Weißt du was? Ich sehe nur, dass sich dein Mund bewegt, aber ich höre kein einziges Wort. Und damit du es weißt, es gibt nur eine Sache, die mich aus diesem Haus vertreiben kann, nur eine!«

»Raus, hab ich gesagt!« Ich schlug mir bei jedem Wort auf den Oberschenkel.

»Ich lasse dich erst in Ruhe, wenn du mir deinen Bauch zeigst. Diese Schwangerschaft, von der du sprichst, dauert jetzt schon über ein Jahr. Zeig mir, was du da hast! In der Stadt sagen alle, dass du einen Kürbis unter der Kleidung trägst – ja, du bist entlarvt.« Sie lachte. »Aber du kannst beweisen, dass sie unrecht haben. Los, beweise, dass die Leute gemein sind und unrecht haben. Zeig mir deinen Bauch, dann lasse ich dich in Ruhe. Ich schwöre es.«

Mit der einen Hand wiegte ich mein Kinn, die andere legte ich auf meinen gewölbten Bauch.

»Hat es dir die Sprache verschlagen?«

Was sollte ich sagen? Dass meine Schwangerschaft echt war? Meine Regel blieb weiterhin aus, und wenn ich die Bluse angehoben und meinen Wrapper abgenommen hätte, wäre kein Kürbis auf den Boden geknallt und auch kein Kissen. Sie hätte den gewölbten Bauch gesehen und die Dehnungsstreifen, die wie ein Zickzackmuster meine Haut durchzogen. Ich hätte sagen können, dass meine Schwangerschaft nicht echt war, dass ein Ultraschall nach dem anderen gezeigt hatte, dass da kein Baby war, obwohl mich die Tritte des Babys jede Nacht weckten. Dass einige meiner Mitarbeiterinnen glaubten, ich sei verrückt, und mich der letzte Arzt, bei dem ich war, an einen Psychiater überwiesen hatte.

Ich konnte nichts davon sagen; sagen konnte ich nur eins. Genau das, was sie nicht von mir erwartet hatte. »Komm mit. Ich zeige dir dein Zimmer.«

Ich führte sie ins Spielzimmer.

Ich war nicht dumm. Ich wusste, es war nur eine Frage der Zeit, bis Moomi auftauchen und dafür sorgen würde, dass Funmi bei uns wohnte. Wenn ich mich mit Funmi anlegte, würde ich alles nur schlimmer machen. Moomi könnte mich auffordern zu gehen, und obwohl Akin mir auch weiterhin sagte, wie sehr er mich liebe, glaubte ich ihm nicht mehr. Aber ich wollte ihm glauben. Ich hatte keinen Vater, keine Mutter und keine Geschwister. Akin war der einzige Mensch auf der Welt, der tatsächlich merken würde, wenn ich verschwinden sollte.

Heute sage ich mir, der Grund dafür war, dass ich mich verbogen und jeden entwürdigenden Schritt über mich habe ergehen lassen: damit es jemanden gab, der mich suchen würde, wenn ich plötzlich als vermisst gelten sollte.

TEIL II

10

Ilesa, Dezember 2008

Ich hebe das Grab meines Vaters aus. Mache mehr, als ich sollte, weil der Mann meiner Schwester, der versprochen hatte, es zu übernehmen, seine Kräfte völlig falsch eingeschätzt hat. Als erstgeborener Sohn meines Vaters sollte ich den ersten und letzten Spaten Erde aus dem Grab schaufeln und sicher verwahren. Dem Schwiegersohn meines Vaters kommt die Aufgabe zu, den Rest auszuheben oder jemanden dafür zu bezahlen, der es übernimmt. Ich dachte, Henry würde Hilfsarbeiter anheuern, weil das heutzutage die meisten so machen.

Yejide, vielleicht erinnerst du dich, wie ich vor Jahren zu dir gesagt habe, dass diese Tradition sicher bald ausgestorben ist. Das war nach dem Tod deines Vaters. Als deine Familie die Beerdigung organisierte, hast du ihnen gesagt, dass ich das Grab mit ausheben solle, obwohl wir noch gar nicht verheiratet waren. Das haben deine Stiefmütter natürlich nicht zugelassen. Und du hast geweint, bis das Weiß deiner Augen ganz gerötet war. Ich habe versucht, dich zu trösten, habe gesagt, dass es nicht wirklich von Bedeutung sei, weil in ein paar Jahren sowieso alle irgendwelche Leute dafür bezahlen würden. Ich bin mir nicht sicher, ob du mich gehört hast und ob es dich interessiert hat. Du hast dich in dieser Nacht in den Schlaf geweint. Ich konnte dir das damals nicht sagen, aber ich war erleichtert, das Grab deines Vaters nicht ausheben zu müssen. Ich glaubte an Geister, hatte panische Angst vor Friedhöfen. Aber wenn deine Stiefmütter es zugelassen hätten, hätte ich es ausgehoben – dir zuliebe. Du sollst wissen, dass es – ganz gleich, was du von mir hältst – nur wenig gibt, was ich nicht tun würde, um dich glücklich zu wissen. Heute weiß ich, dass es keine Geister gibt, denn wenn es so wäre, hätten sie mich längst heimgesucht. Und so stehe ich jetzt hier, einen halben Meter unter der Erde, und helfe Henry, damit das Grab fertig ist, bis die Totenwache beginnt.

Henry tut das, um meinen Eltern etwas zu beweisen. Drei Jahre lang haben meine Eltern daran festgehalten, dass sie ihre einzige Tochter niemals einem Nicht-Yoruba wie Henry zur Frau geben würden. Dabei blieben sie, bis meine Schwester den Streit beendete, indem sie sich von Henry ein Kind machen ließ. Da baten ihn dieselben Leute, die eben noch geschworen hatten, nur über ihre Leiche würde Henry je ihre Tochter heiraten, doch möglichst rasch einen Hochzeitstag auszuwählen, damit die Hochzeit vollzogen werden könne, bevor man die Schwangerschaft sehen würde. Henry spricht mittlerweile fließend Yoruba und weiß mehr über unsere Tradition als ich. Und da stehen wir nun in der prallen Sonne und schinden uns, weil Henry meinen Eltern noch immer zu beweisen versucht, dass er gut genug für ihre Tochter ist. Sein Keuchen verdeutlicht, dass er mit der Behauptung, er könne das genauso erledigen, »wie es sich gehört«, die Wahrheit aufgeblasen hatte bis zum Zerplatzen.

Die Sonne brennt so heiß, dass es sich anfühlt, als hätte ich ein Feuer im Rücken. Bei jedem Spatenstich schmerzen mir die Arme, aber ich mache weiter. Beim Graben denke ich an Dotun, und zum ersten Mal in all den Jahren fehlt er mir. Wenn er hier wäre, würde er das Schweigen brechen, würde Henry und mich irgendwie zum Lachen bringen. Heute Morgen gegen sieben rief er mich an. Stellte sich nicht vor, brauchte es nicht. Schon bei seinem »Guten Morgen, Brother Akin« erkannte ich seine Stimme. Er sagte, er rufe vom Hotel am Flughafen an, habe den Brief bekommen, den ich ihm zum Ablauf der Begräbnisfeierlichkeiten geschickt hatte, und fahre mittags in Lagos los, um pünktlich zur Totenwache in Ilesa zu sein. Unser erstes Gespräch nach über zehn Jahren dauerte keine Minute. Nach dem Anruf verspürte ich nicht die Wut, mit der ich gerechnet hatte, sondern das plötzliche Bedürfnis, im Bett zu bleiben und den ganzen Tag zu schlafen. Nach Dotuns Anruf fragte ich mich, ob du meiner Einladung folgen würdest. Ich denke darüber nach, ob du zur Totenwache kommst, ob du damit einverstanden bist, neben mir zu sitzen und Kirchenlieder zu singen.

Je tiefer wir graben, desto härter wird der Boden. Was entsteht, hat wenig Ähnlichkeit mit einem Grab, sondern sieht eher aus wie ein längliches Loch in der Erde. Ich räuspere mich. »Wir sollten besser jemanden anrufen, der das Ding fertig bekommt.«

Henry lächelt und lehnt sich gegen die Grabwand. Es ist, als hätte er den ganzen Tag nur darauf gewartet, dass ich das sage. Er zieht die Stirn in Falten. »Arinola –«

Ich warte, dass er den Satz beendet, aber er tut es nicht. Ich sehe die gerunzelte Stirn; versuche zu verstehen, was das Schweigen bedeutet. »Ich soll ihr nicht sagen, dass wir die Sache abgebrochen haben?«

»Sie war sehr gerührt davon, dass ich das Grab ausheben wollte.«

»Gut, wir behaupten einfach, dass du das Grab ausgehoben hast.« Das ist die Wahrheit – etwas aufgeblasen zwar, aber wahr. Was wäre die Liebe ohne die bis zum Zerplatzen aufgeblasene Wahrheit, ohne diese besseren Versionen unseres Selbst, die wir als die Einzigen ausgeben?

*

Timi sagt, dass Moomi sich weigert, zur Totenwache nach unten zu kommen. Als ich mich frage, warum, schießt mir in den Kopf, dass meine Mutter vor Trauer über den Tod meines Vaters vielleicht wie gelähmt ist. Fast muss ich lachen. Noch als ich die Treppe hinaufsteige und dabei immer zwei Stufen auf einmal nehme, ist mir klar, es muss etwas anderes sein. Ich glaube nicht, dass sie sich je geliebt haben. Aber sie haben es miteinander ausgehalten, bis meine Geschwister und ich aus dem Haus waren. Da hatte Moomi genug davon, alles auszuhalten, und ließ ihrer aufgestauten Wut und Verärgerung freien Lauf. Mein Vater wehrte sich nicht, der arme Mann hatte nach den Auseinandersetzungen mit seinen vier jüngeren Frauen nur noch wenig Kraft. Ich nehme an, dass Moomi jetzt, wo er tot ist, auch ein bisschen Traurigkeit verspürt, aber vermischt mit einem gewissen Gefühl des Triumphs – sie hat ihn überlebt. Auf dem Treppenabsatz biege ich nach links und betrete Moomis Wohnzimmer. Die Tür, die von dort zu ihrem Schlafzimmer führt, ist weit geöffnet. Sie sitzt auf ihrem Bett, weiß gekleidet wie auch die anderen Witwen, die Arme vor der Brust verschränkt.

»Moomi, Timi sagt, du willst nicht nach unten kommen. Was ist los?«

Sie seufzt. »Akinyele.«

Wenn sie meinen vollen Namen sagt, ist das immer ein schlechtes Zeichen. Ich gehe durchs Zimmer, lasse mich auf einem gepolsterten Stuhl nieder und warte, dass sie weiterspricht.

»Wenn eine Lüge zwanzig Jahre lang wandert oder sogar hundert Jahre, reicht ein Tag –« Sie hebt die rechte Hand und richtet den Zeigefinger zur Decke. »Es reicht ein Tag, schon hat die Wahrheit die Lüge eingeholt. Heute hat dich die Wahrheit eingeholt, Akin. Heute ist der Tag, an dem ich weiß, du hast mich angelogen – hast du nicht gesagt, Dotun hat heute Morgen angerufen? Du hast gesagt, er würde jetzt hier sein. Wo ist er? Akinyele, wo ist mein Sohn?«

Ich nehme das Telefon aus der Tasche, wähle die Nummer, von der Dotun heute Morgen angerufen hat, und halte mir das Telefon ans Ohr.

Die von Ihnen gewählte Rufnummer ist vorübergehend nicht erreichbar. Bitte versuchen Sie es später noch einmal.

»Da, ich habe gerade versucht, ihn anzurufen. Die Rufnummer ist vorübergehend nicht erreichbar.«

»Du kannst mich nicht mehr täuschen. Glaubst du, ich breche zusammen, wenn du mir die Wahrheit sagst? Und selbst wenn mich die Wahrheit umbringt, bin ich etwa zu jung, um zu sterben?«

»So glaub mir doch.« Ich bin es leid, sie davon überzeugen zu müssen, dass ich sie nicht belüge; Dotun soll einfach kommen und ihr endlich diese Ängste nehmen.

»Wobei – das Wissen, dass ihr Brüder euch nach dem Streit nie versöhnt habt und Dotun sich ins Grab gelegt hat, ohne dir zu vergeben, bringt mich womöglich doch um.« Moomi seufzte. »Dabei hätte ich euch wieder zur Vernunft bringen können, aber nein, ihr wolltet mir ja nicht sagen, worüber ihr euch gestritten habt.«

»Zum hundertsten Mal: Wir hatten uns längst ausgesprochen, als er weggegangen ist.«

Dotun braucht meine Vergebung, nicht andersherum. Aber ich bin mir sicher, er denkt noch immer, dass ich mich bei ihm entschuldigen müsste. Yejide, mir ist klar geworden, dass es deine Vergebung ist, die ich brauche. Die Gedanken, Dotun zu vergeben oder ihn anzuflehen, dass er mir vergibt, treten in den Hintergrund, als ich sehe, wie Moomi nach dem Tod ihres Mannes zum ersten Mal weint. Ihre Tränen haben nichts mit meinem Vater zu tun – sie gelten alle ihrem Lieblingssohn Dotun.

»Wie kannst du behaupten, mein Sohn sei am Leben, wenn er nicht einmal nach Hause gekommen ist, um seinen eigenen Vater aufgebahrt zu sehen? Akin, du versuchst, mich zu täuschen, ich bin mir jetzt sicher, dass du mich all die Zeit getäuscht hast.« Moomis Stimme zittert, aber sie schluchzt nicht, die Tränen laufen ihr stumm über die Wangen.

»Bitte wisch dir die Tränen weg, Moomi. Komm, gehen wir nach unten, damit die Totenwache beginnen kann. Es sitzen schon alle, es ist fast vier Uhr. Ich bin sicher, dass Dotun während des Gottesdienstes kommt.«

»Wenn du Dotun nicht in dieses Zimmer bringst,

nehme ich nicht an der Totenwache teil.« Sie zieht ihr Tuch herunter, faltet es zu einem Viereck und legt es auf den Nachttisch.

»Moomi, es gibt keinen Grund, sich aufzuregen. Er wird bald da sein.«

Sie legt sich wieder hin und dreht sich zur Wand.

Jetzt, wo Dotun sich verspätet, habe ich das Gefühl, dass er noch derselbe ist wie damals, als er das Land verlassen hat, ohne jemandem aus der Familie Bescheid zu sagen. Der Typ, der aufkreuzt, wenn die Totenwache vorbei ist, einen Witz macht, anstatt sich zu entschuldigen, und erwartet, dass alle darüber lachen.

»Moomi, bitte hör auf zu weinen, Dotun ist nicht tot.« Ich werfe einen Blick auf die Uhr, es ist fünf vor vier. »Moomi, ich hoffe, dass du mich hörst. Wenn Dotun bis fünf nicht hier ist, fangen wir an.«

»Ohne mich?«

»Ich werde den Pfarrer um eine Stunde Aufschub bitten. Mehr kann ich nicht von ihm verlangen, *Ma*.«

»Der Pfarrer fängt nicht ohne mich an.«

»Ich werde Timi bitten, dich um kurz vor fünf zu holen.« Ich stehe auf. »Bitte ruh dich ein bisschen aus, Moomi.«

Ich gehe wieder nach unten in den Hof, wo die Pavillons aufgebaut sind. Während ich mich durch die lärmende Meute in die erste Reihe vorkämpfe, nicke ich dem einen oder anderen zur Begrüßung zu; dabei halte ich die ganze Zeit Ausschau nach deinem Gesicht.

Vorn angekommen, spreche ich mit dem Pfarrer, dann flüsterte ich meinen Stiefmüttern zu, dass der Beginn der Totenwache auf fünf Uhr verschoben wurde. Ich eile wieder in den hinteren Teil des Pavillons, ohne ihnen zu beantworten, weshalb Moomi nicht nach unten gekommen ist. Ich muss weg von dem Lärm, muss den Totengräber anrufen und sichergehen, dass die letzte Ruhestätte meines Vaters fertig ist.

Als ein gelb-schwarzes Taxi aus Lagos hinter dem Pavillon hält, trete ich heraus. Ich erkenne Dotun auf der Rückbank; er ist allein. Er steigt aus dem Wagen, sieht hoch, und unsere Blicke treffen sich. Auch er ist kahl geworden, sein Gesicht ist eine schlaffe Version dessen, das ich erinnere.

Ich stehe da, die Hände in den Hosentaschen, und schaue in seine Richtung. Er wartet noch kurz neben dem Taxi, läuft dann los und kommt auf mich zu. Und zum ersten Mal nach über zehn Jahren stehen wir einander gegenüber.

Ich überlege noch, was ich tun kann, überlege, was ich sagen kann, da kommt er mir zuvor und wirft sich auf den roten Sand. Als er wieder aufsteht, sagt er zwei Wörter: »Brother *mi.*«

Ich weiß nicht, wer zuerst die Hand ausstreckt, aber das ist auch nicht wichtig; wir liegen uns lachend in den Armen. Ich glaube, einer von uns beiden hat Tränen in den Augen.

Yejide, ich hoffe, so wird es auch zwischen uns sein, wenn du kommst. Falls du kommst.

11

Ilesa, ab 1987

Eines Tages kam ich von einer Reise nach Lagos zurück, und da saß plötzlich Funmi bei uns am Küchentisch, wo sie mit einer Gabel gebratenen Reis aß. Als ich zu ihr ins Zimmer trat, unterbrach sie ihre Mahlzeit, kam lächelnd auf mich zu, legte mir die Arme um den Nacken und küsste mein Kinn. Ihr Atem roch nach Knoblauch.

»Willkommen zurück, lieber Ehemann.« Sie nahm mir die Aktentasche ab. »Wie war deine Reise?«

»Bestens«, sagte ich. Ich ahnte nicht, dass ich Grund zur Sorge hatte. Dachte, sie wäre nur zu Besuch.

»Ist Yejide oben?«, fragte ich, während Funmi mir ein Glas kaltes Wasser eingoss.

Funmi schürzte die Lippen, seufzte und zog mich ins Wohnzimmer. »Der Verkehr in Lagos war sicher wieder furchtbar, *abi*?«

»Der Verkehr war nicht allzu schlimm.«

Wir saßen schweigend da, während ich mein Wasser trank.

Funmi versuchte oft, mich in ein Gespräch zu verwickeln, aber es gab da ein Problem zwischen uns: Bis auf die Tatsache, dass wir miteinander verheiratet waren, hatten wir nichts gemeinsam. Normalerweise sagte ich wenig, wenn wir zusammen waren.

»Kann ich dir etwas zu essen bringen?«, fragte Funmi.

»Nein danke.«

»Ich habe gebratenen Reis gemacht, aber wenn du etwas anderes möchtest, koche ich es für dich. Möchtest du gestampften Yam?«

Irgendwer musste ihr in den Kopf gesetzt haben, es beeinflusse meine Gefühle für sie, wenn sie mir bei jeder erdenklichen Gelegenheit etwas zu essen vorsetzte. Ständig bot sie mir etwas an.

»Ich habe bei Dotun noch zu Mittag gegessen, bevor ich losgefahren bin. Ich habe keinen Hunger.«

»Ach so, ist gut. Dann später, *abi*?«

Ich nickte, stellte das leere Glas auf einen Stuhl und wollte schon aufstehen, da legte mir Funmi die Hand aufs Knie.

»Ich möchte dich etwas fragen«, sagte sie.

»Worum geht es denn?«

»Ich möchte, dass du die Nacht mit mir verbringst, Liebling.«

Das Wort »Liebling« klang immer falsch aus ihrem Mund. Es war ein Wort, das sie nicht meinte und das ich ihr nicht glaubte. Aber sie sagte es immer wieder, so als könnte es wahr werden, wenn sie es nur oft genug wiederholte. Ich wollte sie schon mehrmals bitten, das Wort nicht mehr zu benutzen, aber dann fand ich mich zu gemein.

»Funmi, du weißt, dass ich nur am Wochenende zu dir kommen kann.«

»Nein, mein Liebling, ich wohne jetzt hier.«

»Was sagst du da?«

»Ich bin vor zwei Tagen eingezogen. Tante Yejide hat

mir mein Zimmer gezeigt. Es macht ihr nichts aus-o; sie hat mich sogar mit offenen Armen empfangen.«

In einem ersten Impuls wollte ich Funmi sagen, sie solle sofort ihre Sachen packen und verschwinden. Ich wusste, dass ich die Sache nicht mehr unter Kontrolle behalten könnte, wenn Funmi und Yejide unter einem Dach wohnten; der Druck wäre zu groß, es würde zwangsläufig etwas schiefgehen. Aber ich kämpfte gegen diesen Impuls an, weil ich wusste, dass Funmi längst Verdacht geschöpft hatte – wenn ich sagte, sie solle verschwinden, hätte sie allen Grund, ihn aus vollem Halse herauszuschreien. Ich musste auf den richtigen Augenblick warten, um sie aus dem Haus zu kriegen.

»Mein Liebling«, sagte Funmi und fasste mich am Kinn, »bist du wütend, weil ich dich nicht um Erlaubnis gefragt habe, bevor ich eingezogen bin?« Sie ging auf die Knie. »Sei bitte nicht wütend auf mich.«

»Natürlich nicht. Ist schon gut, bitte steh auf. Das ist überhaupt nicht nötig.«

Sie lächelte und legte mir den Kopf auf die Knie. Und ich beschloss, auf den richtigen Augenblick zu warten, um sie loszuwerden. Nicht nur aus dem Haus, sondern aus meinem Leben. Ich hatte mich mit der Heirat schrecklich verrechnet. Die Gleichung ging nicht auf, und als sie mir die Schuhe auszog, wusste ich, dass ich meinen Fehler schnellstmöglich korrigieren musste.

Ich war mir sicher, dass irgendwann der perfekte Augenblick käme, mich von Funmi scheiden zu lassen, so wie auch der perfekte Augenblick gekommen war, um Yejide 1981 zu heiraten. Damals war ein Student der Universität von Ife, Bukola Arogundade, ermordet worden. Das war viele Jahre, bevor einige der Protestmärsche an Universitäten zu Pflichtveranstaltungen wurden, angeordnet von sogenannten *Gewerkschaftsjungen*, die die Neulinge aus ihren Zimmern trieben. Die Proteste 1981 und die Forderung nach Gerechtigkeit für Bukola Arogundade waren unschuldig und unverfälscht, angeheizt von einem kollektiven Zorn, der in den Blutbahnen pulste, einer unausgesprochenen Überzeugung, dass uns schon jemand Gehör schenken würde, wenn wir zum Palast zogen und nur laut genug schrien.

Damals versuchte ich Yejide für mich zu gewinnen und fuhr jeden Tag nach Arbeitsschluss nach Ife, um ihren Geruch einzuatmen. Der lodernde Zorn ging von ihr auf mich über. Ich hatte sie noch nie so erlebt wie an diesem Tag und war hingerissen von den Adern an ihrem Hals, die anschwollen, als sie ihre flammende Rede hielt. Ich stimmte allem zu, was sie sagte; ich fühlte mich, als würde sie meine Gedanken lesen. Das war neu, eigenartig und aufregend: die Art, wie sie mir in diesen Augenblicken wie in einem Spiegel meine eigene Leidenschaft zeigte und meine Träume von einer besseren Zukunft für mein Land. Ich war so überzeugt wie nie, dass ich eine Seelenverwandte gefunden hatte. Ich nahm mir einen Tag frei und schloss mich den Protestierenden an, um eine gründliche und transparente Untersuchung des Mordes zu fordern.

Yejide und ich liefen im Demonstrationszug nebeneinander, sangen und skandierten Sprechchöre. Die sich vor uns zusammenbrauenden Wolken konnten unserem Feuereifer nichts anhaben. Wir zogen mit den Massen zum Universitätstor, nicht einmal erschöpft waren wir, auch nicht außer Atem. Die Sprechchöre wurden lauter, als wir durch das Tor und von dort in die

Stadt zogen. Als der Regen einsetzte, war das für mich der von oben erteilte Segen, ein Zeichen der Zustimmung. Und während es mich völlig durchnässte, war ich der festen Überzeugung, dass unsere Proteste etwas bewirken, den Rest des Landes voranbringen würden. Ich sah den Aufstand vor mir, wie ich gegen den Regenschauer anblinzelte – zunächst an den Universitäten, von wo Studenten und Dozenten gemeinsam auf die Straßen strömten und einen Wandel forderten: Schluss mit der Korruption, endlich stabile Stromversorgung, bessere Straßen. Es stand mir klar vor Augen. Und obwohl sich der Protestzug in die entgegengesetzte Richtung bewegte, stellte ich mir vor, wie er nach Ibadan hineinschwappte und die Einwohner der Stadt wie eine große Flutwelle mit sich nahm und uns alle nach Lagos hineintrug, den ganzen Weg bis ins Regierungsgebäude. Die Möglichkeit, dass all das geschehen würde, fühlte sich so real an wie die Regentropfen auf meinen Lippen und in meinem Mund, während wir sangen:

SOOOOlidariTÄT. Auf EWIG.
SOOOOlidariTÄT. Auf EWIG.
SOOOOlidariTÄT. Auf EWIG.
WIR WERDEN AUF EWIG FÜR UNSERE
RECHTE KÄMPFEN.
SOLI SOLI SOLI
SOOOOlidariTÄT. Auf EWIG!

In Mayfair warteten Polizisten auf uns. Schüsse waren zu hören. Überall um mich herum rannten Menschen schreiend davon, schlugen sich Wege durchs Gebüsch, ohne zu wissen, wo sie herauskommen würden. Anfangs war ich verwirrt. Ziellos wie ein Huhn bei seinem letzten schmerzvollen Kampf im Leben, nachdem ihm der Kopf abgehackt worden war, rannte ich herum. Es war wie ein Sprung in die Hölle. Die Menschen um mich schrien, beteten, fluchten, fielen hin, kollabierten. Manche richteten sich wieder auf und rannten weiter. Ein Mädchen mit engen Jeans und Afro stürzte direkt vor mir zu Boden und blieb reglos liegen. Ich sprang über sie hinweg, als wäre da ein Wassergraben auf meinem Weg, und rannte weiter. Ich rannte eine gefühlte Ewigkeit, das Gebüsch zog sich endlos, und es wimmelte nur so von Zweigen, die mir ins Gesicht peitschten.

Dann war ich wieder auf der Straße. Als meine Füße den Asphalt berührten, wollte ich nur zurück in den Schutz der Büsche. Ich fühlte mich ausgesetzt, nirgends gab es eine Möglichkeit, sich zu verstecken. Aber aus dem grünen Dickicht drängten zu viele Menschen auf die Straße. Wenn ich stehen blieb, würden sie mich umrennen. Ich lief weiter. Brauchte eine Weile, ehe ich erkannte, dass ich zurück auf dem Campus war. Ich sprintete zum Moremi-Parkplatz, wo ich meinen Wagen unter einem Mandelbaum abgestellt hatte.

Erst als ich im Auto saß, dachte ich an Yejide. Panik überfiel mich. Wo war sie? Sie hatte direkt neben mir gestanden und sich ein nasses Plakat aus Pappe über den Kopf gehalten. Ich versuchte, mich daran zu erinnern, ob sie eine Jeans getragen hatte. Fragte mich, ob sie diejenige gewesen war, über die ich hinweggesprungen war? In dem Augenblick konnte ich mich nicht erinnern, ob sie einen Afro gehabt hatte. Auf dem Parkplatz herrschte Chaos, Studenten rannten umher, wollten rein nach Moremi und noch weiter. Ich wusste nicht, wo ich anfangen sollte, nach ihr zu suchen.

Und plötzlich stand sie neben dem Auto und klopfte

an die Fensterscheibe. Noch nie hatte mich der Anblick eines anderen Menschen so glücklich gemacht. Ich wollte sie auf dem Beifahrersitz festschnallen, wollte für immer mit ihr in diesem Wagen leben und sie nie wieder aus den Augen lassen. Ich umarmte sie so lange, bis es sich anfühlte, als wäre ihr schnell schlagendes Herz mein eigenes. Keiner von uns sagte etwas. Ich brachte nichts heraus, obwohl mir all diese Worte in der Kehle steckten, all diese Emotionen, die mir die Stimmbänder abschnürten. Noch heute denke ich, dass ich in diesem Moment etwas hätte sagen sollen, sie hätte wissen lassen müssen, dass ich es nicht ertragen könnte, sie zu verlieren, dass mich allein die Vorstellung daran wenige Augenblicke zuvor fast wahnsinnig gemacht hatte, dass ich sie an mich binden wollte, damit sie sicher wäre und ich immer bei ihr, egal, wo sie hinging.

Ich sagte nichts, bis wir am Tag darauf erfuhren, dass drei Studierende bei den Protesten ums Leben gekommen waren.

»Heirate mich«, sagte ich. »Das Leben ist kurz, warum sollten wir warten, bis du deinen Abschluss hast? Ich überlasse dir mein Auto, du kannst von Ilesa aus zur Uni fahren; du kannst aber auch im Wohnheim bleiben, wenn du das willst. Aber wir sollten deinem Vater sagen, dass wir uns sicher sind.«

Ich wusste, dass sie Ja sagen würde, weil es der richtige Augenblick war. Zu jedem anderen Zeitpunkt hätte sie darauf gepocht, dass sie keine verheiratete Studentin sein wollte. Aber an diesem Junitag hielt sie meine Hand und nickte.

Im ersten Jahr unserer Ehe träumte ich oft von den toten Studierenden. Ich sah sie in einer endlos langen

Reihe auf dem Asphalt liegen, alle mit engen Jeans bekleidet. Yejide stand jedes Mal am anderen Ende der aufgereihten Leichen. Ich wollte zu ihr, aber zu viele Leichen versperrten mir den Weg.

12

Zwei Wochen bevor der Brief der bewaffneten Räuber bei uns eintraf, machte neben meinem Salon ein zweiter auf. Die Inhaberin war Iya Bolu, eine fette Analphabetin, die andauernd aufstoßen musste. Wenn sie einem Guten Morgen sagte, bekam man einen recht präzisen Eindruck davon, was sie zum Frühstück gegessen hatte, und nach jedem Wort regnete es Spuckesprühfäden. Die Kinder kamen aus ihrem Salon geschossen wie Wasser aus einer Fontäne und erleichterten sich draußen auf dem gemeinsam genutzten Gehweg. Sie waren überall – krabbelten, saßen oder lagen herum. Lauter kleine Mädchen mit verdreckten Haaren. Das älteste war um die zehn, das jüngste um die vier – sechs Töchter in sechs Jahren. Schon nach der ersten Woche verabscheute ich diese Frau so sehr, dass ich überlegte, mit meinem Salon umzuziehen.

Ständig hörte man Iya Bolu ihre Töchter anschreien. Und die wenigen Frauen, die zu ihr kamen, hatten beim Verlassen des Salons mehr Spucke in den Haaren als Haarfestiger. Sie hatte ungefähr zwei Kundinnen am Tag, manchmal auch keine. Und sosehr sie sich auch bemühte, meine Kundinnen abzuwerben, indem sie sie stets wortreich und mit breitem Lächeln begrüßte, musste ihr Speichelbrunnenmund doch abschreckend wirken. Schon bald verbrachte sie viel Zeit in meinem Salon. Sie kam immer kurz vor zwölf, um bei mir die Mittagsnachrichten im Radio zu hören. Das Radio war nicht nur alt, sondern hatte auch seine Launen. Für einen guten Empfang musste sich Iya Bolu manchmal danebenstellen und die Antenne halten. Wenn die Nachrichten vorbei waren, setzte sie sich auf einen Stuhl, der unter ihrem Gewicht ächzte, und gab ungebeten Stylingtipps.

Iya Bolu war es, die mir den Brief zeigte, den ihre Familie von den bewaffneten Räubern bekommen hatte. Sie und ihre Familie lebten in derselben Wohnanlage wie wir. Und alle Familien in der Anlage hatten einen solchen Brief bekommen. Als meine Kundinnen und Angestellten gegangen waren, bat sie mich, ihren Brief vorzulesen.

Es war derselbe, den auch wir bekommen hatten, nur Anrede und Anschrift waren geändert.

Verehrtes Ehepaar Adio,
wir begrüßen Sie im Namen der Waffe.
Wir wollen Ihnen mit diesem Brief mitteilen,
dass wir Ihrer Familie noch vor Ende des Jahres
einen Besuch abstatten werden.
Machen Sie ein kleines Päckchen für uns fertig.
Der von uns akzeptierte Minimalbetrag beträgt
eintausend Naira. Über das genaue Datum
unseres Besuchs informieren wir Sie, wenn
es so weit ist.

»Ist das alles?«, fragte Iya Bolu.

»Ja.«

Sie machte ein finsteres Gesicht. »Ich muss darüber nachdenken. Was glauben die, wo wir so viel Geld hernehmen sollen? Damit kann man ein Auto kaufen.«

»Das ist sicher nur ein Spaß. Nur ein blöder Scherz, *jare*«, sagte ich.

Das war, lange bevor solche Vorkommnisse an der Tagesordnung waren. Damals konnte ich mir nicht vorstellen, dass es irgendwann so weit kommen könnte, dass Diebe in Nigeria die Dreistigkeit besitzen würden, ihren Opfern Briefe zu schreiben, damit sie sich darauf vorbereiten konnten, überfallen zu werden, und dass Diebe irgendwann im Wohnzimmer sitzen würden, nachdem sie Frauen und Kinder vergewaltigt hatten, und die Leute bitten würden, ihnen Yamsbrei und Egusi-Eintopf zu kochen, während sie den Videorekorder, den sie kurz darauf abbauen und mitnehmen würden, noch nutzten, um sich Filme anzusehen.

Nur wenige Leute hielten den Brief, so wie auch Iya Bolu, für echt. Ich schob es auf ihre fehlende Schulbildung. Ich selbst dachte nicht groß über den ersten Brief nach. Ich zeigte ihn Akin nicht mal. Mein Kopf war voll mit anderen Dingen. Nachdem Funmi bei uns eingezogen war, hatte ich angefangen, jeden Mittwoch einen Psychologen zu sehen. Von einer Scheinschwangerschaft hatte ich bis dahin noch nie gehört; für mich klang es wie ein Wort, das sich jemand ausgedacht hatte. Ich ging jede Woche zu den Sitzungen, und ganz langsam kehrte mein Körper zu seiner alten Form zurück.

Ich beschloss, von nun an zu Fuß zum Salon zu laufen, da mein Therapeut mir Bewegung empfohlen hatte. Ich fand es sogar beruhigend, die kurze Strecke weg von Funmi und wieder zu ihr zurück zu spazieren. Ich versuchte mich auf meinen Salon zu konzentrieren, aber es war schwer, über die Veränderungen hinwegzusehen, die sie im Wohnzimmer vornahm. Sie verrückte die Sessel und stellte eine Vase mit Plastikblumen auf den Tisch. Ich tat mein Bestes, ihr nicht über den Weg zu laufen, und verbrachte die meiste Zeit im Obergeschoss. Akin hatte auf der Arbeit viel zu tun und kam meist erst, wenn ich schon fest schlief, aber am Wochenende wollte er immer mit mir über meine Therapie sprechen. Um ihn zufriedenzustellen, versicherte ich ihm, dass ich keine Sekunde lang mehr glaubte, schwanger zu sein.

Iya Bolu wurde zu einem festen Bestandteil meines Salons. Innerhalb der Arbeitszeit schlief sie mit offenem Mund und schnarchte, während ihre Töchter umherstreiften, und erhob sich nur dann, wenn die Nachrichten liefen und sie sich neben das Radio stellen musste.

Als der zweite Brief der Räuber eintraf, rasten die Tage plötzlich dahin wie eine Videokassette, die vorgespult wurden. Diese Briefe waren anders als die ersten. Sie enthielten nicht für alle dieselben Texte, verfasst von irgendeinem gelangweilten Teenager, sondern waren persönlich auf uns zugeschnitten und von Menschen geschrieben, die uns beobachtet und studiert haben mussten und vielleicht sogar unter uns lebten.

Die Räuber gratulierten den Agunbiades zur Geburt ihrer Zwillingsmädchen. Sie gratulierten den Ojos zu dem brandneuen Peugeot 504 Station Wagon, den sie sich gerade gekauft hatten, sprachen den Fatolas ihr Beileid zur Aberkennung ihres Häuptlingstitels aus und rieten den Adios (Iya Bolus Familie) zu Verhütung.

Sie kündigten ihr Kommen innerhalb der nächsten drei Wochen an, empfahlen uns, dann auch ja zu Hause zu sein, und versprachen, uns zur Strecke zu bringen, sollten wir abhauen. Sie wussten so viel über uns, dass wir glaubten, sie würden uns finden, sollten wir versuchen, uns davonzumachen. Unsere Herzen schlugen nicht mehr, sie hämmerten wie wild. Aufgescheucht sprangen wir zur Seite, wenn Ratten vorbeihuschten, und gingen abends nicht mehr aus dem Haus. Selbst die Kinder waren leiser als sonst.

Unser Wohnanlagen-Komitee heuerte eine Gruppe Jäger an, die die Anlage bewachen sollten. Vor den Drohbriefen hatte es kein Komitee gegeben. Wir in unseren Doppelhaushälften waren alle viel zu gut erzogen und modern, hupten und grüßten, wenn wir uns in der Stadt sahen. Besuchten einander, wenn nötig, zu Namensgebungsfeiern, Geburtstagen und dann und wann zu einer Beerdigung. Aber wir brachten uns an Weihnachten nicht gegenseitig Yamsbrei und Egusi-Eintopf in Emaille-Schüsseln, und auch keinen frittierten Yam zum Ileya-Fest. Stattdessen riefen wir uns von der Veranda *Merry Christmas* und *Ramadan Kareem* zu und winkten, wenn wir in unsere Wagen stiegen oder ins Haus gingen.

Als aber die zweite Runde Briefe der Banditen einging, gründete sich in der Wohnanlage ein Komitee. Alle waren dabei. Das erste offizielle Treffen lief chaotisch ab, aber wir einigten uns darauf, fünf Polizisten und eine Gruppe Jäger anzuheuern, die die Wachleute verstärken sollten. Wir beschlossen außerdem, dass jeder Haushalt drei Naira Schutzgebühr zahlen sollte. Akin und Mr Adio wurden sofort zur Polizei in Ayeso geschickt, um dort Verstärkung zu erbitten.

Am Tag darauf erhielt das Komitee einen Brief von den Räubern. Sie schrieben, dass die Polizei für sie arbeite. Wir lachten darüber und nickten, als Mr Fatola (Ex-Häuptling Fatola) sagte, dass wir die Räuber überführt hätten und ihr letzter Brief die Bestätigung dafür sei. Die Polizisten nahmen binnen einer Woche ihre Arbeit auf. Der Anblick von Polizisten mit automatischen Waffen und Jägern mit Vorderladern, die auf dem Gelände der Wohnanlage patrouillierten, gab uns ein Gefühl von Sicherheit, und schon bald hatten wir die Briefe vergessen.

Dann berief Iya Bolu ein Treffen aller Frauen der Wohnanlage ein.

Ich betrat Iya Bolus Haus zum ersten Mal. Es überraschte mich, wie sauber und aufgeräumt alles war. Nach allem, was ich von Iya Bolu im Salon mitbekam, hatte ich damit gerechnet, dass es in ihrem Wohnzimmer nach eingetrocknetem Urin stinken würde und überall volle Windeln herumlägen. Stattdessen roch es spritzig und frisch nach Limette. Die anderen schauten sich im Zimmer um, als ginge es ihnen ähnlich wie mir. Während unseres Treffens war nicht ein einziges von Iya Bolus Kindern zu sehen. Ich fragte mich, ob sie sie in eins der Zimmer oder in einen Schuhschrank gesperrt hatte.

Als auch die Letzte der Frauen sich gesetzt hatte, eröffnete Iya Bolu das Treffen.

»Wir müssen vorbereitet sein auf die Räuber. Diese Leute machen vor nichts halt, sie vergewaltigen sogar Kinder. Wir müssen uns mit Monatsbinden bewaffnen.« Mit jedem Wort riss sie die Augen weiter auf, bis es aussah, als würden sie gleich herausploppen und unter einen Stuhl rollen.

»Mit Monatsbinden? Gibt es die neuerdings auch mit Munition?«, fragte Mrs Fatola und schüttelte den Kopf.

Eine der Frauen fing an zu lachen, dann lachte noch eine und noch eine, und kurz darauf lachten wir alle, bis auf Iya Bolu, die aussah, als würde sie gleich weinen.

»Haltet den Mund!«, schrie Iya Bolu. »Ich habe sechs Töchter, wisst ihr, was das bedeutet? Die älteste hat schon einen Brustansatz. Einige von euch haben auch Töchter, und manche von euren Mädchen haben schon jeden Monat Ihr-wisst-schon-was. Wenn die Räuber kommen, ist alles denkbar. Und was ist eigentlich mit euch? Wie viele von euren Männern würden sich eher erschießen lassen, als zuzulassen, dass euch eine Gruppe von Männern vergewaltigt? Ich bin mir sicher, dass sie irgendwo im Zimmer ein Versteck finden.«

»Die Diebe werden nicht kommen«, sagte Mrs Ojo, »wir haben Polizisten hier.« Sie hatte ein Jahr in England studiert und sprach immer mit einem antrainierten britischen Akzent, sogar auf Yoruba.

»Ja, wir sollten uns keine unnötigen Sorgen machen«, sagte ich.

Mrs Fatola klatschte. Sonst stimmte keine mit ein.

Iya Bolu herrschte uns an: »Hört wenigstens zu. Färbt die Binden mit Rotwein oder ausgekochten Zobo-Blättern. Tragt die Binden jede Nacht, damit sie denken, ihr menstruiert gerade, wenn sie kommen.«

»Ist diese Frau verrückt? Und selbst wenn es stimmt, was sie sagt, sollen etwa alle Frauen aus einer Wohnsiedlung zur selben Zeit ihre Monatsblutung haben? Das glaubt kein Mensch!«, sagte Mrs Ojo auf Englisch mit breitem Möchtegernakzent.

Mrs. Fatola schüttelte den Kopf und stand auf.

»So redet sie nur, weil sie nie eine Schule besucht hat, ihr ärmlicher Verstand ist schuld«, sagte Mrs Ojo.

»Ich habe keine Zeit für so was, ich muss zur Arbeit«, sagte Mrs Fatola.

»Was sagen Sie?«, fragte mich Iya Bolu.

»Dass es keinen Grund gibt, sich Sorgen zu machen, entspannen Sie sich«, sagte ich auf Yoruba zu ihr. »Wir haben die Polizei auf dem Gelände.«

»Die Polizei? Hat die Dele Giwa etwa geholfen?«, fragte Iya Bolu.

Mrs Fatola plumpste zurück auf ihren Stuhl, als würde das Gewicht von Iya Bolus Worten sie nach unten drücken. Es war still im Zimmer, und Mrs Ojo schaute sich mit solcher Panik um, als hätte sie Angst, wir würden vom Geheimdienst belauscht.

In den Wochen nach dem Mord an Dele Giwa wurde es jedes Mal still, wenn sein Name fiel. Es spielte keine Rolle, dass keine von den Frauen in Iya Bolus Wohnzimmer Chefredakteurin eines Nachrichtenmagazins war, wir hatten trotzdem das Gefühl, es könnte allen so ergehen wie ihm, weil die Bombe, die ihn getötet hatte, ihm in einem Päckchen nach Hause geschickt worden war. Ein Päckchen war ein so harmloser Alltagsgegenstand; wir alle konnten uns vorstellen, wie wir an einem Schreibtisch saßen und eines öffneten. Und auch wenn ich mir nicht vorstellen konnte, ein Päckchen mit dem Wappen Nigerias und der Aufschrift *Büro des Oberbefehlshabers* zu bekommen, wusste ich, dass auch ich, hätte ich wie Giwas Sohn schon viele ähnlich aussehende Päckchen vom Staatsoberhaupt für meinen Vater in Empfang genommen, nicht gezögert und es ihm ins Arbeitszimmer gebracht. Als Giwa, der gerade mit einem Bekannten zusammensaß, das Päckchen überreicht bekam, sagte er: »Das muss vom Präsidenten sein«, und öffnete es, nachdem sein Sohn gegangen war. Er starb noch am selben Tag in einem Krankenhaus; der ebenfalls verletzte Bekannte überlebte.

»Um ehrlich zu sein«, sagte Mrs Fatola, »bitte ich das Hausmädchen seitdem, unsere Post zu öffnen, auch die von den sogenannten Räubern.«

Ich hatte in Bezug auf die Briefe keine besonderen Vorsichtsmaßnahmen ergriffen. Als Dele Giwa ermordet wurde, war ich zu sehr damit beschäftigt gewesen, zu Hause zu bleiben und meine Kräfte zu schonen, um das Baby hinauspressen zu können, wenn es so weit war. Nachrichten interessierten mich nicht. Als ich wieder anfing zu arbeiten, hatte Giwas Tod Nigeria die Furcht vor seinen politischen Führern gelehrt. Ich aber hatte keine Angst davor, meine Post selbst zu öffnen, vielleicht weil ich erst im Nachhinein von den Ereignissen erfahren hatte.

Im Salon löcherte mich Iya Bolu, was denn nun genau in dem Brief an meine Familie gestanden hatte. Diese Frage stellte sie allen Frauen danach, saß dann in meinem Salon und überlegte, was die Räuber wohl von den einzelnen Familien wollen könnten. Sie hatte ganz offensichtlich den Wunsch, uns alle vor dem zu beschützen, was sie als drohendes Unheil ansah. Sie machte sich ernsthaft Sorgen.

Ich erzählte ihr genau, was in dem Brief an Akin und mich stand. Die Räuber hatten uns gewarnt, ja nicht auf die Idee zu kommen, in Funmis Wohnung auszuweichen, um ihnen zu entkommen.

»Woher wissen die von der Wohnung deiner Rivalin?

Das ist echt, glaub mir, die kommen wirklich«, sagte Iya Bolu.

Die Frau war so ängstlich, dass mich ihre Sorge manchmal rührte; an anderen Tagen nervte sie mich mit ihrer Panikmache. Sah sie denn nicht, dass unsere Wohnanlage von Polizisten bewacht wurde?

13

Der Bruder meines Mannes war einer dieser Männer, die einen Streit auch dann gewannen, wenn ihre Ansichten dumm waren, weil sie lauter und länger schreien konnten als alle anderen. Er hatte außerdem die Angewohnheit, in der Hitze des Gefechts den Kopf so weit nach hinten zu drehen, wie es nur ging. Das erweckte den Eindruck, als wollte er sich selbst strangulieren, wenn sein Publikum ringsum ihm nicht recht gab. Über kurz oder lang taten das auch die meisten. Ich dachte immer, dass sie ihm seinen Willen ließen, weil sie nicht für seinen Tod verantwortlich sein wollten.

Ich konnte meinen Schwager nicht leiden, aber dann heirateten Akin und ich, und Dotun war Teil des Gesamtpakets. Bei jedem seiner Besuche war ich froh, dass er in Lagos wohnte und uns nur in größeren Abständen besuchte, sodass ich ihn nicht allzu oft sehen musste. Er erzählte ständig irgendwelche seltsamen Witze, die überhaupt nicht lustig waren. Er lachte laut, viel zu laut, über seine eigenen armseligen Witze. Seine Nähe war anstrengend, andauernd war ich gezwungen, über Dinge zu lachen, die nicht im Geringsten lustig waren. Außerdem musste ich erraten, wann es Zeit war loszulachen, weil seine Witze keine erkennbare

Pointe hatten. Er war kein Mann, den man ernst nahm, denn zwischen all dem Gelächter machte er viele Versprechungen – Versprechungen, die er niemals halten würde.

Einmal hatte uns Dotun ein Kind versprochen; er hatte gesagt, er würde einen seiner Söhne bei uns wohnen lassen, bis ich schwanger geworden sei. Als er das sagte, fiel ich vor ihm auf die Knie und dankte ihm. Moomi hatte mir Monate zuvor geraten, dass ich ein Kind ins Haus holen solle, ein Kleinkind, das bei mir lebte, bis ich schwanger würde. Sie hatte gesagt, dass Kinder die Gabe besäßen, andere Kinder in die Welt zu rufen. Wenn ich ein kleines Kind bei mir hätte, um das ich mich kümmern könnte, würde sein Stimmchen meine eigenen Kinder herbeirufen und auf die Welt locken. Nur hatte ich keine Geschwister, und zu meinen Halbschwestern und -brüdern bestand seit Jahren kein Kontakt. Es gab keine nahen Verwandten, die mir ihr Kind anvertraut hätten. Ich vergaß den Vorschlag, bis Dotun irgendwie davon hörte und versprach, mir seinen jüngsten Sohn zu schicken.

Der Junge hieß Layi: Er war damals zwei Jahre alt. Ich richtete im Obergeschoss ein Zimmer für ihn ein, kaufte Spielzeug, Bilderbücher, Malbücher und Stifte. Ich wartete. Die Gegenstände in dem Zimmer setzten Staub an. Ich wartete und entstaubte jedes Spielzeug und jedes Buch mit einem weichen Tuch. Ich bat Akin, seinen Bruder anzurufen und nachzuhaken. Wieder legte sich Staub auf alle Sachen. Akin sagte, Dotun habe es sich anders überlegt. Ich packte das Spielzeug zusammen und gab es weg.

Trotzdem war ich froh, als Dotun an einem Samstagmorgen – die Sonne war nach einem Regenschauer gerade aus ihrem Versteck gekommen – plötzlich vor unserer Tür stand. Funmi besuchte Verwandte, und Akin folgte mir im Haus überallhin. Er wollte Einzelheiten über die Sitzungen im Krankenhaus erfahren, als ahnte er, dass ein Teil von mir noch immer nicht ganz glauben konnte, dass die Ärzte recht hatten. An diesem Morgen hatte er mich so lange mit Fragen gelöchert, bis ich ihm entgegenschrie, dass es unmöglich sein könne, dass alle recht hätten und ich nicht.

»Du musst deinem Arzt sagen, was du wirklich denkst«, sagte er. »Hör auf ihm zu erzählen, was er deiner Meinung nach hören will.«

Ich war froh, Dotun zu sehen, weil ich hoffte, er würde Akin ablenken. Sie waren gern zusammen und konnten am Telefon stundenlang über Sport, Politik und das Wetter diskutieren. Manchmal, wenn Akin glaubte, ich würde nicht zuhören, bekam ich mit, wie sie sich darüber unterhielten, ob eine Frau mit vollem Busen oder eine Frau mit einem richtig prallen Po besser sei. Ich ging davon aus, dass Akins Druck auf mich nachlassen würde, wenn Dotun erst einmal im Haus war.

»Da bin ich-o«, rief Dotun, als ich die Tür öffnete. Er schob mich zur Seite und stürzte sich auf seinen Bruder. Sie umarmten sich, dann trat Dotun einen Schritt zurück, verbeugte sich und sagte: »*Brother mi*.«

Akin war so groß, dass er immer den Kopf einziehen musste, wenn er durch eine Tür ging. Er hatte bronzefarbene Haut, die in der Sonne schimmerte. Dotun war genauso groß wie mein Mann, war aber mager und hatte hellere Haut; seine Wangen sahen aus wie eingefallen. Ich kniete mich zur Begrüßung vor ihm hin. Wir waren gleich alt, aber weil er mein Schwager war, erwartete man von mir, dass ich ihn behandelte, als wäre er älter. Ich hielt ihn für einen typischen *oniranu*, einen absolut verantwortungslosen Mann, begegnete ihm aber trotzdem mit Respekt, wenn er kam.

»Willkommen, Sir, ich hoffe, die Reise war angenehm?«, sagte ich.

Dotun machte es sich in einem Sessel gemütlich und legte die Beine auf den niedrigen Mahagonitisch in der Mitte. »Schöne Grüße von meiner Frau – sie hat dieses Wochenende Nachtschicht. Die Jungs habe ich in Lagos gelassen; allein sind sie mir viel zu viel, bei ihren ständigen Streitereien hätte ich das Auto nur an den nächstbesten Baum gesetzt. Wie hat Mutter das mit uns nur überlebt, Akin? Jetzt bekomme ich alles zurückgezahlt. Die Kinder sind bei ihrer Tante, der Schwester meiner Frau. Yejide, ich habe gehört, du bist jetzt zwei in einer; du hast einen anderen Menschen verschlungen! Komm her, lass dich ansehen!«

Ich stand vor meinem Schwager und drehte mich unter seinem prüfenden Blick hin und her. Akin, der seit Dotuns Ankunft ein breites Grinsen im Gesicht gehabt hatte, fand das gar nicht witzig.

»Sie ist nicht schwanger«, sagte er. »Sie ist krank und geht regelmäßig zu einem Arzt.«

»Aber Moomi hat gesagt –«, setzte Dotun an.

»Ich *bin* schwanger«, sagte ich und legte die Hände auf den Bauch, weil ich warten wollte, bis das Baby trat, und weil ich es ermuntern wollte, mir zu zeigen, dass es da war, es allen im Raum zu beweisen und Akin endlich zu überzeugen.

»*Brother mi*, die Frau sagt, ob sie schwanger ist oder nicht.«

»Frag sie, in welchem Monat sie ist«, sagte Akin.

Dotun starrte mir mit zusammengekniffenen Augen auf den Bauch, als wäre ich geschrumpft und als müsste er sich sehr anstrengen, mich zu erkennen.

»Akin, du kannst mir nicht sagen, wie sich mein Körper anfühlt.«

Akin stand auf und packte mich an den Schultern. »Sie haben dich weggeschickt, als du beim Geburtsvorbereitungskurs warst, fünf verschiedene Ärzte in Ilesa, Ife und Ibadan haben einen Ultraschall gemacht. Du bist nicht schwanger, du bildest dir das nur ein!« Speichel sammelte sich in seinen Mundwinkeln. »Yejide, das muss aufhören. Bitte, ich flehe dich an. Dotun, bitte rede mit ihr. Ich habe geredet und geredet, habe mir den Mund fusselig geredet.« Sein Griff tat weh.

Dotun stand der Mund offen; er schloss ihn und öffnete ihn gleich wieder. Noch nie hatte ich ihn sprachlos gesehen.

»Ach, Ärzte, was wissen die schon?«, sagte Dotun, als er die Sprache wiederfand. »Nur die Frau weiß, ob sie schwanger ist oder nicht.«

Er glaubte mir. Da war nichts Belustigendes und kein Zweifel in seinem Blick. Er begegnete mir ebenbürtig. In seinem Blick lag etwas, das ich bei Akin schon viel zu lange nicht mehr gesehen hatte: Vertrauen in mich, meine Worte und meine Zurechnungsfähigkeit. Ich wollte Dotun an mich pressen, bis sein Vertrauen in mich die angeknackste Hoffnung wiederhergestellt und die Verzweiflung verjagt hatte, die mich auffraß.

»Dein Hirn schmilzt, Yejide. Es schmilzt«, sagte Akin. »Dotun, ich bin es leid, diese Verrückte zur Vernunft zu bringen. Ich geh jetzt in den Club, kommst du mit?«

So hatte er noch nie mit mir gesprochen. Seine Worte hallten in mir nach, und immer wieder zuckte ich zusammen. *Dein Hirn schmilzt, Yejide. Es schmilzt, ja, schmilzt.* Dotun nahm mich in Schutz, aber da hörte ich schon nicht mehr zu. Die Hand auf den Bauch gepresst stolperte ich unter Tränen die Treppe hinauf. Als ich im Schlafzimmer war, hörte ich Akin aus der Einfahrt fahren.

Manchmal denke ich, Akins Worte haben es mir leichter gemacht, mich von Dotun trösten zu lassen. Ich glaube, sie ließen mich so verletzt zurück, dass ich mich an ihn presste, als er mich, die ich schluchzend dasaß, in den Arm nahm, mein Ohrläppchen küsste und mich auszog. Es war vorbei, ehe ich auch nur blinzeln konnte, und ich lag da mit seinem Samen und dem hohlen Schmerz zwischen den Beinen. Ich fühlte starkes Mitleid mit meiner Schwägerin. War das alles? War das alles, was sie Woche für Woche von Dotun bekam? Ich hatte jedenfalls erwartet, ich würde mehr spüren, zumindest trotzdem ein Prickeln, auch wenn es gegen alles stand, woran ich glaubte – bis zu diesem Wochenende geglaubt hatte.

»Das nächste Mal wird besser; ich werde besser. Du bist zu schön … Du … das habe ich immer gedacht …«, sagte Dotun, als er sich hastig die Hosen anzog. Und noch als ich zu widersprechen versuchte, dass es ein nächstes Mal geben würde, wusste ich doch, dass er recht hatte. Mit ihm zusammen zu sein war anders, heftiger. Ich wollte mehr davon. Wollte es in einem ersten Impuls Akin sagen, aber wie sagt man seinem Mann: *Ich will, dass du es mir genauso machst wie dein Bruder?*

Den Rest des Wochenendes versteckte ich mich im Schlafzimmer. Ich ließ die Tür offen, um Akin und Dotun lachen oder sich lauthals streiten zu hören. Aber ich hörte nichts; unten war alles still. Und die Stille war so gewaltig, dass sie bis zu mir hinaufdrang und mir in den Bauch boxte, bis ich mein Wunderbaby in einer Flut aus schuldbeladenen Tränen verlor.

Als Akin am Sonntagabend ins Bett gehen wollte, lag ich zusammengerollt da. *Mein Baby, mein Baby,* wimmerte ich.

Er stand an der Tür. Ich war sicher, er würde nicht hereinkommen – war sicher, er würde gehen. Ich war sicher, dass die Hände seines Bruders Abdrücke auf meinem Körper hinterlassen hatten. Abdrücke, die mein Mann in dem grellen Schlafzimmerlicht sehen würde, Abdrücke, die sich auch nach den vielen Malen unter der heißen Dusche nicht abwaschen ließen.

Akin schloss die Tür, zog Hemd und Unterhemd aus, die er am Fußende ordentlich zusammenfaltete, und legte sich neben mich. Er fuhr mir mit den Fingerspitzen über den Körper, bis ich mich ihm zuwandte.

»Es tut mir leid«, sagte er. »Es tut mir so leid.«

Ganz leise sagte er immer wieder *Yejide, Yejide*. Es klang so weich aus seinem Mund, war ein Kosewort, eine Liebkosung. Ich wollte, dass er wusste, was ich nicht sagen konnte: dass die Schwangerschaft, die ich genährt hatte, vorbei war, dass mein Baby fort war. Fort. Und ich wieder leer.

Er bedeckte mein Gesicht mit Küssen, bis ich stattdessen zu stöhnen anfing.

Ich wollte nach unten zu Dotun rennen, um ihm zu sagen: *Siehst du! Siehst du, was ich bei Akin fühle, wenn er mir nur das Gesicht küsst. Siehst du!*

Akin flüsterte meinen Namen; sein Atem kribbelte auf meiner Haut. Ich erschauderte und presste die Lippen auf seine. Er wanderte weiter zu meinem Hals, und ich schloss die Augen. Dieses Mal konnte ich mich nicht in das Prickeln fallen lassen, das er mir mit seiner Zunge und seinen Händen verschaffte. Meine Lust wurde abgewürgt von der sehnsüchtigen Hoffnung, dass die Position auch ja perfekt war und alles so ablief, wie ich am besten schwanger werden würde.

Dotun reiste am Montagmorgen ab. Beim Abschied lag seine Hand etwas zu lange auf meiner Schulter. Und ich fragte mich, ob Akin tatsächlich die Kiefer aufeinandergepresst hatte, als wir Dotuns Wagen hinterherwinkten.

14

Als sie schließlich kamen, klangen die Räuber wie eine Gruppe Männer, die sich verirrt hatte und in unserem Wohnzimmer nach dem Weg fragte. Sie sprachen lupenreines Englisch, setzten sich wie Gäste auf die Stühle und verlangten etwas zu trinken (kein Alkohol, bitte, sie seien im Dienst). Dann hielten sie jedem von uns eine Waffe an den Kopf und baten uns, alle elektronischen Geräte zusammenzupacken.

Anfangs war es eher ein Besuch als ein Überfall. Einer der Männer bedankte sich sogar für die Flasche Limca, die er getrunken hatte. Aber dann, nachdem Akin, Funmi und ich alle unseren elektronischen Geräte in ihren Lieferwagen geladen hatten und gerade auf dem Weg zurück ins Haus waren, hörten wir einen Schuss, gefolgt von einem Schrei, der die stille Nacht zerriss. Wieder hörte man Schüsse, die in den Köpfen der Anwohner noch Monate später widerhallen sollten, sodass sie mit schweißnassen Gesichtern und trockenen Mündern wach in ihren Betten lagen.

Akin stieß mich nach dem ersten Schuss zu Boden und warf sich auf mich. So blieben wir liegen und versuchten, kein Geräusch zu machen. Funmi war auch irgendwo im Wohnzimmer; sie wimmerte, bis Akin ihr befahl, den Mund zu halten. Bis zur Morgendämmerung lagen wir auf dem Boden; Akin bewegte sich kein einziges Mal, nicht einmal, als Funmi fragte, ob er sie denn nicht auch beschützen wolle.

Als wir uns am Morgen wieder rührten, fing Funmi an zu schluchzen.

»Du liebst mich nicht«, sagte sie zu Akin. »Ich bin dir völlig egal.«

Akin antwortete nicht. Er fragte mich, ob es mir gut gehe und verschwand, um draußen nach den Nachbarn zu sehen. Ich ging ins Obergeschoss und ließ Funmi allein im Wohnzimmer zurück.

Wie sich herausstellte, waren die Schüsse alle auf Möbel, Wände und Autofenster abgefeuert worden. Verletzte gab es keine, auch wenn Mr Fatola ohnmächtig geworden war, als die Räuber sein Haus betraten. Als sie wieder verschwunden waren und seine Frau ihm ein Glas eiskaltes Wasser ins Gesicht geschüttet hatte, kam er wieder zu sich. Unser Komitee schrieb der Polizei in Ayeso einen Brief, weil uns die angeheuerten Jäger erzählten, dass an dem Tag des Überfalls keiner der von uns bezahlten Polizisten zur Arbeit erschienen war. Nachdem sie das gesagt hatten, verkündete Mrs. Ojo mit ihrem britischen Akzent, dass unter den Räubern einer der Polizisten gewesen sei. Keiner nahm sie ernst. Dass die Polizei irgendwie beteiligt gewesen war, lag auf der Hand, aber dass sie selbst die Waffen auf uns richten würden? Dass es schon so weit gekommen war, konnten wir nicht glauben.

*

Während Iya Bolu sich wegen der Räuber sorgte, beschäftigte mich etwas viel Schöneres. Mein Bauch wölbte sich von einem Kind – diesmal gaben mir auch die Ultraschallbilder recht. Ich klemmte die glänzenden Bildchen in die oberste Ecke meines Holzspiegels, wo ich sie sehen konnte, wenn ich mir morgens die Haare zurechtmachte. Ich aß viel Obst, und Akin kochte mir jeden Abend einen Gemüseeintopf. Meistens waren kleine Steinchen darin, aber ich beschwerte mich nicht. Ich weigerte mich, andere Sachen anzuziehen, damit man die Schwangerschaft in der viel zu engen Kleidung auch sah und ich hörte erst damit auf, als mir an einem Sonntag im Gottesdienst ein Kleid von der Achsel bis zum Knie aufriss, als ich aufstand, um mit der Gemeinde den Segen zu empfangen.

Von da an wurde ich *die Schwangere mit dem zerrissenen Kleid* genannt, auch später noch, als das Baby geboren war. Aber es machte mir nichts aus, dass die Leute in der Kirche mit dem Finger auf mich zeigten oder während eines Kirchenlieds oder dem Glaubensbekenntnis hinter vorgehaltener Hand tuschelten. Ich war unsterblich geworden, Teil eines nie endenden Kreislaufs. Ich spürte in mir neues Leben, spürte die Tritte, und schon bald war da ein kleines Wesen, das ich mein Eigen nennen konnte. Keine Stiefmutter oder Halbbruder. Kein Vater, den ich mit zwei Dutzend anderen Kindern teilen musste, oder ein Ehemann, den ich mit Funmi teilte, sondern ein Kind, mein Kind.

Dieser Gedanke erfüllte mich mit so viel Glück, dass mich die Angst packte. Es schien zu groß, dass ein Mensch derart glücklich und gesegnet sein sollte. Nicht selten nahm ich in den ersten Monaten der Schwangerschaft die Hände vom Steuer und legte sie mir auf den

Bauch, spreizte die Finger, so weit ich konnte, um so viel Bauch wie nur möglich zu umfassen. Ich versuchte, das Baby festzuhalten, falls ich für die unendliche Freude der letzten Monate nun mit einem Unglück bezahlen sollte und mein Baby aus mir herausplatzen, auf dem Boden des Wagens zerschellen und mein Unterleib offen klaffen würde wie eine Wunde.

Das wilde Hupen und Geschrei anderer Autofahrer erinnerte mich daran, dass ich wohl eher Gefahr lief, mein Baby durch einen Unfall zu verlieren. Zu meiner Verwunderung führten meine Bauchumklammerungsmomente nie dazu, dass ich in einen Unfall verwickelt wurde. Was mich nur umso mehr in dem Gedanken bestärkte, dass schon bald ein Unheil auf mich wartete. Dass mein glückliches Leben zu schön war, um wahr zu sein, und schon bald über meinem Kopf zusammenbrechen würde. Ich machte mich daran, alle erdenklichen Gefahrenquellen auszuschalten. Und so verhielt ich mich Funmi gegenüber freundlich, gab ihr Tipps, wie sie Akin zufriedenstellen konnte, vom Lippenstiftton, den er am liebsten mochte – ein leuchtendes Rot, das sehr knallig an ihr aussah –, bis hin zu seinem Lieblingsbohnenrezept – er mochte sie mit viel Flüssigkeit und vor allem viel Pfeffer. Ich war bereit zu teilen. Ein Mann ist nichts, was man für sich allein beanspruchen kann; er kann mehrere Ehefrauen haben. Ein Kind aber kann nur eine echte Mutter haben. Nur eine.

Entgegen meinen schlimmsten Erwartungen verlief die Schwangerschaft ohne Komplikationen. Die Ärzte waren jedes Mal zufrieden, wenn ich zu den Untersuchungen ins Krankenhaus kam. Im letzten Drittel verschwand meine Angst, und ich konnte es einfach nur genießen, schwanger zu sein. Ich freute mich über den schmerzenden Rücken, gab mit meinen riesigen Füßen an und beschwerte mich ständig, wie schwer es doch war, eine geeignete Schlafposition zu finden. Es war die schönste Zeit meines Lebens.

15

Wir nannten unsere Tochter Olamide und gaben ihr noch zwanzig weitere Namen. Ihre Haut hatte ein sanftes Gelb, und wenn sie schrie, verfärbte sich ihr Gesicht rot, was eigentlich immer der Fall war, wenn man ihr nicht gerade eine Brustwarze in den Mund steckte. Ihre Ohren hatten denselben Braunton wie Akins Handrücken. Moomi versicherte uns, Akin habe als Baby genauso ausgesehen und unser hübsches kleines Mädchen werde reifen, und bald werde ihr ganzer Körper den Braunton ihrer Ohren haben.

Das Fest zu ihrer Namensgebung war der reinste Karneval. Olamide war an einem Samstag geboren, dem günstigsten Wochentag überhaupt. Zu ihrer Namensgebungsfeier eine Woche danach kamen hundert Leute, da weder berufliche Verpflichtungen noch ein anderer Gottesdienst uns Konkurrenz machten. Meine Stiefmütter trafen schon am Freitag ein, und hinter ihrem Lächeln verbarg sich die Enttäuschung, die in ihren Augen aufblitzte. Sie spähten in Olamides Wiege, als hätten sie erwartet, ein eingewickeltes Kissen statt einem Baby vorzufinden. Sie überschütteten mich mit Glücksbekundungen und nannten die Namen von Pfarrern und Priestern, bei denen sie gebetet hätten, damit ich endlich schwanger werden würde. Freundlich lächelnd hörte ich mir ihre Lügen an und jagte sie aus dem Schlafzimmer, ehe sie mein Kind berühren konnten.

Dotun kam mit Frau und den Kindern aus Lagos angereist. Sie trafen kurz vor dem Beginn der Feier ein, ungefähr als der DJ gerade ins Mikrofon hauchte, *Test, Test, Test, eins, zwei, eins, zwei.* Ich hockte im Schlafzimmer über einem Eimer, in dem sich eine Mixtur aus heißem Wasser, bitterem Tonerdesalz und Antiseptikum befand, und fragte mich, warum solche Ansager alle immer genau dasselbe von sich gaben und sich nie für irgendwas anderes entschieden. Moomi wachte darüber, dass ich erst aufstand, wenn der Dampf in meine Scheide aufgestiegen war und sie wieder schön eng gemacht hatte.

Sie sagte im Schnatterton: »Jetzt dauert es nicht mehr lange, dann schiebt Akin wieder im Dunkeln seine Hand unter deinen Wrapper.«

Ich wünschte mir, dass es in dem besagten Augenblick nicht nur bei der Hand bliebe, teilte diesen Gedanken aber nicht mit meiner Schwiegermutter, deren Anspielung ich so schon unangenehm genug fand.

Eigentlich hätte ich erleichtert sein müssen, als Dotuns Frau hereinkam, es bewahrte mich immerhin davor, mir Moomis Thesen zur Potenz ihres Sohnes anzuhören, und gab mir einen guten Grund, dem Dampf zu entfliehen, von dem meine Scheide brannte, als hätte jemand roten Cayennepfeffer hineingestopft. Aber stattdessen wurde mir nur noch heißer, als ich aufstand und meine in Tränen aufgelöste Schwägerin in die Arme nahm. Ajoke schluchzte an meiner nackten Schulter, und aus Angst, sie könnte sich losreißen und mir den

Eimer mit der Tonerdesalzlösung über den Kopf schütten, griff ich nach ihrer Hand. Sie wusste es ganz bestimmt, und ich war dazu verdammt, den glücklichsten Tag meines Lebens in Ungnade zu verbringen.

Sie machte einen Schritt zurück und brach in das für sie so typische Gelächter aus, das jedes Mal ihren ganzen Körper erfasste, aus der Tiefe aufstieg und dann aus ihr herausplatzte. »Der Herr ist gütig. Er ist so gütig, unser Gott.« Sie lächelte, und in ihrem Blick, der reine Freude und Erleichterung ausdrückte, spiegelte sich wider, was ich gefühlt hatte, als ich meine Tochter das erste Mal in den Armen gehalten hatte. Ajoke hatte bei Familienzusammenkünften nie mit mir übers Kinderkriegen gesprochen; sie war eine Frau, die überhaupt kaum je mit mir oder irgendwem sonst sprach. Ihr ungewohnter Gefühlsausbruch überraschte und beschämte mich. Ich umarmte sie wieder, damit sie mir nicht in die Augen sehen konnte. Moomi schloss sich der lockeren Umarmung an. Ich fühlte mich gehalten vom Lachen der beiden und auch von meinem eigenen. Ajoke gab entzückte Laute von sich, die wie kleine Gabelstiche bei mir ankamen.

Olamide schrie die gesamte Zeremonie hindurch, und hätte der Pfarrer nicht in ein Mikrofon gesprochen, hätte keiner ihre Namen verstanden. Ich ging mit ihr zurück nach oben, um sie zu stillen und ins Bett zu bringen. Unten wurde bis in die frühen Morgenstunden getanzt. Und auch als die Live-Band längst aufgehört hatte zu spielen, floss noch reichlich Bier, bis die Gäste nacheinander auf den blauen Metallstühlen einnickten. Ich blieb der Party fern, auch als Akin betrunken Liebeslieder sang und versuchte, mich mit nach unten zu schleifen. Ich war noch nicht bereit, mein Kind jemand anderem zu überlassen, nicht einmal meiner Schwiegermutter. Ich dachte an meine Mutter. Hätte sie noch gelebt, hätte ich Olamide bei ihr lassen können, wäre nach unten gegangen und hätte getanzt.

*

Am Morgen nach dem Fest wurde Olamide als Erste wach. Ihr Schreien riss mich aus dem Schlaf. Ich stillte sie, badete sie und legte sie erneut an. Kurz darauf schlief sie ein und nuckelte weiter still an meiner Brust. Ich wartete, bis sie die Brust von allein hergab, ehe ich sie mir mit einem Wrapper auf den Rücken band. Auf der Suche nach etwas zu essen ging ich nach unten.

Kaum hatte ich die erste Stufe betreten, schrie ich auf. Noch immer schreiend taumelte ich hinunter und klammerte mich am Geländer fest, um nicht zu stürzen. Am Fuß der Treppe lag eine leblose Funmi. Sie lag da in einem pinkfarbenen Nachthemd, das anders aussah als alles, was ich je gesehen hatte. Es hatte nur links einen Träger, rechts reichte es nur bis zum Bauchnabel und zeigte ihre nackte gelbe Brust. *Mehr braucht man also nicht, um einen Mann aus dem Bett seiner Ehefrau zu locken*, dachte ich, während ich um Hilfe schrie, neben Funmi kniete und ihren Kopf anhob, der in einer Blutlache lag: ein pinkfarbenes Nachthemd und eine nackte Brust.

Funmis Leiche war schon erkaltet. Ich schüttelte den Kopf und schrie ihren Namen. Meine Schwiegermutter kam mit einem hastig umgebundenen Wrapper die Stufen hinuntergerannt; Akin und Ajoke waren nur wenige Schritte hinter ihr.

»Was ist passiert?«, schrie Moomi, obwohl sie schon neben mir stand.

»Funmi?« Akin starrte seine Frau an, als wüsste er nicht, wer sie war. Sein Atem stank nach Knoblauch und Alkohol.

Moomi kniete sich neben mich, hob Funmis Hand und sah zu, wie sie bleiern auf den Boden sank. Sie versuchte, Funmis fest verhakte Kiefer auseinanderzubekommen, während sie immer wieder ihren Namen rief.

»Ahhh, ich bin erledigt; jetzt bin ich wirklich erledigt«, sagte Moomi, als sie sich aufrappelte. Dann warf sie die Hände in die Luft und fing an zu tanzen. Sie schlug sich selbst, schlurfte nach rechts und links, knickte immer wieder ein und schrie: »Wie soll ich diese Schuld begleichen? Wie schrecklich! Funmi, was soll ich bloß deiner Mutter sagen? Ahhh, ich bin erledigt.«

Nur Ajoke war so umsichtig, Funmis Puls und Herzschlag zu überprüfen.

Während Ajoke sich über Funmi beugte, klammerte ich mich an Akin, krallte mich regelrecht an ihn. Moomi schlug sich immer wieder mit der Hand auf den Kopf, verstummte aber, als Ajoke zu uns hochschaute.

»Sie ist tot«, sagte Ajoke leise.

»Ahhh! Ich brenne in heißem Öl! Funmi! Ahhh! Ich bin tief in der Schuld! Auf ewig in der Schuld!«, schrie Moomi und fing erneut an zu tanzen.

»Was ist hier los?«

Wir drehten uns alle zur Treppe um. Dotun stand ganz oben, nur mit Boxershorts bekleidet.

Ich schloss die Augen und wünschte mir, Funmi hätte sich einen anderen Tag zum Sterben ausgesucht. Einen Tag, der nicht in Verbindung mit der Geburt und Namensgebung meiner Olamide stand. Ich hätte das nicht denken dürfen. Ich hätte traurig sein müssen. Stattdessen fühlte ich mich einfach belästigt, hatte das Gefühl, sie hätte uns die Schau gestohlen. Aber traurig war ich nicht, ganz und gar nicht.

*

Weil wir Funmis Blut nicht abbekamen, tauschten wir die Fliesen im Wohnzimmer aus. Manchmal stand ich am Fuß der Treppe, wo ich ihre Leiche entdeckt hatte, und starrte die Stufen hinauf. Fast war es so, als könnte sie noch immer jeden Augenblick in den Absatzschuhen herunterstolziert kommen, die sie immer im Haus getragen und was geklungen hatte, als würden Nägel in den Asphalt geschlagen. Noch immer war mir, als könnte sie jederzeit vor unserer Tür stehen und mit ihrer Hand vor meiner Nase herumwedeln, damit ich auch ja ihre neue Maniküre sah. Manchmal, wenn ich über einer Schüssel Wasser Okraschoten raspelte, spürte ich ihren Blick im Nacken, drehte ich mich aber um, war sie nicht da, nur die Küchentür, die sanft hin und her schwang. Funmi war auch nicht in dem Schlafzimmer, das sie sich mit meinem Mann geteilt hatte. Nicht einmal mehr ihre Kleidung hing im Schrank. Geblieben waren nur die nackten Bügel, die ihre Schwester nicht eingepackt hatte, als sie gekommen war, um Funmis Sachen abzuholen.

Die Schwester war ein paar Zentimeter größer, sah Funmi aber sonst verblüffend ähnlich. Ich musste dreimal auf ihre flachen Ballerinas schauen, um mich zu überzeugen, dass da nicht Funmi in hochhackigen Schuhen vor mir stand. Sie sprach mit keinem ein Wort, als sie die Sachen ihrer Schwester aus dem Haus schleppte. Ich war erleichtert, als sie verschwand. Ich hatte mit einem Drama gerechnet, mit einer oder zwei Ohrfeigen dafür, dass ich meine Rivalin überlebt hatte – war ich damit nicht verdächtig geworden, an Funmis plötzlichem Tod beteiligt zu sein? Ich hatte befürchtet, jemand würde vermuten, ich hätte das arme Mädchen die Treppe hinuntergestoßen, aber das tat keiner. Wir kamen überein, dass Funmi, die nach der Feier sicher erschöpft und betrunken gewesen war, auf dem nächtlichen Weg die Treppe hinauf irgendwie ausgerutscht sein musste.

Ich ging nicht zu ihrer Beerdigung; Moomi glaubte, ihre Familie würde furchtbar wütend werden, wenn ich käme. Akin ging hin, aber abgesehen von einem einzigen schlecht gelaunten Abend, an dem er eine Flasche Bier nach der anderen leerte, schien er nicht sonderlich um Funmi zu trauern. Er starrte nicht in die Luft, nahm weder die Nachrichten im Fernsehen noch im Weg stehende Stühle zum Anlass für Wutanfälle und blieb auch abends nicht lange weg, um dann betrunken zurückzukommen und sich im Flur zu übergeben.

Die Abende verbrachte er damit, Olamide selbst ausgedachte Lieder vorzusingen und ihr aus der Zeitung vorzulesen. Meine Tochter wusste schon mit drei Monaten alles über das Vorgehen des Verfassungsprüfungsausschusses und die verfassungsgebende Versammlung. Für mich war es das schönste auf der Welt, wie mein Mann meiner Tochter Dinge erzählte, die sie nicht verstehen konnte. Es war so perfekt, so surreal, dass ich in diesen Augenblicken gern auf eine Pause-Taste gedrückt hätte.

Die Erinnerung an Funmi verblasste und verschwand

irgendwann ganz, als sei alles nur ein böser Traum gewesen.

Schon bald suchten mich Akins Hände in den frühen Morgenstunden wieder. Über das Bündel der schlafenden Olamide hinweg berührte er meine Brust und flüsterte: *Komm, machen wir noch ein Baby*. Und obwohl Moomi mir drei Finger in die Scheide gebohrt und mir versichert hatte, dass sie auch jetzt, schon vor dem Ende der Tonerdesalzbehandlung, wieder eng genug war, war ich noch nicht bereit. Das sagte ich auch Akin, aber er überging mich und verführte mich, indem er davon redete, wie schön unser Leben mit einem zweiten Kind wäre.

Und wie immer, wenn er mit dieser belegten Stimme sprach, gab ich nach.

*

Olamide würde noch viel dunkler werden als Akin und viel eher meinen Hautton annehmen, die Farbe meiner Mutter, ein Mitternachtsschwarz, das im gleißenden Sonnenlicht zart glänzte. Sie würde alle Preise abräumen, und ich würde bei der Verleihung in der Schule aufspringen und laut klatschen, damit auch jeder wusste, dass sie meine Tochter war. Sie würde natürlich studieren und Ärztin oder Ingenieurin oder Wissenschaftlerin werden und mit dem Nobelpreis für Medizin, Physik oder Chemie ausgezeichnet werden.

Das alles las ich in ihrem Blick, wenn sie an meiner Brust nuckelte, und war schon jetzt schrecklich stolz.

16

Ungefähr einen Monat nach Olamides Geburt ging ich das erste Mal seit meiner Hochzeit wieder in die Kirche. Ich hatte schon während meiner Zeit an der Universität aufgehört, regelmäßig den Gottesdienst zu besuchen, aber wenigstens an Ostern und an Weihnachten hatte ich mich blicken lassen. Seitdem Yejide und ich geheiratet hatten, war ich an keinem Sonntag mehr da gewesen; ich war der Meinung, ich könne es mir nicht leisten, eine Stunde pro Woche damit zu vergeuden, in einer Kirchenbank zu sitzen. Aber zwei Wochen nach der Geburt meiner Tochter bekam ich plötzlich wieder Albträume, in denen mich die Bilder von der Demonstration in Ife 1981 einholten. Immer und immer wieder sah ich das Mädchen mit der Jeans im Regen auf dem Boden liegen – nur wusste ich diesmal, dass jedes dieser Mädchen Funmi war. Also ging ich wieder in die Kirche.

Ich setzte mich nicht in die letzte Reihe, wo viele Männer, die von ihren nörgelnden Frauen in den Gottesdienst geschleift worden waren, mit offenem Mund vor sich hin schnarchten oder Zeitung lasen. Ich setzte mich so weit nach vorn wie nur möglich, in eine Kirchenbank, von der ich einen guten Blick auf das Buntglasfenster hinter dem Altar hatte. Die auf Glas festgehaltene Szene zeigte Jesus und die zwölf Jünger beim Abendmahl: elf von ihnen am Tisch, den zwölften, vermutlich Judas, auf seinem Weg hinaus, Jesus schon den Rücken zugewandt.

Als der Pfarrer die Kanzel bestieg, senkte die alte Frau neben mir den Kopf, als würde sie beten. Kurz darauf hörte ich sie leise schnarchen. Der Pfarrer begann seine Predigt mit dem Vaterunser, die Hände auf der wuchtigen Bibel, die fester Bestandteil der Marmorkanzel war. Als er zu *Und befreie uns von dem Bösen* kam, hielt er inne und atmete schwer ins Mikro. Er flüsterte die Worte, sprach wieder und wieder dieselbe Zeile und machte nach jedem Wort eine Pause. Seine Stimme wurde mit jeder Wiederholung lauter, bis er regelrecht schrie: »UND. ERLÖSE. UNS. VON. DEM. BÖSEN.«

Die alte Frau neben mir schreckte auf, schaute sich um, dann sackte ihr das Kinn wieder auf die Brust.

»Wir bitten den Herrn sehr oft, uns von dem Bösen zu erlösen«, sagte der Pfarrer. »Und das ist auch richtig so. Wir müssen aber auch an das Unaussprechliche denken, das wir ganz allein verursachen. Wie gehen wir mit all dem Schrecklichen um, von dem wir selbst uns erlösen können? Warum müssen wir immer auf den Herrn warten, wenn wir so viel Böses selbst verüben? Haben wir aufgehört, über das Böse nachzudenken, das wir in die Welt bringen? Die Liste ist endlos, aber ich will versuchen, euch an ein paar der Sünden zu erinnern: Ehebruch, Faulheit, Neid, Eifersucht, Bitterkeit, Jähzorn, Trunksucht …«

Der Pfarrer ließ den Blick über die Bänke gleiten. Bei *Trunksucht* sah er mich an, als wüsste er etwas über mich, etwas Geheimes, Verbotenes. Er ließ nicht von mir ab, als wollte er mir Angst einjagen. Ganz langsam schüttelte ich den Kopf, so wie es in meiner Vorstellung Heilige taten, wenn sie von den Sünden der weltlich Lebenden hörten.

Ich bin jedenfalls kein Trinker, so viel steht fest. Ich trinke nicht viel. In manchen Monaten trinke ich überhaupt keinen Alkohol, nicht mal ein Glas Wein. Ich könnte die Male, die ich in meinem Leben betrunken gewesen bin, an einer Hand abzählen, wenn ich müsste. Das erste Mal betrunken war ich als Teenager. Damals schickte mich mein Vater jeden Abend mit einer Kalebasse los, damit ich ihm frischen Palmwein kaufte. Dotun begleitete mich oft. Auf dem Rückweg tranken wir ein kleines bisschen von dem Wein und kauten *ewedu*-Blätter, um den Geruch loszuwerden. Eines Tages beschlossen wir, die ganze Kalebasse auszutrinken. Baba wollten wir erzählen, dass wir überfallen worden seien und man uns die Kalebasse abgenommen habe. Das war das letzte Mal, dass Baba uns Wein kaufen schickte.

Moomi erzählte später, Dotun und ich seien betrunken in unsere Straße eingebogen, hätten auf der Kalebasse getrommelt und Kirchenlieder gesungen. Wir seien an unserem Haus vorbeigelaufen, auf das Nachbargrundstück marschiert und hätten nach verlorenen Seelen gerufen, die Buße leisten müssten. Moomi machte Baba Vorwürfe, weil er ihre kleinen Jungs zum Alkoholkaufen losgeschickt hatte. Und er warf ihr vor, Jungen großzuziehen, die sich bei Alkohol nicht beherrschen konnten. Während eines ganzen Jahres kam der Streit immer wieder auf, ebbte ab, und flammte dann an anderer Stelle überraschend auf. Und von

Neuem erklang Moomis Geschrei, und Baba täuschte Gelassenheit vor.

Danach versohlte Moomi uns eine Woche lang jeden Tag mit einem Stock den Hintern und ließ uns bei jedem Schlag versprechen, dass wir für den Rest unseres Lebens nie wieder Alkohol anfassen würden. Ich bekam doppelt so viele Schläge wie Dotun, damit ich mich daran erinnerte, dass sie von mir als dem Erstgeborenen, *dem Quell ihrer Stärke*, mehr erwartete. In der Woche darauf entdeckte ich Bier. Das Beste daran war, dass Moomi den Geruch nicht zuordnen konnte, weil Baba es damals noch nicht trank. Dotun und ich gossen uns also Bier in Plastikbecher, tranken es vor Moomis Augen und behaupteten, wir würden uns eine Flasche Malt teilen.

Als der Pfarrer an diesem Sonntag mit der Predigt fortfuhr, notierte ich in mein Schmierheft: eine Kiste Bier für Dotuns nächsten Besuch kaufen; er hatte vor, in den kommenden Wochen nach Abuja zu fahren und auf dem Weg ein paar Tage bei uns haltzumachen. Als ich aufschaute, sah ich nicht zum Pfarrer hinauf, sondern zu dem Buntglasfenster. Zum ersten Mal fiel mir auf, dass Judas herabhängende Mundwinkel hatte, und ich fragte mich, ob er schon jetzt bereute, was er gleich tun würde. Ich bereute an diesem Sonntagmorgen, dass ich mich bei Olamides Namensgebungsfeier so betrunken hatte. Mein erstes Bier hatte ich schon morgens um kurz nach zehn intus gehabt, als Dotun mit seiner Familie aus Lagos eingetroffen war, kurz bevor die Zeremonie begann. Ich hatte in der Vorratskammer direkt neben der Küche gestanden, an dem Ort, wo mich keiner vermutet hätte, und einen Schluck warmes Bier nach dem anderen getrunken. Drei Flaschen leerte ich, mit dem Rücken zur Tür. Das Lächeln fiel mir leichter, als ich wieder zu den Gästen stieß, die sich in unserem Haus eingefunden hatten, um mit Yejide und mir zu feiern. Und trotz allem lallte ich noch nicht, als ich die einundzwanzig Namen vorlas, die Olamide tragen würde.

Jeder Name war das Geschenk eines nahen Familienmitglieds. Sogar Yejides Stiefmütter steuerten je einen Namen bei. Den Namen Olamide hatte Yejide ausgesucht; doch weil es der erste Name war, den ich vorlas, glaubten alle, er käme von mir. Ich aber habe dem Kind keinen Namen gegeben, keinen einzigen. Durch das Bier verlas ich die Namen, als hätte ich, der Vater des Kindes, lange abgewägt, ob dieser oder jener in die handgeschriebene Liste aufgenommen werden sollte. Nach drei Flaschen Bier war es sehr viel leichter, ein Vater zu sein.

Alle gratulierten mir. Sie nannten mich Baba Aburo, Baba Ikoko, Baba Baby und, nachdem die Namen verlesen waren, Baba Olamide. Kollegen klopften mir auf den Rücken, meinten, das nächste Kind müsse nun aber ein Junge werden. Freunde sagten, ich hätte Yejide erlaubt, es mit einem Mädchen erst mal ruhig angehen zu lassen; beim nächsten Kind sollte es dann aber ein Junge sein – oder gleich mehrere: zwei, drei, vier Jungs, so viele, wie ich mit einem Mal in sie hineingehämmert kriegte. Dann fiel irgendwem ein, dass es ja auch noch Funmi gab und ich doppelt in der Pflicht war.

Meine Kollegen und Freunde waren der Meinung, dass ich eine Stärkung nötig hätte. Die Art von Stärkung, die jeder Mann brauchen würde, wenn er vor der Aufgabe stünde, gleich zwei schönen Frauen viele kleine Jungen zu machen. Es sei Zeit, dass ich mich vorbereitete, sagte einer meiner Freunde. Wir saßen alle rings um einen Metalltisch in dem großen Partyzelt, in dem die Namensgebungsfeier stattgefunden hatte. Wir tranken Bier und aßen gegrilltes Fleisch, als das Thema aufkam. Ich war nicht so betrunken wie die meisten anderen am Tisch, als Dotun vorschlug, ich solle zur Einstimmung doch mehrere Flaschen *odeku* trinken.

Dotun war es dann auch, der mit der Kiste Starkbier an unseren Tisch kam. Er reichte mir die erste der braunen Flaschen, während die anderen Männer am Tisch mich anfeuerten und riefen: *odeku, odeku, odeku*. Die Männer standen auf, um mir nacheinander jeder eine Bierflasche zu reichen, als wäre sie ein Geschenk – ihr eigenes Zutun, um meine Manneskraft zu stärken und meine Familie mit so vielen Kindern zu beschenken, dass es die Jahre, in denen einige von ihnen mir geraten hatten, meine unfruchtbare Frau zu verlassen, vergessen machen würde. Eine Flasche nach der anderen drückten sie mir in die Hand und johlten jedes Mal, wenn ich wieder eine leere auf den Tisch knallte wie ein Feldherr nach einer Schlacht den Kopf des Feindes.

Ich weiß nicht mehr, wie es dazu kam, dass Funmi plötzlich mit am Tisch saß, wo man mir ein Bier nach dem anderen reichte, damit ich das Haus mit zahlreichen Kindern füllte. Aber schon bald drückten wir uns gegenseitig Bierflaschen in die Hand und lachten wie zwei Irre. An diesem Tag sah ich Funmi das erste Mal Starkbier trinken. Nein, Trunksucht war in meinem Leben nie ein Problem gewesen, weder für mich noch für meine Frauen. Und als der Pfarrer an diesem Sonntag, ungefähr einen Monat nach Funmis Tod, zum Ende seiner Predigt kam, wusste ich, dass Trunksucht nicht das Böse war, von dem ich erlöst werden musste.

»Vielleicht bitten wir Gott, wenn wir ihn bitten, uns von dem Bösen zu erlösen, eigentlich darum, dass er uns von uns selbst erlösen soll.« Der Pfarrer wischte sich mit einem Taschentuch über die Stirn. »Ich halte euch heute dazu an, dass ihr selbst euch von dem Bösen erlöst, das ihr in euer Leben geholt habt. Wir wollen nun die Köpfe senken und beten.«

Ich versuchte, die Augen zu schließen und zu beten, konnte aber nicht aufhören, an Funmi zu denken, sah sie deutlich vor mir, als ich hinauf zum Buntglasfenster starrte. Ich hörte, wie sie zum letzten Mal aufschrie, und sah, wie sie noch versuchte, das Geländer zu fassen, als ich sie die Treppe hinunterstieß.

17

Als ich noch klein war, brachten meine Stiefmütter ihre Kinder ins Bett und erzählten ihnen Gutenachtgeschichten – aber immer hinter verschlossenen Türen. Ich wurde nie eingeladen dazuzukommen, weswegen ich mich auf dem Gang herumtrieb, zwischen Türen und Fenstern hin und her huschte, um herauszufinden, welche Frau diesmal am lautesten sprach.

Ich tröstete mich damit, dass ich mir als mutterloses Kind aussuchen konnte, welche Geschichte ich hören wollte. Gefiel mir die Geschichte nicht, die eine der Frauen ihren Kindern erzählte, schlich ich mich einfach an eine andere Tür heran. Ich saß nicht hinter verschlossenen Türen fest wie meine Halbgeschwister. Ich sagte mir, dass ich frei war. Manchmal setzte ich mich hin, ohne zuvor auf den Boden zu schauen, und fand mich dann in Hühner- oder Ziegenkacke. Einige der Frauen waren einfach schlampig; sie machten sich nicht die Mühe, ihren Teil des Gangs zu fegen, bevor es Zeit war, ins Bett zu gehen.

Am besten gefielen mir die Rätsel, weil ich sie so gut kannte. *Wie nennt man die kleinen schmalen Stäbchen, die sowohl den Himmel als auch die Erde berühren? Regen. Wer isst mit dem König, nimmt aber nicht den Tel-*

ler in die Hand? Die Stubenfliege. Meist formte mein Mund draußen auf dem Gang die Antwort, ehe eines meiner Halbgeschwister im Zimmer sie laut schrie. Und wenn die anderen Kinder demjenigen klatschten, der die Frage richtig beantwortet hatte, lächelte ich mit glühenden Wangen, als gälte der Applaus eigentlich mir.

Ich sang den Refrain mit, der im Lauf der Geschichte wiederkehrte, war aber immer sehr leise. Hätte man im Zimmer meine Stimme gehört, und eine der Mütter hätte nachgesehen, hätte das Ärger bedeutet. Dann hätten sie mich am Ohr gepackt und so fest daran gezogen, dass man mit dem glühend heißen Ohr Wasser zum Kochen hätte bringen können. Andere zu belauschen galt in unserem polygamen Haushalt nicht nur als unhöflich, sondern als kriminell. Alle hatten Geheimnisse, die sie bis auf Leben und Tod verteidigt hätten. Ich lernte, mich leise zu bewegen und zu hören, ob sich jemand während der Geschichte auf die Tür zubewegte. Ich lernte, auf jedes Geräusch zu achten und lautlos in mein Zimmer zu rennen.

Meine Lieblingsgeschichte war die von Oluronbi und dem Iroko-Baum. Zu Anfang fiel es mir schwer, die Version zu glauben, die meine Stiefmütter erzählten. Ihre Oluronbi war eine Marktfrau, die ihre Tochter dem Iroko-Baum versprach, wenn sie dadurch mehr verkaufen würde als die anderen Händler auf dem Markt. Am Ende der Geschichte verlor sie ihre Tochter an den Iroko-Baum. Ich hasste diese Version, weil ich nicht glaubte, dass es Menschen gab, die ihr Kind für etwas anderes eintauschen würden. So wie meine Stiefmütter die Geschichte erzählten, ergab sie für mich keinen Sinn, und ich beschloss, mir eine eigene Version auszudenken. Jedes Mal, wenn eine meiner Stiefmütter die Geschichte erzählte, fügte ich neue Teile und Details hinzu. Irgendwann schaltete ich ab, wenn die Geschichte von Oluronbi erzählt wurde, und konzentrierte mich auf meine eigene Version.

Und diese Version erzählte ich meiner Olamide. Kaum dass Moomi abgereist war, fing ich mit dem Geschichtenerzählen an. Moomi hätte es absurd gefunden, dass ich einem Neugeborenen, das noch nicht verstand, was ich sagte, Geschichten erzählte. Aber ich hatte mein Leben lang auf ein Kind gewartet, auf mein eigenes Kind, ein Kind, dem ich Geschichten erzählen konnte. Ich hielt es nicht aus, auch nur eine Minute länger zu warten. Ich erzählte ihr die Geschichten nachmittags, wenn wir alleine im Haus waren. Zusätzlich zu den Geschichten aus meiner Kindheit, an die ich mich erinnerte, dachte ich mir neue Geschichten aus. Aber meine Version der Geschichte von Oluronbi erzählte ich am häufigsten. Und ich glaube, Olamide mochte sie genauso gern wie ich.

In meiner Version wurde Oluronbi vor langer Zeit geboren, zu einer Zeit, als die Menschen noch die Sprache der Pflanzen und Bäume verstanden. Oluronbis Familie liebte sie, sie war der Liebling von allen. Oluronbi war wie Wasser, sie hatte keine Feinde in der Familie. Ihre Mutter liebte sie so sehr, dass sie sie jeden Tag mit auf den Markt nahm. Auf diese Weise lernte Oluronbi, was eine gute Händlerin ausmachte, und sie konnte sich schon als junges Mädchen allein um einen Verkaufsstand kümmern. Oluronbi war sehr artig und wunderschön. Sie log nie, stahl nie etwas, machte sich nie heimlich nachts davon, um sich hinter einer Mauer mit einem Jungen zu treffen.

Oluronbi lebte ein glückliches Leben – bis zu jenem schicksalhaften Tag, an dem Oluronbis Vater auf seiner Farm sehr viel Yam erntete. Die Farm lag an einem Waldrand. Oluronbis Vater bat Oluronbis Mutter und alle Kinder, ihn doch zur Farm zu begleiten und bei der Ernte zu helfen. Oluronbi aber sollte zu Hause zu bleiben und sich um den Marktstand kümmern. Als sie abends vom Markt zurückkam, bereitete sie für alle, die zur Farm gegangen waren, ein üppiges Abendessen zu. Dann wartete sie eine Ewigkeit auf ihre Rückkehr. Die Sonne am Himmel verschwand, aber niemand kam. Als die Sonne am nächsten Morgen wieder am Himmel stand, ging Oluronbi auf den Markt. Ihre Familie hatte sicher beschlossen, auf der Farm zu übernachten. Als sie aber vom Markt zurückkam, war noch immer keiner zu Haus. Am Himmel schienen ein paar Lichter, und so eilte sie durch den Wald zur Farm ihres Vaters. Aber niemand war zu sehen. Sie schritt die Farm der Länge und Breite nach ab und rief jedes Familienmitglied bei seinem Namen. Doch keiner antwortete ihr.

Als Oluronbi zurück ins Dorf kam, war es bereits dunkel. Sie ging gleich nach Hause, aber als sie entdeckte, dass keiner da war, ging sie von Haus zu Haus und fragte nach ihrer Familie. Während die Sonne schlief, fragte Oluronbi jeden im Dorf nach ihrer Familie, aber keiner wusste, wo sie war.

Als die Sonne erwachte und sich am Himmel an die Arbeit machte, ging Oluronbi zum Königspalast, um von dem seltsamen Vorfall zu berichten. Der König schickte einen Suchtrupp in den Wald, der die Vermissten aufspüren sollte. Oluronbi wartete im Palast, bis der Suchtrupp zwei Tage später zurückkehrte. Man hatte sie nicht gefunden.

»Vielleicht hat deine Familie beschlossen, das Dorf zu verlassen«, sagte der König zu Oluronbi.

Oluronbi bat den König flehentlich, seine besten Jäger in die Mitte des Waldes zu schicken. Der König willigte ein, aber nach fünf Tagen kehrten die Jäger mit leeren Händen zurück. Auch ihnen war es nicht gelungen, Oluronbis Familie zu finden. Der König riet Oluronbi, ihr Leben weiterzuführen, weil es nichts mehr gab, was sie noch tun konnte. »Vielleicht hat deine Familie beschlossen, das Dorf zu verlassen«, sagte er noch einmal.

Oluronbi glaubte dem König nicht; sie wusste, dass ihre Familie sie nicht einfach zurückgelassen hätte. Also beschloss sie, allein im Wald nach ihnen zu suchen. Jeden Tag lief sie tief in den Wald hinein und fragte alle Bäume, ob sie ihre Familie gesehen hätten. Die Bäume aber weigerten sich, ihr Auskunft zu geben.

Eines Tages fragte sie den Iroko-Baum, den König aller Bäume.

»Ich weiß, wo deine Familie ist«, sagte der Iroko.

»Sind alle am Leben? Sag schon – sind sie noch am Leben?«, fragte Oluronbi.

»Ja, sie sind noch am Leben«, sagte der Iroko, »aber ich weiß nicht, wie lange noch.«

Oluronbi schrie. »Iroko, bitte sag mir, wo ich sie finde, damit ich sie schnell retten kann!«

»Nein«, sagte der Iroko.

»Bitte, Iroko, sag mir, wo sie sind. Ich tue alles – alles, ganz gleich, worum du mich bittest.«

»Nein«, sagte der Iroko erneut.

»Bitte, Iroko, ich gebe dir alles, was du willst, alles, worum du mich bittest, wenn du mir nur sagst, wo sie sind.«

»Alles, was ich will?«, fragte der Iroko.

»Alles«, sagte Oluronbi und fiel vor dem Iroko auf die Knie.

»Ich will dein erstgeborenes Kind«, sagte der Iroko.

»Aber Iroko, ich habe keine Kinder«, sagte Oluronbi. »Bitte mich um etwas anderes, und ich gebe es dir. Möchtest du eine Kuh?«

»Nein«, sagte der Iroko, »ich möchte dein erstgeborenes Kind.«

»Möchtest du eine Ziege? Ich kann dir eine sehr große Ziege besorgen.«

»Nein«, sagte der Iroko, »ich möchte dein erstgeborenes Kind.«

»Aber ich habe kein Kind, das ich dir geben kann«, sagte Oluronbi. »Ich bin nicht einmal verheiratet.«

»Du kannst dein Versprechen einlösen, wenn dein erstes Kind geboren wird«, sagte der Iroko.

Oluronbi verstummte. Sie schwieg lange Zeit. Sie kniete vor dem Iroko-Baum und dachte an ihre Familie: ihren Vater, ihre Mutter, ihre Brüder und Schwestern, die alle verschwunden waren.

»Gut«, sagte Oluronbi schließlich. »Ich gebe dir mein erstgeborenes Kind.«

»Du musst es mir schwören«, sagte der Iroko.

»Ich schwöre, dass du mein erstgeborenes Kind bekommen sollst.«

»Du musst es vor deinem Dorfkönig schwören«, sagte der Iroko. »Geh! Sobald du zurückkommst, sage ich dir, wo deine Familie ist.«

Oluronbi rannte ins Dorf und legte vor dem König den Schwur ab, dass sie dem Iroko ihr erstes Kind geben würde, wenn er ihr verriet, wo ihre verschwundene Familie war.

Als Oluronbi zurück in den Wald kam, stand ihre gesamte Familie neben dem Iroko-Baum.

Sie war so froh, dass sie jeden Einzelnen umarmte. »Wo wart ihr?«, fragte Oluronbi. »Was ist passiert?«

»Wir können uns nicht erinnern«, sagten sie.

»Wie hast du sie gefunden?«, fragte Oluronbi den Iroko.

»Das ist ein Geheimnis des Waldes«, sagte der Iroko. »Das kann ich dir nicht verraten.«

»Danke«, sagte Oluronbi.

»Vergiss deinen Schwur nicht«, sagte der Baum.

»Ich werde ihn nie vergessen«, versprach Oluronbi.

Oluronbi kehrte mit ihrer Familie zurück ins Dorf. Wenn sie an ihr Versprechen dachte, bekam sie große Angst. Sie ging nicht mehr in den Wald, um zum Kochen Feuerholz zu sammeln; sie ging auch nicht mehr in den Wald, um Kräuter zu sammeln und auf dem Markt zu verkaufen.

Es vergingen viele Jahre, ohne dass Oluronbi den Iroko sah.

Wann immer ein Dorfbewohner den Wald betrat, erkundigte sich der Iroko nach ihr.

»Wie geht es Oluronbi?«, fragte er.

»Sie zieht morgen in das Haus ihres Mannes. Ich sammle diese Zweige hier als Feuerholz für die Hochzeit.«

»Wie geht es Oluronbi?«, fragte der Iroko bei einem nächsten Mal. »Gefällt es ihr bei ihrem Mann?«

»Oluronbi ist überglücklich. Sie hat den besten Ehemann der Welt. Sie ist sogar schon schwanger. Sie ist sehr glücklich. Ich wünschte, ich wäre so glücklich wie sie. Warum nur habe ich keinen so tollen Mann?«

»Wie geht es Oluronbi«, fragte der Iroko.

»Weißt du es denn noch nicht? Sie hat eine Tochter geboren. Sie haben die Kleine Aponbiepo genannt.«

»Wie geht es Aponbiepo?«, fragte der Iroko.

»Sie ist das hübscheste Kind im ganzen Dorf. Ihre Haut ist hell und eben. Ich habe noch nie etwas Vergleichbares gesehen. Man muss gar nicht fragen, wer ihre Mutter ist, denn die Kleine sieht vom Kopf bis zu den Zehen genauso aus wie Oluronbi. Wenn doch meine Tochter nur auch so schön wäre.«

Als Aponbiepo heranwuchs, warnte man sie, niemals in den Wald zu gehen. Oluronbi warnte ihr Kind jeden Morgen, sich dem Wald nicht einmal zu nähern.

Aber eines Tages gingen die Kinder, mit denen Aponbiepo spielte, in den Wald.

»Komm mit«, sagten sie zu Aponbiepo.

»Meine Mutter sagt, ich darf nicht in den Wald«, sagte Aponbiepo.

»Aber im Wald stehen wunderschöne Bäume, an denen süße Früchte wachsen.«

»Meine Mutter sagt, ich darf nicht hineingehen.«

»Warum?«, fragten die Kinder.

»Ich weiß es nicht.«

Die Kinder lachten. »Dann warst du also noch nie im Wald?«

»Nein.«

»Noch nie, niemals?«

»Nein«, sagte Aponbiepo.

Die Kinder hörten nicht auf zu lachen. »Dann hast du den Wald also noch nie richtig gesehen?«

»Nein.«

»Du hast noch nie das Wild gesehen?«

»Nein.«

»Und noch nie den riesigen Iroko-Baum, den König aller Bäume?«

»Nein.«

»Dann hast du nichts gesehen, dann weißt du nichts. Du hast nichts gesehen in deinem ganzen Leben«, sagten sie.

»Mach's gut«, sagten die Kinder, »wir gehen in den Wald. Wir wollen Reisig sammeln und süße Beeren essen. Wir wollen den Iroko besuchen, den König der Bäume.«

»Ich komme mit euch, ich komme mit«, sagte Aponbiepo. »Nehmt mich mit. Ich will den König der Bäume sehen.«

Die Kinder gingen in den Wald, und das war das letzte Mal, dass Aponbiepo je gesehen wurde. Die anderen Kinder kehrten mit dem Reisig zurück ins Dorf. Sie merkten gar nicht, dass Aponbiepo nicht mehr bei ihnen war, bis Oluronbi aus dem Haus trat und nach ihrer Tochter fragte. Sie suchten das ganze Dorf ab, doch keiner konnte sie finden. Nur im Wald hatten sie noch nicht gesucht.

Als Oluronbi den Wald betrat, weigerte sich der Iroko, mit ihr zu sprechen. Oluronbi flehte und flehte, aber der Iroko sagte kein Wort. Oluronbi sah ihre Tochter nie wieder, und die Bäume sprachen von nun an kein Wort mehr mit den Menschen.

Die Gründe dafür, dass wir bestimmte Dinge tun, sind nicht immer die Gründe, an die andere sich später erinnern. Manchmal glaube ich, dass wir Kinder bekommen, damit jemand der Welt erklären kann, wer wir waren, wenn wir eines Tages fort sind. Sollte es Oluronbi je gegeben haben, so glaube ich nicht, dass sie nach dem Verlust ihrer Aponbiepo noch andere Kinder hatte. Ich glaube, die Geschichte von ihr, die überdauert hat, würde sie freundlicher zeichnen, wenn sie jemanden hinterlassen hätte, der mitgestalten könnte, wie man sich an sie erinnert. Ich erzählte Olamide verschiedene Geschichten und hoffte, dass sie der Welt irgendwann meine Geschichte erzählen würde.

18

Eine Mutter muss wachsam sein. Sie muss nachts zehnmal aufstehen, um ihr Kind zu stillen; muss es wollen und können. Nach der nur kurz von Schlaf unterbrochenen Wache muss sie am nächsten Morgen völlig klar sein, damit sie bemerkt, falls sich an ihrem Kind auch nur das Geringste verändert. Eine Mutter kann sich eine getrübte Sicht nicht leisten. Sie muss wissen, ob ihr Kind lauter oder leiser schreit als sonst. Sie muss wissen, ob ihr Kind eine erhöhte Temperatur hat oder gar das Gegenteil. Einer Mutter darf nichts entgehen.

Auch heute noch bin ich überzeugt, dass ich wichtige Anzeichen übersehen habe.

Ich hatte gleich nach der Geburt beschlossen, Olamide mindestens ein Jahr lang zu stillen. An dem Morgen, an dem mir die wichtigen Anzeichen entgangen sind, war Olamide erst fünf Monate alt, und ich hatte noch einiges vor mir. Ich war müde an dem Morgen, weil ich nachts mehrmals aufgestanden war, um ihr die Brust zu geben. Ich stieg im Morgengrauen unter die Dusche, badete Olamide, wiegte sie in den Schlaf und legte sie in ihr Bettchen. Dann krabbelte ich zurück unter meine Decke, um ein paar Stunden zu schlafen, und ging fest davon aus, ihr Schreien würde mich ein paar Stunden später wecken.

Kurz nach zwölf wurde ich wach und war erleichtert, dass Olamide noch schlief. Ich ging nach unten, um etwas zu essen, und muss ungefähr eine halbe Stunde in der Küche verbracht haben. Als ich meine Mahlzeit beendet hatte, ging ich wieder nach oben, überzeugt, meine kleine Tochter wach vorzufinden. Sie weinte nicht immer, wenn sie wach wurde; manchmal lag sie in ihrem Bettchen und gluckste vor sich hin.

Als ich mich über ihr Bett beugte, wirkte Olamide ungewöhnlich still. Es dauerte einen Augenblick, bevor ich merkte, sie atmete nicht. Ich nahm sie hoch und schrie ihren Namen. Ich schüttelte sie und versuchte, ihren Puls zu fühlen. Mit meinem Kind im Arm stürzte ich die Treppen hinunter; ich schrie und schrie. Ich rannte durchs Wohnzimmer, suchte den Autoschlüssel. Wahrscheinlich vergingen nur ein paar Minuten, aber es fühlte sich an wie eine Ewigkeit. Als ich jede Ablage überprüft und sämtliche Kissen von den Sesseln geworfen hatte, stand ich für einen kurzen Moment in der Mitte des Zimmers und drückte mein erschlafftes Baby fest an meine Brust.

Ich weiß, ich griff nach dem Telefon und rief in Akins Büro an. Ich weiß, ich habe mit ihm gesprochen, weiß aber nicht mehr, was. Ich weiß, ich ließ das Telefon fallen, rannte aus dem Haus und durch die Anlage auf die Straße, wo ich das Taxi anhielt, das mich ins Krankenhaus fuhr.

19

Yejide saß auf dem Gang, als ich kam. Nicht auf einer der Bänke, sondern auf dem Betonboden. Ich sah sie sofort, als ich vom Parkplatz auf die Gebäude zulief. Kurz war ich unsicher, weil sie keine Schuhe an den Füßen trug, hätte aber gleich wissen müssen, dass etwas sehr Schlimmes passiert war, als ich ihre nackten Füße sah.

Ich hockte mich neben sie, legte ihr den Arm um die Schultern und winkte sogar noch einer Krankenschwester, die ich kannte.

»Steh auf«, sagte ich. »Es geht ihr bestimmt bald besser. Hast du schon mit dem Arzt reden können?«

Ich ging davon aus, dass man Olamide im Krankenhaus behalten wolle, dachte, sie hätten vielleicht schon herausgefunden, was nicht mit ihr stimmte, und mit Yejide gesprochen, bevor ich eingetroffen war.

»Muss irgendetwas bezahlt werden? Yejide, bitte, steh auf. Es gibt keinen Grund, hier auf dem Boden zu sitzen. Entspann dich. Sie wird wieder gesund. Du weißt doch, dass es immer heißt, Kinder sind zäh. *Oya*, steh auf.«

Mit weit aufgerissenen Augen und offen stehendem Mund starrte sie zu mir hoch.

»Yejide?«

Sie blinzelte und schluckte.

Ich schüttelte sie ein bisschen, weil ich merkte, dass sie gar nicht richtig da war. Sie sah völlig mitgenommen aus, weshalb ich ihr die Braids über den Kopf nach hinten strich.

»Was haben sie denn gesagt? Hast du mit einem der Ärzte gesprochen?«

»Sie haben Olamide ins Leichenhaus gebracht.«

Mir rutschte die Hand von ihrer Schulter, und ich fiel neben ihr auf die Knie. »Leichenhalle? Was soll das heißen?«, sagte ich.

»Es tut mir leid«, sagte Yejide und hielt sich den Kopf, als wäre sein Gewicht plötzlich zu schwer für ihren schlanken Hals. »Akin. Es tut mir so leid. Es war nicht lange. Ich hatte nur Hunger. Ich wollte mir nur etwas zu essen machen. Ich wusste es nicht. Es tut mir leid.«

»Nein«, sagte ich, sicher, dass ich nicht richtig begriff, was sie gesagt hatte. Es ergab keinen Sinn, dass sie Olamide und das Wort »Leichenhaus« in einem Atemzug nannte. »Warte, warte. Bitte beruhige dich. Yejide, wo ist Olamide?«

Sie fuhr sich durchs Haar, schlug sich auf den Kopf und warf die Arme in die Luft. »Sie haben sie ins Leichenhaus gebracht, Akin. Sie sagen, sie ist tot. Sie sagen, meine Tochter ist tot. Sie sagen, Olamide ist tot. Sie sagen –«

Ich stand auf und rieb mir die Augen, weil ich das Gefühl hatte, alles verschwommen zu sehen. Ich lief über den Gang, ging weg von ihr, blieb stehen, als ich sie nicht mehr hören konnte, und wandte mich zu ihr um. Sie schlug sich noch immer auf den Kopf, aber da waren keine Tränen. Sie schrie nicht, schlug sich nur immer wieder – gegen die Brust, auf die Oberschenkel, ins Gesicht.

Keine Ahnung, wie lange ich so dastand und sie einfach beobachtete, zu begreifen versuchte, dass wir Olamide nach allem, was Yejide und ich getan hatten, um ein Kind zu bekommen, einfach ohne Vorwarnung verloren hatten. Nie hätte ich es für möglich gehalten, dass sich die Welt so schnell verändern könnte. Ich nahm wahr, dass andere Menschen im Gang auf und ab gingen. Hörte Absätze klicken, Menschen miteinander sprechen, spürte Körper, die sich an mir vorbeischoben. Aber ich fühlte mich so allein, als hätte man mich innerhalb der wenigen Sekunden, die Yejide gebraucht hatte, um zu sagen: »Sie haben Olamide ins Leichenhaus gebracht«, auf einen Planeten ohne jedes Leben verbannt.

Irgendwann ging ich schließlich zurück zu Yejide, zog sie hoch, brachte sie zum Wagen und half ihr auf den Beifahrersitz.

Ich weiß bis heute nicht, wo ich die Kraft hernahm, in die Notaufnahme zu gehen. Ich weiß nur, dass ich plötzlich vor der diensthabenden Oberschwester stand.

»Ich bin Mr Ajayi«, sagte ich. »Meine Tochter wurde vor ein paar Stunden zu Ihnen gebracht. Olamide.«

Sie führte mich aus der Station und in ein kleines Zimmer, wo sie mir einen Stuhl anbot, während sie ein paar Schieber öffnete. Sie legte verschiedene Formulare vor mir auf den Tisch und fragte, ob ich den Leichnam sehen wolle, bevor ich unterschrieb. Ich brauchte lange, ehe ich begriff, dass sie von Olamide sprach, als sie *Leichnam* sagte. Ich schüttelte den Kopf, weil ich nicht sprechen konnte, und unterzeichnete die Formulare. Von dem, was da stand, las ich kein Wort, suchte auf jeder Seite nur das Kästchen für die Unterschrift und unterschrieb.

Als ich mich erhob, sprach mir die Oberschwester ihr Beileid aus, versicherte mir, dass die Ärzte ihr Bestes getan hätten, das Baby aber bereits tot gewesen sei, als es eingeliefert worden war. Ich gab ihr die Hand und bedankte mich; sagte ihr, dass ich ihre Bemühungen zu schätzen wisse. Zurück am Wagen, saß Yejide da wie versteinert; erst als sie blinzelte, konnte ich mit Sicherheit sagen, dass sie lebte. Es wäre meine Aufgabe gewesen, etwas Tröstendes zu sagen, etwas zu sagen, das sie den Schmerz besser ertragen ließ. Ich hatte das schon ein paarmal bei Kondolenzbesuchen gemacht, mit Kollegen geredet, die ihre Ehefrauen oder nahe Verwandte verloren hatten, und Worte gefunden, um ihnen zu sagen, dass alles gut werden würde irgendwie.

Ich steckte den Schlüssel in die Zündung, umfasste das Lenkrad und starrte durch die Windschutzscheibe zu den Menschen hinaus, die auf dem sonnenbeschienenen Parkplatz hin und her liefen, als wäre es ein Tag wie jeder andere. Ich gab mir die größte Mühe, mir etwas einfallen zu lassen, das ich meiner Frau sagen konnte, fand sogar genügend Wörter, um ein oder zwei Sätze zu bilden. Und weil ich wollte, dass meine Worte die größtmögliche Kraft besaßen und Trost für das spenden konnten, was ich noch gar nicht richtig begriff, drehte ich mich zu ihr.

Da bemerke ich den nassen Fleck auf der grünen Bluse. Sie trug keinen BH, das sah ich, und der Fleck war direkt über ihrer rechten Brustwarze. Es war ein frischer Fleck. Ein kleiner. So groß wie die Hand eines Babys. Olamides Hand. Und plötzlich war das, was ich hatte sagen wollen, wie weggeblasen. Als ich sah, wie der Milchfleck immer größer wurde, wusste ich, dass man uns gerade den Boden unter den Füßen weggezogen hatte und meine Worte nicht verhindern konnten, dass wir im freien Fall in den Abgrund stürzten, der sich unter uns aufgetan hatte.

20

Moomi sagte, Olamide sei ein unartiges und böses Kind, das sich für den Tod entschieden habe. Ich hätte sie fast geohrfeigt, als sie das sagte. Es war ihr Versuch, mich zu trösten und davon zu überzeugen, dass meine Olamide hatte sterben wollen und ich als Mutter nichts hätte tun können. Aber es gelang ihr nicht, das wusste sie. Ich dachte unaufhörlich an mein Baby; daran, wie ungerecht es war, dass sie nun für immer in diesem Hellgelb gefangen bleiben und der Farbton ihrer Haut nie zu dem ihrer Ohren passen würde.

Die bedrückten Gesichter der Trauernden in meinem Wohnzimmer berührten mich nicht. Es war ihre Stille, die mich berührte und bei der sich mir das Herz zusammenkrampfte: diese fast vollkommene Stille, die nur von lieb gemeinten Worten durchbrochen wurde, die mir Kraft und Trost spenden sollten. Wäre meine Olamide älter geworden und hätte geheiratet und Kinder bekommen, oder wären Akin oder ich gestorben, hätten die Trauernden haltlos geschluchzt und sich nicht wie jetzt auf die Lippen gebissen, hätten nicht die Köpfe geschüttelt und mir geraten, Olamide zu vergessen, weil ich schon bald ein neues Kind haben würde.

Es quälte mich, dass keiner schluchzte oder schrie.

Alle waren furchtbar beherrscht. Es gab kein heilloses Durcheinander, keine umfallenden Stühle oder umgeworfenen Gegenstände, niemanden, der sich auf dem Boden wälzte oder sich Haarbüschel ausriss. Nicht einmal Moomi tanzte. Keiner rang nach Worten. Alle wussten, was sie zu sagen hatten: *Keine Angst, du bekommst bald ein neues Kind.*

Es gab keinen Tisch mit eingerahmtem Foto, kein Kondolenzbuch, in das man etwas hätte schreiben können.

Es war, als würde sie keinem fehlen. Als würde es niemandem leidtun, dass sie gestorben war. Es tat ihnen leid, dass ich ein Kind verloren hatte, aber nicht, dass *sie* gestorben war. Als wäre ihr Tod nebensächlich, weil sie ja nur so kurz auf der Welt gewesen war – als wäre *sie* nebensächlich. Man hätte denken können, wir hätten nur einen geliebten Hund verloren. Wie schrecklich, alle so gelassen zu sehen, als wäre der Verlust gar nicht groß. Und wenn einer von den Trauergästen sagte, wie viel schlimmer es erst gewesen wäre, wenn es sie zu einem späteren Zeitpunkt erwischt hätte – am Abend ihrer Schulabschlussfeier oder am Abend ihrer Hochzeit –, wollte ich schluchzen, schreien und mich auf dem Boden wälzen, um so um Olamide zu trauern, wie sie es verdiente. Aber ich konnte nicht. Der Teil von mir, der das gekonnt hätte, war mit Olamide in den Kühlraum des Leichenschauhauses gegangen, um sie nicht allein zu lassen und sie wegen all der Zeichen, die mir entgangen waren, um Vergebung zu bitten.

Innerhalb von fünf Tagen wurde Olamide beerdigt. Akin und ich durften nicht an der Zeremonie teilnehmen und nicht erfahren, wo man sie begraben hatte. Meine Schwiegermutter bläute mir ein, dass ich ja niemanden mit Fragen nach Olamides Grab behelligen solle. Sie flüsterte mir ins Ohr, dass ich ihr Grab nie sehen und meine Augen nie dem Bösen aussetzen dürfe, weil ich sonst das Schlimmste erleben würde, was Eltern zustoßen konnte: die Grabstätte ihres Kindes zu kennen. Ich reagierte nicht auf Moomis Worte. Ich lag den ganzen Vormittag still auf dem Wohnzimmersofa und wartete auf den Augenblick, da sie ihren kleinen Sarg in die Erde lassen würden. Ich war mir sicher, dass ich es erspüren konnte, wenn ich nur still genug daläge. Ich lag reglos da und schaute auf die Uhr, bis sie vor meinen Augen verschwamm. Die Zeit verging wie unter einer Nebelglocke. Ich kann mich nur vage erinnern, dass Akin die Autoschlüssel nahm und irgendetwas zu mir sagte. Ich lag auf dem Sofa, bis ich begriff, dass es zwei Uhr war. Die Bestattung konnte kaum länger als bis zwölf gedauert haben. Ich hatte nichts gespürt, den ganzen Tag nicht. So still ich auch gewesen war, hatte ich doch nicht gut genug aufgepasst. Da löste sich ein Schrei aus meiner Kehle: ein kurzer, stechender Laut, auf den ein Husten folgte. Ein Laut, den ich nicht ausdehnen konnte, so gern ich auch gewollt hätte. Selbst da hatte ich keine Tränen in mir, nicht eine einzige.

Moomi war sofort bei mir und strich mir über den Kopf. »Du bist schneller wieder schwanger, als du glaubst. Du wirst sehen, du wirst darüber hinwegkommen«, sagte sie, als hätte ich eine Erkältung und müsste mich nur ein bisschen ausruhen, damit es mir wieder besser ginge. Ich wünschte, Moomi wäre gestorben und nicht mein Kind. Ich drehte mich weg und sagte ihr nicht, dass ich wieder schwanger war. Schmerz, so undurchdringlich wie eine Wand, schloss mich von allen Seiten ein; ich versuchte, mich dagegenzustemmen, aber die Wand war aus Beton und Stahl. Ich nur aus Fleisch und elenden Knochen.

*

Akin riet mir erst zaghaft, dann mit mehr Nachdruck und schließlich mit Vehemenz dazu, die Arbeit im Salon wieder aufzunehmen. Ich hatte ihm noch nicht erzählt, dass ich schwanger war.

Genau genommen habe ich es ihm nie erzählt. Als mein Bauch zu groß war, als dass man ihn hätte ignorieren können, stand er irgendwann im Türrahmen zur Küche und fragte: »Bist du schwanger?«

Ich nahm ein Messer vom Abtropfständer.

»Wieder?«, fügte Akin hinzu, als würde er sich gerade erinnern, dass ich schon einmal schwanger gewesen war.

Ich zerschnitt die mit Wasser benetzten Blätter und umklammerte das Messer so fest, dass meine Adern hervortraten, als würde ich eine Yamswurzelknolle zerteilen.

»Yejide?«

Ich rammte das Messer in das Holzbrett und drehte mich zu dem Mann um, mit dem ich verheiratet war. Ich hielt mir den Bauch und sagte: »Was glaubst du, Akin? Was bitte glaubst du, ist hier drin?«

»Warum antwortest du nicht einfach?«

»Glaubst du, ich habe mir einen Kürbis auf den Bauch geschnallt? Ausgerechnet du? Glaubst du das etwa?«

Er kratzte sich die Braue und schaute weg, fixierte irgendeinen Punkt an der Wand hinter mir. Ich stand mit dem Rücken zu ihm.

Er räusperte sich. »Dann bist du also schwanger?«

Es war noch immer eine Frage. Dieser Mann glaubte, ich müsse völlig wirr sein, so wirr, dass ich mir einen Kürbis vor den Bauch band. Darum stellte er diese Frage: weil er mir nicht glaubte. Draußen war es heiß, und ich trug nichts außer einem großen T-Shirt, das mir bis zum Oberschenkel reichte. Wollte er meinen Bauch untersuchen? Die Haut ein bisschen aufschneiden, nur um sicherzugehen? Ich zog das Messer aus dem Holzbrett und ließ die Hände an die Seite fallen. Ich nickte. »Ja.«

Da entfuhr ihm ein Laut, den ich nicht richtig deuten konnte. Vielleicht hatte er mir gratuliert, vielleicht schnürte ihm etwas den Hals zu, oder er unterdrückte ein Schluchzen. Ich starrte zum Küchenfenster hinaus, die kalte Messerklinke an den nackten Oberschenkel gepresst.

»Es tut mir leid«, sagte er nach einer Weile, »dass das Baby gestorben ist.«

»Sie heißt Olamide«, schrie ich. Ich drehte mich zu ihm um, bereit, ihn an alle anderen zwanzig Namen zu erinnern, die wir meiner Tochter gegeben hatten. Aber der Türrahmen war leer, Akin schon verschwunden.

*

An meinem ersten Tag im Salon bat ich eins der Mädchen, mir die Haare abzuschneiden. Sie weigerte sich und starrte mich an, als hätte ich sie gebeten, mir den Kopf abzuhacken. Keines der Mädchen wollte die Schere in die Hand nehmen, sogar Iya Bolu weigerte sich.

»Aber du bist wieder schwanger«, sagte sie.

Ich schnitt mir selbst die Zöpfe ab und ließ die übrigen Haare so zerrupft, wie sie waren. Die Kundinnen schauten erschrocken. Wenn Akin gestorben wäre, wären sie nicht geschockt gewesen, mich mit abgeschnittenen Haaren zu sehen. Warum also starrten sie mich an, als sei ich verrückt geworden?

Mein Wagen war an diesem Tag bei der Durchsicht, weshalb ich mich zu Fuß nach Hause schleppte, nachdem ich den Salon abgeschlossen hatte. Meine Füße waren schwer wie Blei. Ich wollte nicht nach Hause, wo das leere Kinderbett auf mich wartete. Es stand noch neben unserem Ehebett.

Als ich kam, war Akin schon da. Er saß über einem Berg Arbeit am Esstisch. Vor ihm lagen Dutzende weiße Blätter, und er hämmerte Zahlen in einen Taschenrechner.

»Was ist mit deinen Haaren passiert?«, fragte er und schob den Taschenrechner zur Seite.

»Ein Vogel hat sie auf dem Nachhauseweg abgefressen. Was sonst?«

Er hämmerte wieder Zahlen in den Rechner.

Ich setzte mich mit dem Rücken zum Esstisch in einen Sessel.

»Wie kurz möchtest du sie haben?«, fragte Akin.

»Raspelkurz«, sagte ich, während ich versuchte, mit dem großen Zeh einen Wachsfleck auf dem Teppich wegzukratzen. Ich hatte seit Wochen nicht geputzt.

Plötzlich spürte ich Akins Hand auf dem Kopf. Er fuhr mir durch die übrig gebliebenen Haarfitzel, und kurz darauf hörte ich das scharfe Schnippen einer Schere. Haare rieselten mir ins Gesicht und blieben an den Tränen haften, die mir still über die Wangen liefen.

Die Haare kitzelten mich, aber ich strich sie nicht weg. Ich ließ sie die ganze Nacht kleben, bis es mich juckte, als hätte ich mir die Haut mit einem rohen Stück Yam abgerieben.

»Du solltest jetzt duschen«, sagte er, als er fertig war.

Ich konnte nicht aufstehen. In mir zog sich alles zusammen, ich bekam vom Schluchzen kaum noch Luft.

Akin kniete sich neben mich und legte den Kopf auf meinen Bauch, umklammerte mit einer Hand mein Kleid, während die andere, die noch die Schere hielt, kraftlos über die Sessellehne hing. Er hätte es nie zugegeben, aber ich spürte seine Tränen an diesem Tag, sie durchnässten den Stoff an meinem Bauch und bejahten meinen Schmerz. Ich warf den Kopf zurück und brach haltlos in Tränen aus. Ich fluchte. Ich schrie. Ich wimmerte. Ich entschuldigte mich bei meiner Tochter, bettelte sie an, mir meine Achtlosigkeit zu verzeihen, bat sie inständig, mich anzuhören, wo auch immer sie jetzt war. Ich trauerte die ganze Nacht. Ich hielt mir den Kopf und versuchte, den Schmerz herauszuweinen. Die Nacht darauf schlief ich so fest wie ein Stein. Ich träumte nicht mehr von toten Babys, die sich in der Erde zersetzten – ich träumte überhaupt nichts. Nachdem ich aufgewacht war, glaubte ich ungefähr sechs Stunden lang, meine Tränen hätten den Schmerz und die Schuld weggewischt. Damals wusste ich noch nicht, dass das unmöglich war.

21

Sesan wurde an einem Mittwoch geboren. Ich war im Salon, als die Fruchtblase platzte, und es war Iya Bolu, die mich ins Krankenhaus brachte. Ihr Mann hatte gerade einen zweiten Gebrauchtwagen gekauft, weswegen sie endlich seinen alten Mazda geerbt hatte und das Fahren lernte. Bisher hatte sich ihre Praxis auf das Stück Straße zwischen Haus und Salon beschränkt, aber sie weigerte sich, das rote »A« für Anfänger ans Nummernschild oder sonst irgendwo ans Auto zu kleben. Ich saß auf dem Beifahrersitz und versuchte, ihr zwischen den Wehen Tipps zu geben. Ich hätte auch ein Taxi nehmen können, aber ich ließ mich von ihr ins Krankenhaus fahren. Vielleicht, weil ich irgendwie glaubte, für das, was meiner Tochter passiert war, eine Strafe verdient zu haben.

Es kamen nur wenige Leute zu Sesans Namensgebungsfeier. Die kleine Runde hatte sich im Wohnzimmer versammelt. Die Gäste saßen auf Stühlen, die wir uns von den Nachbarn geliehen hatten, aßen Jollof-Reis und gingen eine Stunde nach der Namensverkündung wieder nach Hause. Moomi war gar nicht gekommen. Ihre Tochter Arinola, die inzwischen in Enugu wohnte, erwartete zur selben Zeit ein Kind, und Moomi war ungefähr eine Woche vor Sesans Geburt nach Enugu gefahren. Aus Lagos oder Ife reiste keiner an. Es gab keine Live-Band, kein Partyzelt im Hof, keine Anlage, keinen DJ. Es wurde nicht getanzt.

Sesans zweiter Name war Ige, weil er mit den Füßen voran auf die Welt gekommen war. Was für gute Füße das doch waren; ein paar Wochen später wussten alle, dass die Füße meines Sohnes so gut waren, wie Füße nur sein konnten. Wie bei allen Menschen mit guten Füßen, bewirkte seine Ankunft in unserer Familie unendlich viel Gutes. Zum Beispiel konnte Akin vier Parzellen Land für die Hälfte des üblichen Marktpreises kaufen, weil der Besitzer hoch verschuldet war und sein gesamtes Hab und Gut veräußern musste. Für den armen Mann war das keine besonders gute Sache, aber wie so oft im Leben beruht das Glück des einen unmittelbar auf dem Unglück des anderen.

Bei Sesan passte ich unheimlich auf. Akin glaubte, ich würde paranoid. Er warnte mich, dass mein Sohn später nie heiraten werde, weil er viel zu sehr an mich gebunden sei. Und ich fragte mich, wie er zu sehr an mich gebunden sein konnte, wenn doch sein Leben davon abhing, dass er seinen Mund mit meiner Brust verband. Ich sah es eher so, dass ein Kind in Gefahr war, wenn es nicht genug oder überhaupt nicht gebunden war. Ich war bereit, Sesan an meiner Schürze festzubinden und für den Rest meines Lebens hinter mir her zu schleifen.

Sesan war ein friedliches Kind. Er schrie nur, wenn er Hunger hatte, und selbst dann war sein Schreien von höflichen Pausen unterbrochen. Manchmal schaute ich mitten in der Nacht in sein Bettchen, und dann lag er da hellwach und gluckste, Arme und Beine in die

Luft gestreckt und restlos zufrieden mit sich und der Welt.

Wir kauften ein Haus auf der Imo Street, nicht weit von der alten Wohnanlage entfernt. Es hatte keinen Zaun, als wir es kauften, aber wir ließen einen bauen, ehe wir einzogen. Er war höher als das Dach und mit aufgerolltem Stacheldraht gesichert. Bewaffnete Überfälle waren landesweit an der Tagesordnung, und überall in der Stadt schossen Zäune aus dem Boden, manch einer höher als der um das Gefängnis. In fast allen Nachbarschaften gab es Bürgerwehren und mindestens ein bezahltes Mitglied, das nachts in den Straßen patrouillierte und hin und wieder einen Schuss abgab, um den Anwohnern zu versichern, dass sie sich keine Sorgen zu machen brauchten. Am Tag stiegen Räuber in die Häuser ein und nahmen mit, was nicht niet- und nagelfest war. Ich gewöhnte mir an, das Radio laufen zu lassen, wann immer wir das Haus verließen, um Möchtegern-Räubern vorzugaukeln, es wäre jemand zu Hause. Ich merkte, dass die meisten Leute dieselbe Idee hatten und in vielen Häusern ununterbrochen das Radio lief, bis die Sender das Programm am Abend einstellten.

Noch bevor der Farbgeruch in unserem neuen Haus verflogen war, wurde aus meinem Fünf-Haartrockner-Salon ein Zehn-Haartrockner-Salon. Schon kurze Zeit später hatten Akin und ich genug Geld, um das zweistöckige Haus zu kaufen, in dem sich auch mein Salon befand. Aber obwohl Sesan uns so viel Glück bescherte, dachte ich abends vor dem Einschlafen immer nur an Olamide. Wenn ich morgens erwachte und die Augen geschlossen hielt, sah ich sie vor mir: Putzmunter nuckelte sie an meiner Brust und schaute mich an, als würden wir uns schon ewig kennen.

22

Kurz nachdem wir in unser neues Haus eingezogen waren, verlor Dotun seinen Job in Lagos und quartierte sich bei uns ein. Er zog nie richtig ein, weil ein verheirateter Mann mit vier Kindern nur dann bei einer anderen Familie einziehen würde, wenn er sich von seiner Frau getrennt hätte, aber er tauchte irgendwann auf und ging nicht mehr zurück nach Lagos. Er behauptete, er bräuchte Zeit, um sich zu sortieren und einen neuen Job zu finden.

In Wahrheit war er schon ein Jahr ohne Job, als er zu uns kam, und hatte seine ganzen Ersparnisse in eine Bäckerei investiert, die nach wenigen Monaten pleitegegangen war. Danach hatte er versucht, einen anderen Job zu bekommen, aber nur freie Stellen bei Wachschutzfirmen und Kurierdiensten gefunden, auf die er sich nicht bewarb, weil er sich mit seinem MBA für überqualifiziert hielt. Nachdem er auch die Sohlen seines letzten Paars Schuhe durchgelaufen hatte, verkaufte er seinen Wagen, den Wagen seiner Frau, lieh sich etwas Geld und versuchte noch einmal, das Bäckereigeschäft anzukurbeln. Diesmal fiel er auf Betrüger herein, und zwar auf eine Weise, die, wie er sagte, zu peinlich sei, als dass er darüber reden wolle.

Er sprach zuerst mit mir darüber, bevor er es Akin erzählte.

Er kam nach Ilesa, um sich vor seinen Gläubigern zu verstecken. Und selbst als Akin ihm einen Teil unserer Ersparnisse gab, um die Gläubiger auszuzahlen, verließ er unser Haus nicht. In seinen ersten Wochen bei uns muss Dotun mindestens drei Fässer des einheimischen Lagerbiers Trophy getrunken haben. Den Großteil seiner Zeit verbrachte er damit, mir Fleisch aus den Töpfen zu naschen, während ich das Abendessen zubereitete, bevor mein Mann von der Arbeit nach Hause kam, und mir aus heiterem Himmel zu verkünden, wie sexy er mich finde.

Er umschwärmte mich jeden Tag, strapazierte meine Geduld und durchbrach Stück für Stück meinen Schutzwall, bis ich begriff, dass das, was ich für Stahl gehalten hatte, nur Sperrholz war. Hätte er mir gesagt, er finde mich schön, hätte ich ihm widerstehen können. Akin sagte mir das immerzu, mit einem Hauch Verehrung in der Stimme, die nach all den Jahren nicht nachgelassen hatte. Dotun aber bewunderte die perfekte Form meiner Brüste, das Pralle meines Hinterns und die verführerische Kraft meiner Augen.

»Ich liebe es, wenn dir das Essen anbrennt«, sagte er irgendwann und fixierte mich über die Bierflasche hinweg.

Ich kam gerade aus der Küche. Ich hatte einen Topf mit Gemüseeintopf anbrennen lassen, den ich Akin am Abend zu seinem Reis hatte servieren wollen.

Dotun stellte die Flasche auf den Boden. »Vor allem wenn du oben bist, wenn es passiert. Du kommst dann die Treppe nach unten gerannt, und deine Brüste hüpfen auf und ab. Da denke ich jedes Mal an das Wochenende, an dem ich auf meinem Weg nach Abuja hier haltgemacht habe.«

Ich dachte nicht gern an dieses Wochenende zurück. Es war zwei Monate nach Olamides Geburt gewesen, und Akin hatte spontan eine Geschäftsreise antreten müssen, kurz nachdem sein Bruder bei uns eingetroffen war. Dotun und ich waren das ganze Wochenende mit Olamide allein gewesen. Das Haus war nicht groß genug, um sich aus dem Weg zu gehen. Wir saßen am Samstag zusammen beim Frühstück, als er die Hand nach mir ausstreckte, um mir ein paar Strähnen aus dem Gesicht zu streichen, und dann mein Ohrläppchen zwischen die Finger nahm und nicht mehr losließ. Diesmal war es keine verschämte schnelle Sache, sondern er ließ sich Zeit. Ich fühlte mich so schuldig, dass ich mich das restliche Wochenende von ihm fernhielt und mir vornahm, dass das nie wieder passieren würde.

»Ich denke ständig an dieses Wochenende«, sagte Dotun.

Mein Herz klopfte schnell, als er das sagte, und ich spürte, dass meine Nippel hart wurden. Was war ich doch dankbar für die guten Dinge im Leben wie diesen gepolsterten BH, den ich an diesem Tag trug. »Hör zu, das passiert nie wieder.«

»Warum kämpfst du dagegen an?«, sagte er. »Es ist ganz normal, dass du es willst.«

Ich machte einen Schritt zurück, obwohl ich wusste, Dotun würde nie versuchen, mich anzufassen. Ich müsste auf ihn zugehen; er würde mich nie aufsuchen. »Was redest du da?«

»Gib mir ein Zeichen, wenn du so weit bist. Ich bin es schon jetzt«, sagte er und nahm das Bier wieder in die Hand.

Ich sagte mir, seine Unerschrockenheit müsse am Alkohol liegen. Er war leicht betrunken, seine Zunge war schwer.

Wie gut, dass er es sagte, als wäre das Miteinanderschlafen ein Geschäft, das es abzusprechen gilt. Es half mir, die Sache zu relativieren, erstickte das Feuer, das in meinem Unterleib schwelte, und unterband, dass ich noch feuchter wurde als ohnehin schon.

Ich hätte ihm verbieten müssen, so mit mir zu reden. Zu betonen, wie herrlich fest meine Brüste nach dem Stillen zweier Kinder noch immer waren. Dann hätte er aufgehört; spätestens, wenn ich gedroht hätte, Akin davon zu erzählen. Aber ich wollte nicht, dass er aufhörte. Ich genoss es, wenn seine Worte Hitzestrahlen durch meinen ganzen Körper schickten. Anstatt Akin von den anzüglichen Bemerkungen zu erzählen und zu verlangen, dass er Dotun aus unserem Haus schmiss, tat ich, als würde ich Dotun ignorieren. Nachts rief ich mir seine Worte ins Bewusstsein, dachte an die belegte Stimme, die er dabei hatte, während Akin neben mir auf dem Bauch lag und mit offenem Mund schnarchte. Ich fand plötzlich immer neue Gründe, um noch mal zurück nach Hause zu gehen, nachdem ich Sesan in den Kindergarten gebracht hatte.

Mein Kopf fühlte sich schwer an. Das Gewicht verdoppelte sich mit jedem Schritt, den ich auf Dotuns Zimmer zulief. Als ich hereinkam, saß Dotun mit dem Rücken zur Tür und schrieb an einer Bewerbung. Auf dem Boden lagen Dutzende Briefumschläge, die meisten frankiert und mit einer Adresse versehen. Bis zu diesem Moment hatte ich nicht gewusst, dass er sich um eine neue Arbeit bemühte. Ich hatte angenommen, er würde den ganzen Tag nur Bier trinken und Fleisch aus meinen Töpfen essen. Akin hatte gesagt, Dotun werde nur so lange bleiben, bis er sich sortiert habe.

Ich fragte mich, warum er mit Akin zwar über seine allgemeinen Pläne, aber nicht konkret über seine Bewerbungen sprach, die er jeden Tag zu schreiben schien. Ich wollte den Rückzug antreten. Hatte das Gefühl, ihn bei etwas sehr Privatem gestört zu haben und in etwas Intimes hineingezogen zu werden, wenn ich ihm dabei zusah. Er hob den Kopf und drehte sich um. Ein Rückzug war jetzt unmöglich. Ohne den Blick von mir abzuwenden, schob er die Umschläge zu einem Haufen zusammen, .

»Was ist los? *Se ko si?*«, fragte er.

»Ich ... nichts ... ähm ... nichts.«

Er stand auf. »Bist du dir sicher? Du bist in meinem Zimmer.«

»Ich bin hier, weil ... weil ... Wie läuft es mit den Bewerbungen? Hast du schon irgendwelche Antworten bekommen?«

Er saß auf dem Bett, den Kopf in die Hände gestützt, und starrte auf den Berg mit Umschlägen. Er schwieg. Es war an mir, die Bluse auszuziehen oder was auch immer man machte, um zu sagen, *ich bin so weit, ich möchte wieder mit dir schlafen.* Wie dumm ich mich fühlte. Warum hatte ich sein Zimmer betreten? Woher sollte ich wissen, wie man einen Mann verführte? Selbst dann, wenn er wollte. Ich war noch Jungfrau gewesen, als ich Akin geheiratet hatte.

»Ich habe mich im Büro in eine Betrugssache hineinziehen lassen, darum haben sie mich gefeuert. So was spricht sich rum – keiner will mich jetzt noch einstellen. Keiner.« Er redete furchtbar schnell, so als würde er sich an den Worten verbrennen.

Ich wünschte, er wäre allein in seiner grausamen Welt geblieben und hätte nichts gesagt. Ich wollte nichts wissen von seinen Schmerzen und Ängsten. Es war nicht mein Problem, und ich wollte es nicht zu meinem machen. Ich wollte nur das eine von ihm.

»Brother *mi* weiß nichts davon. Bitte sag es ihm nicht. Bitte«, sagte er.

Ich nickte.

»Ich war nicht beteiligt an dem Betrug. Ich war nur dumm genug, meine Unterschrift unter ein paar notwendige Papiere zu setzen. Die Drahtzieherin war eine Frau; ich habe mit ihr geschlafen.« Er schaute hoch, sein Blick war niedergeschlagen und flehend.

Ich nickte. Natürlich hatte er mit einer Frau aus seinem Büro geschlafen; seiner Frau zufolge hatte er mit jeder Frau in ihrer Straße geschlafen.

Er seufzte. »Meine Frau glaubt mir nicht. Sie denkt, ich hätte noch irgendwo Geld gebunkert. Und irgendein hübsches Mädchen auf mich warten, mit dem ich es ausgeben will.« Er lachte auf. »Ich wünschte, es wäre so. Erzähl *Bro* Akin nichts davon. Bitte nicht … bitte. Vielleicht sollte ich ihm alles –« Er ließ sich nach hinten aufs Bett fallen und legte die Hände aufs Gesicht. »Ich bin erledigt. Ich kann weder ein Geschäft leiten, noch will mich irgendwer einstellen. Ich bin erledigt.«

»Das wird schon«, sagte ich und hoffte, er würde den Mund halten, hoffte, ich könnte gehen, bevor er mir noch mehr offenbarte.

Ich saß neben ihm auf dem Bett. »Du hast einen erstklassigen Abschluss. Du wirst einen Weg finden.«

Er hatte aufgehört zu lachen. Sein schwerer Atem unterstrich die Stille. »Danke«, sagte er.

Mir zitterten die Beine, als ich das Zimmer verließ.

Sesan und ich waren schon halb aus der Tür, um zu einem Abendmahlgottesdienst zu fahren, als ich von dem Orkar-Putsch erfuhr. Obwohl Sesan erst seit Kurzem laufen konnte, stand er stabil auf beiden Beinen und bestand darauf, ohne meine Hilfe die Treppe nach unten zu gehen. Und als ich gerade vor ihm hinunterstieg, um ihn sicher zu begleiten, hörte ich im Radio, das ununterbrochen lief, von dem Putsch. Als mir klar wurde, dass die Radiostimme gerade den Sturz von Babangidas Regime bekannt gab, nahm ich meinen Sohn auf den Arm, der zuerst protestierte, auf mein Zischen hin aber verstummte, und stürzte mit ihm ins Wohnzimmer.

Es war noch nicht einmal acht Uhr. Akin schlief im Obergeschoss, und Dotun lag wahrscheinlich verkatert in seinem Zimmer. Ich war also allein mit Sesan, während ich mir die immer wieder aufs Neue gesendete Rede zur Machtübernahme anhörte. Ich nickte, als der Sprecher seine Kritik an der Babangida-Regierung abspulte; als er aber den Ausschluss von fünf Nordstaaten aus dem Land verkündete, war ich so geschockt, dass ich auf die Wiederholung der Rede wartete, um sicherzugehen, ich hatte mich nicht verhört.

Ich löste mein Kopftuch, als der Sender Militärmusik spielte; den Gang zur Kirche konnte ich mir jetzt sparen. Noch ehe ich das Tuch zusammengefaltet hatte, fiel der Strom aus. Ich seufzte. Es konnte Stunden oder Tage dauern, bis die Stromversorgung wiederhergestellt war; von nun an war das nicht mehr genau vorherzusagen.

Ich nahm Sesan mit nach oben und versuchte, ihm die Fliege abzunehmen. Er schrie mir gerade seinen Unmut entgegen, als Akin davon munter wurde.

»Was hat er?«

Ich ließ Sesan gehen, der sofort zu Akin rannte.

»Wolltet ihr nicht in die Kirche?«, sagte Akin und linste zur Wanduhr. »Es ist schon fast neun.«

»Sie haben Babangida gestürzt«, sagte ich. »Es gab einen Putsch.«

Akin schoss hoch. »Was?«

»Ich habe es im Radio gehört, bevor das Licht ausging.«

»Ich habe noch zu Dotun gesagt, irgendwer bringt diesen Mann zur Strecke. Diese Dele-Giwa-Sache war doch eindeutig faul«, sagte er und setzte sich schwungvoll auf. »Es kann zwar keiner beweisen, dass er es war, aber trotzdem. Und hat er nicht versprochen, dieses Jahr gibt es Wahlen und wir kehren wieder zur Demokratie zurück? Und wo ist sie jetzt, die Demokratie?«

»Das haben die Neuen auch gesagt: dass er sich zum Präsidenten auf Lebenszeit ernannt hätte, wenn sie jetzt nicht eingeschritten wären.«

»Unmöglich in diesem Nigeria«, sagte Akin und stand auf. Sesan klammerte sich an eins seiner Beine. »Wir sind doch keine Bananenrepublik.«

»Sie haben noch etwas gesagt, das sehr komisch war.« Ich trat an Akins Bettseite und schnappte mir Sesans Hand; er schniefte, als ich ihm das Hemd aufknöpfte. »Sie haben gesagt, dass sie ein paar von den Nordstaaten ausschließen wollen: Sokoto, Borno, Kano – an die anderen kann ich mich nicht erinnern, aber es waren noch mehr.«

»Die wollen was?«

»Ich verstehe diesen Teil nicht mal. Das ist doch nicht möglich, oder?«

Das Telefon klingelte, und wir sprangen beide auf. Wir kannten das schon: Die Leitungen würden nach dem Putsch den ganzen Tag über tot bleiben. Akin nahm den Hörer ab. Ich hörte seinen Teil des Gesprächs und schloss, dass er seine Schwester an der Strippe hatte. Sie unterhielten sich eine Weile, und Akin versicherte ihr, dass es im Zentrum bestimmt nicht zu Unruhen käme und wir alle in Sicherheit seien. Kaum hatte er aufgelegt, klingelte es schon wieder. Dieses Mal war Dotuns Ehefrau Ajoke am Apparat.

»Sie möchte, dass wir für sie beten«, sagte Akin, nachdem er das Gespräch mit Ajoke beendet hatte. »In Lagos sind Unruhen ausgebrochen; sie hören vom Haus aus Schüsse.«

»Oh Gott, die Kinder. Geht es ihnen gut?«

»Ja, aber Ajoke hat Angst. Die Schüsse sind laut.« Akin presste sich die Hand gegen die Stirn. »Ich denke aber, dass sie sich keine Sorgen machen müssen. Es wird sicherlich keine Zivilopfer geben.«

Ich saß auf dem Bett und stellte mir vor, wie Ajoke mit ihren Kindern in einer Zimmerecke kauerte. »Gott beschütze sie.«

»Wenn sie immer noch kämpfen, wird Babangida wohl nirgendwo hingehen.«

»Du solltest Dotun sagen, dass Ajoke angerufen hat.«

»Ja, du hast recht.« Er nahm Sesan auf den Arm und trug ihn huckepack aus dem Zimmer.

»In der Küche steht Frühstück«, rief ich ihm nach. »Ich habe Moi Moi gemacht.«

Ich blieb im Zimmer und fragte mich, wie die nächsten Tage aussehen würden. Je länger ich darüber nachdachte, desto mehr hoffte ich, dass es Babangida gelingen würde, an der Macht zu bleiben. Nicht, weil mir gefiel, wie er das Land regierte, sondern weil der Status quo ein Teufel war, den wir kannten. Wenn die neuen

Offiziere die Macht übernahmen und die Nordstaaten tatsächlich ausgeschlossen würden, würden wir innerhalb weniger Wochen erneut in einen Bürgerkrieg schlittern.

Akin rief etwas, und ich ging hinaus auf den Treppenabsatz.

»Was hast du gesagt?«

»Dotun meint, er habe sein Transistorradio dabei«, sagte er. »Er sucht es gerade.« Akin stand mitten im Wohnzimmer. Sesan saß jetzt auf seinen Schultern und streckte die Arme zur Decke hinauf.

Ich ging nach unten. Dotun brauchte natürlich eine Ewigkeit, um das Radio und die passenden Batterien zu finden. Als er es endlich einschaltete, wurden auf allen Sendern Instrumentalstücke gespielt, was bedeutete, dass die Lage noch konfus war und sich keiner traute, zum normalen Programm zurückzukehren. Dotun stellte einen Sender ein, der Klassik spielte. Schweigend saßen wir da, umgeben vom Klang der Musik, und warteten auf Neuigkeiten. Plötzlich wurde es still im Radio, und kurz dachte ich, die Batterien seien leer, aber es folgten ein Knistern, und dann eine Stimme, die zu uns sprach.

Ich, Lt-Colonel Gandi Tola Zidon, versichere Ihnen hiermit, dass die Dissidenten besiegt wurden. Ich möchte Sie alle bitten, die Ruhe zu bewahren und auf weitere Meldungen zu warten. Danke.

Dotun schnappte sich das Telefon und sprach mit Ajoke und den Kindern. Dann blieben wir vor dem Radio sitzen, bis die Batterien versagten. Es gab weitere Meldungen, Reden und Übertragungen, die uns sagten, dass es zwar ein Blutbad gegeben habe, aber dennoch alles unverändert sei.

*

Iya Bolu war jetzt meine Mieterin. Sie behielt ihren Salon, nachdem ich das Haus gekauft hatte, und jeden ersten Tag im Monat bezahlte ihr Mann die Miete. Sie hatte kaum Kunden und hätte sich den Salon ohne die Hilfe ihres Mannes niemals leisten können. Trotzdem weigerte sie sich, ihn zu schließen.

»Ich kann nicht nur zu Hause rumsitzen«, sagte sie jedes Mal, wenn ich ihr vorschlug, den Salon aufzugeben. »Lass mich morgens aufstehen und hierherkommen, bis ich weiß, was ich stattdessen tun soll.«

Auch weiterhin verbrachte sie die meiste Zeit in meinem Laden, und immer öfter hielt ich die Kundinnen davon ab, sich auf den Stuhl zu setzen, der für mich inzwischen Iya Bolus Stuhl war. Wenn ihre Töchter aus der Schule kamen, aßen sie in Iya Bolus Salon zu Mittag und erledigten dort die Hausaufgaben. Wenn die Mädchen bei mir auftauchten, scheuchte sie sie jedes Mal mit denselben Worten weg: *Geht und lest gefälligst in euren Büchern!*

»Wenn Gott will, wird meine Bolu mal Ärztin«, sagte Iya Bolu dann jedes Mal, wenn die Kinder nörgelnd abgedampft waren.

Meine Kundinnen quittierten das Abrauschen der Kinder meist mit einem *Amen*. Einmal aber war meine Stammkundin Aunty Sadia im Salon, als Iya Bolu ihre Ansage machte. Statt eines *Amen* lachte Aunty Sadia laut los.

»Was gibt's da zu lachen?«, sagte Iya Bolu, die sich erhob. »Was ist so lustig?«

Ich trennte gerade die Fäden durch, mit denen Aunty Sadias Kunsthaare am Echthaar befestigt waren, um sie abnehmen zu können. Aunty Sadia schaute in den Spiegel, als sie Iya Bolu antwortete.

»Sie meinen doch Ihre Tochter mit der gelben Haut? Sehen Sie das denn nicht? Sie wird richtig schön. Glauben Sie wirklich, die Jungen lassen sie in Ruhe?«

Sie betonte das »richtig schön«, als wäre es eine schlechte Angewohnheit, die Bolu da entwickelt hätte, eine fast schon kriminelle Handlung, für die man sie eines Tages verdientermaßen bestrafen würde.

Iya Bolu baute sich mit verschränkten Armen hinter ihr auf. »*Ehen*, und Sie meinen, weil meine Bolu schön ist, kann sie nicht lesen? Und nicht auf die Universität gehen?«

Aunty Sadia grinste in den Spiegel. »Warten Sie nur, bis ihre Brüste zu süßen Orangen werden und alle Männer, die sie sehen, steif dastehen wie Soldaten. Dann ist sie in kürzester Zeit schwanger, und Sie werden verstehen, was ich meine.«

»Gott bewahre. Nicht meine Tochter.« Iya Bolu beugte sich weit zu Aunty Sadia vor und erhob die Stimme: »Meine Tochter wird auf jeden Fall fleißig lernen.«

Ich starrte Aunty Sadia an und wartete, dass sie sich entschuldigen oder etwas sagen würde, um Iya Bolu zu besänftigen. Sie sagte aber nichts.

»Nichts kann ein schönes Mädchen davon abhalten, ihre Nase in Bücher zu stecken, Aunty«, sagte ich schließlich und klopfte Iya Bolu auf die Schulter. Nachdem ich die Kunsthaare abgenommen hatte, winkte ich eine Mitarbeiterin heran, die Aunty Sadia die Cornrows aufdröseln sollte.

Ich schaute nach Sesan, der in einer Ecke des Salons in seinem Bettchen schlief, und fühlte kurz seinen Puls, um mich von dessen gleichmäßigem Rhythmus beruhigen zu lassen.

»Ich sage nur, dass das Harte süß ist, *abi*. Das gilt auch für Sie, ihre Mutter: Wenn es nicht süß gewesen wäre, wäre Ihre Tochter dann auf der Welt?« Aunty Sadia hatte sich umgedreht und lächelte Iya Bolu an. Viel mehr an Entschuldigung konnte man von Aunty nicht erwarten.

Iya Bolu schüttelte den Kopf. »Meine Tochter wird später mal Ärztin. Wenn es so weit ist, kann sie so viele harte Dinge genießen, wie sie will.«

»Okay, dann wird sie Ärztin, bevor die steifen Soldaten sie sich holen. Nicht dass noch die Welt untergeht, weil die Soldaten sie zuerst holen und sie dann Ärztin wird.« Aunty Sadia lachte und schlug Iya Bolu auf die Hand. »Wir sollten Gott immerhin danken, dass es einen nicht umbringt.«

Iya Bolu lachte jetzt auch. »Ein paar von uns wären tot, wenn es einen umbringen würde. Wir danken Gott dafür, dass der Stößel den Mörser nicht umbringt. Denn wenn er das täte, wie sollten wir uns dann an köstlichem, frisch gestampften Yam erfreuen?«

»Aber dieser Gott ist ein großer Gott-o. Du weißt ja, Iya Bolu, wenn das Ding schläft und weich ist, kann man es schon irgendwie ignorieren. Aber was, wenn es sich plötzlich aufrichtet?«, fragte Aunty Sadia, die von ihrem Stuhl aufstand und sich stramm hinstellte. »Und hart wird? Dann will ich Gott immerzu danken, dass er es so erschaffen hat.«

Iya Bolu klatschte in die Hände. »Es ist diese Härte, die den Wert ausmacht und das Markenzeichen ist, *o jare*.«

»*Abi*?« Aunty Sadia setzte sich wieder hin. »Was sollen wir mit einem weichen Stößel anfangen? Kann er Yam stampfen?«

Ihr Gerede war mir unangenehm. Ich dachte an das letzte Mal, dass Akin und ich miteinander geschlafen hatten, und hätte Aunty Sadia gern ein paar Fragen gestellt – sie schien mir von der Sorte Frau zu sein, die mir einen Klaps auf die Hand gegeben und mir ehrlich geantwortet hätte. Aber ich biss mir auf die Zunge, weil ich nicht zu den Frauen gehören wollte, die ihr Sexleben vor anderen Frauen in einem Friseursalon ausbreiteten.

Meine Mitarbeiterin war fertig mit Aunty Sadia. Ich ging zu ihr und steckte ihr einen Kamm ins Haar. »Wie hättest du es gern, Aunty?«, fragte ich sie.

»Warum ist dein Gesicht so verhärtet? Du isst doch nicht etwa den um Mitternacht gestampften Yam, *abi*?«

»Machen Sie sich keine Gedanken um sie – sie schaut nur so finster, als wäre sie noch Jungfrau«, sagte Iya Bolu und zeigte auf Sesans Bettchen, »aber wir haben den Beweis, dass sie eigentlich ganz gut weiß, wie es geht.«

»Aunty Sadia, wie willst du die Haare gemacht haben?«

Aunty Sadia starrte mich eine Weile an, in den Mundwinkeln zuckte noch immer ein Lächeln. Ihr Blick machte mich nervös, und ich befürchtete, dass sie nicht aufhören würde, über Sex zu sprechen.

»Okay«, sagte sie. »Nur flechten, einfach alles über den Hinterkopf nach hinten flechten.«

Dankbar für den Themenwechsel rieb ich ihr die Pomade ins Haar. Ich schob die Fragen beiseite, die ich ihr hatte stellen wollen, und fuhr ihr durch die weichen Haarlocken.

Sie lächelte in den Spiegel, als ich ihre Haare teilte. »Ich kenne Frauen wie dich. Nach außen hin geben sie die Jungfrau Maria, aber kaum ist die Schlafzimmertür zu, werden sie zu Feuer speienden Drachen.«

Ich biss mir auf die Unterlippe und sagte nichts.

23

Als Sesan gerade einen Monat im Kindergarten war, fuhr Akin mit ihm ins Krankenhaus, um ein paar Routineuntersuchungen durchführen zu lassen. Das war typisch Akin, genauso wie er an jedem von Sesans Geburtstagen Hunderte von Aktien für ihn kaufte oder ein Sparkonto für die Schulgebühren unserer Kinder angelegt hatte, auf das er seit unserer Hochzeit monatlich Geld einzahlte, oder wie er selbst die jährlichen Routineuntersuchungen beim Zahnarzt und Hausarzt wahrnahm. Darum war ich nicht überrascht, als mein Sohn nach Hause kam und mir stolz das nicht zu erkennende Einstichloch an seinem Finger zeigte, wo man ihm Blut abgenommen hatte. Er habe kein bisschen geweint, erzählte er, obwohl die Nadel, mit der ihn der Arzt gepiekt hatte, wehgetan habe. Ich küsste seinen Finger und sagte ihm, dass er der tapferste Junge auf der ganzen Welt sei. Dann verschwand er in Dotuns Zimmer, um auch dort ein bisschen zu prahlen.

Als die Untersuchungsergebnisse dann vorlagen, war Akin zu einer Reihe von Sitzungen in Lagos, die ihn über zwei Wochen beanspruchten. Darum fuhr ich ins Krankenhaus, um die Ergebnisse abzuholen. Diesen Hass auf Krankenhäuser hatte ich schon damals. Der

Geruch von Desinfektionsmittel, der einem noch in der Nase hing, nachdem man das Gebäude verlassen hatte. Die abscheulichen weißen Kittel, die die meisten Mitarbeiter trugen – weiß wie Totenhemden. Das Blut, das einem überall dort ins Auge stach, wo man am wenigsten damit rechnete. Die Schmerzensschreie und die Schreie des Verlusts, die durch die Gänge hallten. Ich wollte nicht hier sein.

»Madam, wo ist Ihr Mann?«, fragte Dr. Bello, bevor ich mich überhaupt hingesetzt hatte.

»Verreist. Er ist für zwei Wochen in Lagos«, sagte ich.

Das Büro bestand aus einem winzigen, nach Jod riechenden Zimmer.

»Genau genommen würde ich die Ergebnisse lieber mit ihm besprechen.«

»Was?«

»Ich sagte, ich würde –«

»Das habe ich gehört. Es geht hier um meinen Sohn, und Sie wollen mir die Testergebnisse nicht geben? Wie darf ich das verstehen?«

»Okay, Madam, bitte setzen Sie sich«, sagte er und rutschte auf seinem Stuhl zurück. »Aber bitte sagen Sie Ihrem Mann, dass er vorbeikommen soll.«

»Okay«, sagte ich. In diesem Moment war mir klar, dass er mir nicht alles erzählen würde.

»Also, Madam, zu Ihrem Sohn … was es mit den roten Blutzellen auf sich hat, wissen Sie, oder?«

Ich durchforstete mein Gedächtnis, versuchte, mich an den Stoff meines Biologieunterrichts zu erinnern. Ich erinnerte mich an den Biologielehrer Mr Olayia, dessen viel zu große Hosen ihm ein paarmal bis über die Knie gerutscht waren, was alle erheitert und den langweiligen Unterricht etwas aufgepeppt hatte. Aber an rote, grüne, blaue oder wie auch immer gefärbte Blutzellen erinnerte ich mich nicht. Ich schüttelte den Kopf.

»Die roten Blutzellen transportieren den Sauerstoff von der Lunge in den –«

»*Oga*, was ist denn, stimmt irgendwas nicht? Mit meinem Sohn?« Ich brauchte keinen Biologieunterricht. Außerdem schlug mein Herz so schnell, dass ich mir sicher war, ich würde sterben, wenn er nicht gleich zum Punkt kam.

»Haben Sie schon mal von der Sichelzellenkrankheit gehört?«

Mein Herz setzte aus. Mein Hirn setzte aus. Jedes einzelne Organ meines Körpers setzte aus. Ich bekam kaum noch Luft. »Ja.«

»Ihr Sohn hat die Sichelzellenkrankheit.«

»Nein«, sagte ich. »Oh Gott, nein.« In den folgenden vierundzwanzig Stunden sollte ich immer wieder diese Worte murmeln und flüstern.

»Es tut mir leid. Die Lage ist nicht aussichtslos. Sie müssen bestimmte Dinge wissen. Zunächst einmal müssen Sie Ihren Sohn zu umfassenden Untersuchungen zu uns bringen –«

Der Mund des Arztes bewegte sich weiter, formte Wörter, die meine Ohren verfehlten. Als er den Mund irgendwann schloss, stand ich auf und verließ sein Büro. Ich ließ mehrmals den Schlüssel fallen, bevor ich den Wagen öffnen konnte. Es war zwei Uhr nachmittags. Ich fuhr zur franziskanischen Grundschule, zu der auch ein Kindergarten gehörte, und holte meinen Sohn ab.

Er wollte allein zum Wagen laufen, aber ich trug ihn aus dem Gebäude und drückte ihn so fest an mich, dass er aufschrie. Trotzdem hielt ich ihn fest. Auf der Fahrt nach Hause schaute ich ihn immer wieder lange an, gefährliche Sekunden, in denen ich nicht auf die Straße achtete. Mit seiner noch trällernden Singsangstimme erzählte er irgendwas von der Vorschule. Er wirkte aufgeregt dabei. Er lachte, gestikulierte wild und zeichnete irgendwas in die Luft. Er hibbelte beim Erzählen auf seinem Sitz herum. Ich versuchte mitzubekommen, was er sagte, zu hören, weshalb er so aufgeregt war. Aber ich hörte nichts. Alles, was ich sah, war er. Die dreckigen Fingernägel, die kleinen Bäckchen mit den Grübchen, die gelben Shorts und das gelbe T-Shirt mit den Grasflecken darauf. Er war das hübscheste Kind der Welt. Ich wollte ihn mir am liebsten wieder in den Bauch stecken und ihn vor allem bewahren: vor dem Leben, vor den Krankenhäusern und vor weißen Hauben und Kitteln.

»Was ist mit dir, Momma?«, fragte Sesan, der mit dem Schlüsselbund vor meiner Nase wedelte. Er schaute verwirrt.

»Nichts«, sagte ich, als wir im Haus waren.

Ich machte ihm Mittagessen und half ihm bei den Hausaufgaben. Schaute ihm beim Fernsehschauen zu, kochte ihm Abendessen und steckte ihn in die Wanne. Saß auf dem Teppich. Schaute ihm weiter beim Fernsehschauen zu, bis er auf dem Wohnzimmersofa einschlief – weil es an diesem Abend keine feste Zubettgehzeit für ihn gab.

»Warum weinst du?«, fragte Dotun, der gerade erst gekommen war. Ich betastete meine Wangen. Erspürte die Tränen. Wie lange hatte ich schon geweint?

»Sesan wird auch sterben. Dotun, er stirbt.« Ein nervöses Lachen stieg in mir auf. Ich presste die Lippen zusammen, um es zu unterdrücken. Wenn ich jetzt lachte, das wusste ich, würde ich eine Ewigkeit lachen.

Dotun kam schnell zu mir, legte das Ohr an Sesans Brust und setzte sich stirnrunzelnd neben mich. »Es geht ihm gut.« Sein Atem roch nach Alkohol und Zigaretten.

»Er hat die Sichelzellenkrankheit.« Das Brodelnde in mir brach sich Bahn. Was kam, waren Tränen, nicht Gelächter. Ich konnte kaum noch sehen, kaum noch atmen. Alles, was ich hörte, war mein Schluchzen. Es übertönte Sesans leises Schnarchen. Aber ich musste dieses Schnarchen hören. Es war mein Leben. Ich kroch zum Sofa. Mein Schluchzen wurde immer lauter, und Tränen verschleierten mir den Blick. Ich konnte meinen Sohn kaum noch sehen. Mein Schluchzen verschlang Sesans Schnarchen, verschlang mich.

»Hab keine Angst. Es geht ihm gut.« Ich spürte Dotuns Hand im Nacken. Die mich streichelte. Mich beruhigte.

Spürte seinen Arm um meine Hüfte. Ich fiel tiefer und tiefer, ertrank in meinen Tränen.

Er war da, hielt mich im Arm und flüsterte, alles würde gut werden.

Ich küsste ihn, um das Wort »gut« zu verschlingen. Es ihm von den Lippen zu reißen und dort zu verstauen, wo man mir Olamide vom Nabel gerissen hatte. Ich wollte das Wort haben. Hatte es. Dann wollte ich mehr, brauchte mehr, verlangte sehnsüchtig nach mehr. Mehr, mehr, mehr.

Seine Zunge, seine Hände, wieder dieses Harte in mir.

Als er später erschlaffte, hatte ich immer noch nicht genug. Gierig verlangte ich mehr als je zuvor.

Dotun rollte von mir herunter. Ich kroch zum Sofa und legte meine Wange an die Wange meines Sohnes. Seine Augen waren geschlossen.

Hatte er alles mitbekommen? Wie hatte ich ihn all dem nur aussetzen können? Hatte er uns gesehen? Lieber Gott, bitte mach, dass er es für einen Traum hält. Bitte, Gott, bitte.

Nackt saß ich so bis zum Morgengrauen da, hörte das Schnarchen meines Sohnes und verabscheute die Frau, die aus mir geworden war.

24

Man hatte mir beigebracht, und davon war ich fest überzeugt, dass Bildung – und zwar die beste, die man für Geld bekam – das größte Geschenk war, das ich meinem Sohn machen konnte. Ich war bereit, Verzicht zu üben, wenn es nötig war, damit Sesan eine gute Ausbildung erhielt. Ich war ein Fan von Diplomen und anderen Abschlüssen und bewunderte die Menschen, die welche hatten. Je mehr, desto besser. Als es an der Zeit gewesen war, hatte ich meinen Sohn auf die beste Vorschule der ganzen Stadt geschickt, eine katholische Schule, an der er auch die Ehrfurcht vor Gott lernen würde.

An dem Tag nach seiner Diagnose wollte ich Sesan zu Hause im Bett behalten, wo ich ihn füttern, ihm Luft zufächeln und ihn einfach beobachten konnte. Es war mir egal, dass mein Sohn dann vielleicht nie wissen würde, wie viel eins und eins ergab. Es war nicht mehr wichtig, dass sein Englisch den für Ilesa typischen starken Akzent behalten würde, den auch einige seiner Onkel und Tanten nicht ablegen konnten. Es war mir egal, dass nie ein Ingenieur oder Anwalt oder ein Manager wie sein Vater aus ihm werden würde. Wenn er einfach nur am Leben geblieben wäre, hätte mir das genügt.

Irgendwann nachts hatte Dotun mir einen Wrapper

übergelegt und dann das Haus verlassen, ohne mir zu sagen, wohin er ging. Ich hatte auch nicht gefragt. Als das Sonnenlicht durch einen Schlitz zwischen den Vorhängen ins Zimmer drang, band ich mir den Wrapper über der Brust zusammen und weckte Sesan; es war Zeit, ihn für die Vorschule fertig zu machen. Ich hätte ihn am liebsten nicht aus den Augen gelassen, ließ ihn aber gehen an diesem Tag, weil eine Mutter nicht tut, was sie will, sondern was das Beste ist für ihr Kind.

Meine Hände zitterten am Lenkrad, als ich Sesan zur Vorschule fuhr. Vom Parkplatz aus beobachtete ich, wie er zu den anderen Kindern rannte, ohne sich auch nur einmal nach mir umzudrehen.

Ich fuhr zum Kreisel, stellte den Wagen vor dem Gerichtsgebäude neben dem Owa's Palace ab und betrat die Bibliothek. Unter all den Büchern fand sich kein einziger Band über Sichelzellen. Also las ich in Fachbüchern der Biologie. Las über Blut, rote Blutzellen und Hämoglobin. Ich las wieder und wieder dieselben Texte, bis es kurz vor zwei war und ich Sesan abholen musste. In dieser Nacht holte ich ihn wieder in unser Schlafzimmer. Er würde hier neben mir schlafen, damit ich gut auf ihn aufpassen konnte.

Dotun kam am Samstagabend zu mir, einem Abend, an dem er eigentlich mit Akins Mitgliedskarte auf ein paar Drinks im Ijesa Sports Club hätte sein sollen. Er klopfte nicht an, sondern kam einfach herein, als hätte er durch die Tür gesehen, dass ich, an die Wand gelehnt, im Bett saß. Seit der Nacht, in der er mir im Beisein meines schlafenden Kindes einen Orgasmus nach dem anderen bereitet hatte, hatte ich ihn nicht mehr gesehen. Sein Bruder war noch in Lagos, würde aber in ein paar Tagen zurück sein.

Dotun hatte blutunterlaufene Augen, durch die Rötung stach seine Iris hervor.

»Wir müssen reden«, sagte er vom Türrahmen aus.

»Bitte geh!« Ich wollte nicht mit ihm reden.

Er setzte sich neben meine Füße. Man sah, dass es ihm leidtat, er sich schuldig fühlte, ein bisschen Angst hatte. Er konnte mir nicht mal in die Augen sehen. Lieber starrte er mir auf die Stirn wie auf einen Bildschirm. Nie hätte ich geglaubt, dass ausgerechnet Dotun, der immer einen Spruch auf den Lippen hatte, so etwas wie Schuld empfand. Sicher meldete sich sein schlechtes Gewissen; schließlich war ich die Frau seines Bruders. Aber mit den herabhängenden Mundwinkeln wirkte er vielmehr, als würde er sich schämen. Scham war kein Gefühl, das ich je mit ihm verbunden hätte, weil er mit seinem coolen Grinsen, den lockeren Sprüchen und der Art, wie er sich in aller Öffentlichkeit an Nase und Eiern kratzte, immer über den Dingen zu stehen schien.

»Was wir getan haben –«

»Wird nicht noch mal passieren«, sagte ich.

»Ich will nur … ich weiß nicht, was da über mich … der Teufel … Akin –«

Ich hörte zum ersten Mal, dass Dotun einfach so den Namen seines Bruders sagte, nur den Namen, ohne die Ehre, die er seinem Bruder mit dem vorangestellten *bro* oder *brother* erwies. Nicht *brother mi*, nicht *egbon mi* oder *Bros* Akin – nur Akin, so als wären er und mein Mann irgendwann im Laufe dieser Woche zu Gleichaltrigen geworden, vielleicht in dem Augenblick, als Dotun mit mir auf dem Wohnzimmerteppich gelegen hatte.

Ich beugte mich vor und packte ihn am Kinn. »Dein Bruder wird nie davon erfahren.«

Seine Lippen bebten, und es sah aus, als würde er jeden Moment weinen. Ich verstärkte den Griff um sein Kinn, bis sich ihm meine Nägel in die Haut bohrten, und herrschte ihn an: »Hör auf zu zittern, *o jare*!«

Vielleicht war es das Schuldgefühl, das seine Zunge löste; das Bedürfnis, die Gier zu rechtfertigen, die in seinen Augen aufblitzte, als ich sein Kinn berührte; eine Art, das Verlangen zu entschuldigen, das er nur so schwer unterdrücken konnte. Vielleicht hatte er angenommen, dass ich längst wüsste, was er mir sagen wollte, die Geheimnisse schon kannte, die Akin vor mir verborgen gehalten hatte, während er sorgsam meine Unsicherheiten genährt hatte.

Ich wollte Dotun nicht glauben, hatte der Wahrheit aber nichts entgegenzusetzen, konnte seinen Worten nicht laut widersprechen und dastehen wie eine Idiotin. Dotun entschuldigte sich immer wieder. Ich lächelte und sagte, es sei schon okay. Dann hielt er endlich den Mund und schlich sich wie ein verurteilter Krimineller mit hängendem Kopf aus dem Zimmer.

Seine Worte hatten mich umgeworfen – ließen mich schwindlig und verwirrt zurück. Ich murmelte vor mich hin, was er gesagt hatte, versuchte, seine Sätze erneut zusammenzusetzen. Versuchte, sie mit dem Bild, das ich von meiner Ehe gehabt hatte, in Einklang zu bringen, dem Bild von meiner Beziehung zu Akin von dem Tag an, da ich ihn das erste Mal gesehen hatte. Wie ein schauriges Familienalbum blätterte sich die Vergangenheit vor mir auf, zeigte mir ein Familienfoto nach dem anderen und betonte, was für aller Augen zu sehen war. Dinge, die ich einfach nie hatte sehen wollen.

25

Akin lernte ich kennen, als ich in meinem vorletzten Jahr an der Universität in Ife war. Ich war an dem Abend in die Oduduwa Hall gegangen, um mir mit irgendeinem Jungen, der mir die Karte bezahlte und *suya* für mich kaufte, einen Film anzusehen. Mit diesem Jungen ging ich damals fast täglich aus.

Ich sah Akin schon in der Schlange an der Kasse. Er stand vor uns und lachte über etwas, das das Mädchen neben ihm gesagt hatte; seine Unterlippe leuchtete in einem dunklen Pink, das sich vom Braun seiner Haut abhob. Ich hatte Lust, seine Lippen zu berühren, um herauszufinden, ob er Lippenstift trug. Plötzlich stieg da aus der Tiefe ein Gefühl aus einer Ecke meines Körpers auf, von deren Existenz ich bis zu diesem Augenblick keine Ahnung gehabt hatte.

Während des Films saß ich nur einen Platz von ihm entfernt. Das Mädchen, mit dem er gekommen war, saß auf dem Stuhl zwischen uns, existierte aber nicht an diesem Abend, löste sich in Luft auf – nicht einmal der Stuhl zwischen uns existierte. Ich spürte Akins Nähe, als säße er direkt neben mir. Ich aß das *suya und* kaute ein scharf gewürztes Stück Fleisch nach dem anderen, ohne zwischendurch einen Schluck von der Limo zu trinken, die mein aufmerksamer Begleiter mitgebracht hatte.

»Wow, du bist echt taff. Mein Mund würde längst in Flammen stehen von dem ganzen Pfeffer«, hatte der Begleiter-Junge gesagt.

Ich warf ihm einen kurzen Blick zu, um ihm zu signalisieren, dass der Film anfing, und mich daran zu erinnern, wer er war und warum in aller Welt er mit mir redete. Ich versuchte, den Blick auf die Leinwand zu richten, schaffte es aber nicht. Akin zog mich an wie ein Magnet; es war unmöglich, seiner Anziehung zu widerstehen. Auch er beobachtete mich im gedämpften Licht der Leinwand. Immer wieder entzog ich mich seinem Blick aus Angst, in seinen Augen zu ertrinken. Der Film war viel zu schnell vorbei. Ich erhob mich und schleppte mich hinter dem Begleiter-Jungen her, dessen Name mir einfach nicht einfallen wollte, und hielt den Kopf gesenkt, damit ich Akin einen verstohlenen Blick zuwerfen konnte, ohne mich auffällig zu ihm umzudrehen.

Der Begleiter-Junge wollte noch in einen der Vortragssäle, um dort die Nacht über zu büffeln. Ich versicherte ihm, es sei nicht notwendig, dass er mich bis zu meinem Zimmer begleitete. Er machte sich auf den Weg in Richtung Kunstinstitut, und ich ging zurück zur Moremi Hall.

Akin kam mir nachgelaufen. Ich spürte seine Hand am Arm, als ich auf den Bürgersteig trat.

»Kann ich dich nach Hause bringen?«, fragte er.

»Willst du mich huckepack tragen?«

Er lachte. »Das würde ich gern. Mein Wagen steht da vorn an der Ecke. Ich kann damit herkommen, oder wir gehen ihn zusammen holen. Aber wenn ich dich lieber auf dem Rücken tragen soll, ist das auch okay.«

»Nein, danke.« Zwar hatte ich ihn den ganzen Abend über mit offenem Mund angehimmelt, aber noch war mir das Hirn dabei nicht herausgepurzelt. Es war nach Mitternacht, und er hätte auch irgendein Kidnapper sein können.

»Ich heiße Akinyele, aber eigentlich nennen mich alle Akin«, sagte er.

Aus irgendeinem Grund schlugen meine Füße plötzlich Wurzeln. »Yejide.« Er kratzte sich die Braue. »Ye-ji-de. Schöner Name.«

Ich war mit einem Mal unfähig, mehr als ein Wort am Stück hervorzubringen. »Danke.«

»Du hast sicher gemerkt, dass ich mich deinetwegen nicht auf den Film konzentrieren konnte.«

»Ach, und jetzt willst du dein Geld zurück?« Ah! Meine Stimme war wieder da.

Er grinste. »Geld will ich nicht, aber eine kleine Entschädigung wäre schon nett, *sha*. Ich wüsste gern deine Zimmernummer. Ich möchte dich wiedersehen. Dich besuchen.«

»Kommst du dann zusammen mit deiner Freundin?«

»Meine was? Ach so, Bisade. Sie war meine Freundin, ist es aber nicht mehr.«

Ich senkte den Kopf, um ein Lächeln zu verbergen. »Seit wann?«

»Seit ich dich gesehen habe. Seit eben.«

»Weiß Bisade das schon?«

Er kratzte sich an der Nasenspitze. »Noch nicht, aber bald.«

»F101 Moremi. Das ist meine Zimmernummer.« Mein Mund schien sich verselbstständigt zu haben.

Er rieb die Hände aneinander und lächelte. »Komm mit zu meinem Wagen«, sagte er.

Ich ging mit zu seinem Wagen, dem VW Käfer, der nach unserer Hochzeit mir gehören sollte. Er hielt mir beim Einsteigen die Tür auf.

»Du weißt hoffentlich, was man über einen Yoruba sagt, der seiner Frau die Tür aufhält?«, fragte er, als ich im Wagen saß.

»Was denn?«

»Na ja, wenn ein Yoruba seiner Frau die Wagentür öffnet, ist entweder die Frau neu oder der Wagen.«

»Oh«, sagte ich, als wäre ich völlig hohl.

»F101«, sagte er und stellte den Motor aus. Wir waren auf dem Parkplatz zum Studentenwohnheim Moremi Hall.

Ich nickte und versuchte, mich von seinen Lippen loszureißen, scheiterte aber grandios. Stattdessen spürte ich, wie ich leicht den Mund öffnete. Keiner von uns sagte ein Wort. Ich hörte mich durch den Mund atmen. Ich hätte seine Hand wegschieben können, als er sanft mein Kinn fasste und meinen Kopf anhob, bis sich unsere Blicke trafen und er mich schweigend um Erlaubnis fragte. Aber ich schob sie nicht weg. Seine Anziehungskraft war unglaublich. Und plötzlich spürte ich seine Lippen auf meinen.

Es war mein erster Kuss.

Natürlich hatte ich schon vorher den Speichel eines anderen Jungen geschluckt oder mir unangenehm die Lippen quetschen lassen und mich gefragt, warum an so vielen Stellen des Campus Leute unter Bäumen saßen und jeden Abend die Lippen des anderen bearbeiteten. Als ich Akins Lippen spürte, wusste ich, warum. Sie hielten die Zeit an. Seine Zunge neckte meine, bis auch sie mit ihr spielte. Als er sich zurückzog, wusste ich nichts mehr, weder wie ich hieß noch sonst irgendwas.

»Ich komme morgen vorbei«, sagte er.

Taumelnd stieg ich aus dem Wagen und die Treppe zur Moremi Hall hinauf.

Am nächsten Tag erschien er tatsächlich, saß auf meinem Bett und lehnte den Kopf nach hinten an die holzverkleidete Wand. Er sah aus, als wäre er hier zu Hause, so entspannt, als säße er jeden Tag zurückgelehnt auf meinem Bett. Ich fühlte mich seltsam. Er sagte nichts, schaute nur und lächelte verschmitzt. Mich drängte es, die Stille mit Worten zu füllen. Stille war für mich wie ein schwarzes Loch, das uns alle einsaugen konnte. Es war meine Aufgabe, dieses tödliche Loch mit Worten zu verhindern und die Welt zu retten. Ich erzählte ihm von mir, ohne dass er gefragt hatte. Er setzte sich aufrecht hin, beugte sich etwas vor und nahm jedes Wort auf. Es kam mir vor, als würde ich lauter Wahrheiten aufdecken.

Akin war ein guter Zuhörer und gab einem das Gefühl, dass das, was man sagte, wichtig, wenn nicht gar elementar war. Mit einem Mal war es zehn – viel zu schnell, aber zusammen mit den anderen männlichen Besuchern musste er das Wohnheim verlassen. Als ich ihn zu seinem Wagen begleitete, merkte ich, dass er gerade vier Stunden in meinem Zimmer verbracht hatte, ich aber außer seinem Namen noch immer nicht viel von ihm wusste. Trotzdem hatte ich irgendwie das Gefühl, ihn zu kennen.

Ich sollte lernen, dass Akin andere dazu brachte, sich zu öffnen, während er selbst sich geschickt verschloss. Er war die Art Mensch, den viele gern zum Freund hatten. Und viele dieser Leute kannten ihn nicht, wussten aber nicht, dass sie ihn nicht kannten. Das Wissen, dass Akin niemanden je ganz an sich heranließ, gab mir das Gefühl, etwas Besonderes zu sein.

Als wir uns immer näher kamen und plötzlich er mir vier Stunden am Stück von sich erzählte, kam es mir vor, als hätte man mich in den exklusivsten Club aller Zeiten eingeführt – einen Club, zu dem nur Dotun und ich Zutritt hatten. Ich sollte erst sehr viel später begreifen, dass Akin Stunden am Stück reden konnte, ohne irgendwas zu sagen, und es ihm dabei gelang, mir das Gefühl zu geben, ich würde zum engsten Kreis gehören.

Ich erzählte Akin von meinem Plan. Den Plan hatte ich mir schon an meinem ersten Tag auf der weiterführenden Schule zurechtgelegt. Iya Abike, die jüngste Frau meines Vaters und damals auch seine Lieblingsfrau, hatte mich in meiner neuen Schuluniform gemustert und gesagt, dass es sinnlos sei, dass ich zur Schule gehe, weil ich irgendwann sowieso als Hure enden würde wie meine Mutter, schwanger von einem Mann, der mich nie heiraten werde. Keine der anderen Frauen hatte widersprochen, und ich wusste, dass Iya Abike, gefestigt durch ihren Status als Lieblingsfrau, für sie alle geredet hatte und sich sicher war, dass sie einen Streit mit meinem Vater verhindern könnte, falls ich ihm davon berichten sollte. Bis dahin hatte ich immer vorgehabt, mich nach der weiterführenden Schule von der Friseurin vor Ort ausbilden zu lassen, beschloss aber in diesem Moment, dass ich studieren und bis zur Hochzeit Jungfrau bleiben und meinem Vater in meiner Hochzeitsnacht zum Beweis das blutbesprenkelte weiße Laken bringen lassen würde. Diese Tradition wurde schon damals nur noch von wenigen Menschen gepflegt, ich aber verspürte den Drang, sie hochzuhalten und es meinen Stiefmüttern unter die Nase zu reiben, wenn die Zeit gekommen war. In meinem Kopf glich der Plan einer Absichtserklärung, eine Bedingung, die ich vor jedem Mann, der mit mir zusammen sein wollte, offen darlegte, nach dem Motto *Friss oder stirb*. Aber bei Akin war es nur vorgeschützt. Auch wenn wir uns nur ein paarmal geküsst hatten, bevor er mich fragte, ob ich seine Freundin sein wolle, wusste ich schon, dass ich dem Pink seiner Lippen schutzlos ausgeliefert war.

Er willigte ein zu warten.

Das Warten war umsonst. Mein Vater verstarb kurz vor unserer Hochzeit. Meine Stiefmütter fanden eine Ausrede, um der kirchlichen Trauung fernzubleiben, auch wenn sie sich aus der traditionellen Hochzeit nicht herausnehmen konnten, weil sie auf dem Grundstück der Familie stattfand. Als ich nach dem Hochzeitsschmaus nach Hause zurückkehrte, um zu warten, bis die Vertreter von Akins Familie mich holten, war das Haus leer. Es war keine einzige weibliche Verwandte da, um mich nach Ilesa zu begleiten, keine jüngere Schwester, die mich in meiner ersten Nacht als verheiratete Frau begleitete. Ich fühlte mich nicht nur wie eine Waise, sondern so, als hätte ich überhaupt keine Familie.

An dem Abend, als Dotun ohne anzuklopfen in mein Zimmer kam und mir all das erzählte, was doch vor aller Augen stand und wofür ich blind gewesen war, bevor er dann wie ein verurteilter Krimineller mit hängendem Kopf das Zimmer verließ, fühlte ich dieselbe Einsamkeit wie an meinem Hochzeitstag.

Ich weckte Sesan.

»Erzähl mir von der Schule«, sagte ich.

»Muss ich schon in die Schule, Momma?«, fragte er noch ganz schläfrig.

»Nein, ich muss nur mit dir reden.« Ich musste seine Stimme hören; die Stimme des Menschen, der ganz mir gehörte, meines Sohns. Auf unabänderliche, nicht zu ersetzende Weise gehörte ich ihm. War seine Mutter. Ich kannte ihn, er konnte mich nicht betrügen, wie Akin es getan hatte. Er konnte mich nicht täuschen, und selbst wenn er gekonnt hätte, wäre ich immer noch sein gewesen.

»Ich will schlafen.«

»Komm her.« Ich zog ihn auf den Schoß und hielt ihn fest im Arm.

»Sag mal, wer in der Klasse ist dein Freund?«

»Lass mich in Ruhe«, sagte er protestierend und befreite sich mit überraschender Kraft aus meiner Umarmung. Er rollte auf die andere Seite des Betts und schlief sofort wieder ein.

Die Einsamkeit legte sich um mich wie ein Totenhemd.

26

An dem Tag, als Yejide mir erzählte, dass Sesan die Sichelzellenkrankheit habe, war ich in einem Hotelzimmer irgendwo in Ikeja. Hätte ich gekonnt, wäre ich sofort nach Ilesa zurückgefahren, aber für die Tage darauf waren wichtige Meetings angesetzt. Als Yejide sagte, dass Dr. Bello mich sprechen wolle, sobald ich zurück sei, nahm ich an, dass es ihm darum gehe, die Behandlungsmöglichkeiten mit mir durchzusprechen. Ich wusste nicht genug über die Krankheit, um die gleiche Angst zu verspüren, die ich am Telefon in Yejides Stimme gehört hatte. Ich glaubte fest an die Errungenschaften der Medizin und war überzeugt, dass man Sesan heilen konnte, wenn ich nur genug dafür bezahlte. Und ich war bereit, alles zu geben, was ich hatte.

Ich fuhr noch am Tag meiner Rückkehr ins Krankenhaus, um Dr. Bello zu sprechen. Machte gar nicht erst zu Hause halt, sondern steuerte direkt das Krankenhaus an. Als ich an seinem Büro eintraf, kam er gerade von der Station.

»Erinnern Sie sich an mich?«, fragte er, während er die Tür zum Büro aufschloss.

Ich versuchte mich zu erinnern, wo wir uns schon einmal begegnet waren, wusste es aber nicht. »Nein«, sagte ich und folgte ihm ins Büro, wo ich mich auf den mir zugewiesenen Platz setzte.

Er zog den Kittel aus und hängte ihn über die Rückenlehne seines Stuhls. »Ich habe im letzten Jahr einen Kredit bei Ihrer Bank aufgenommen; Sie haben mir dabei sehr geholfen«, sagte er. »Sie erinnern sich wirklich nicht?«

»Leider nein«, sagte ich.

Er krempelte sich die Ärmel hoch. »Nichts für ungut, kein Problem. Ihre Frau hat mir gesagt, dass Sie in Lagos waren. Wie war die Reise?«

»Bestens, sehr gut. Nett, dass Sie fragen.«

Er holte tief Luft. »Ich nehme an, Ihre Frau hat Ihnen schon gesagt, dass Sesan die Sichelzellenkrankheit hat?«

Ich nickte und wartete, dass er mir sagte, was zu tun war, mir Informationen an die Hand gab und eine Liste mit Regeln, an die wir uns halten konnten.

»Ich komme gleich zum Punkt. Sir. Ich glaube, Sie sollten dringend mit Ihrer Frau sprechen.« Er nahm die Brille ab und putzte die Gläser mit einem Taschentuch. »Die Ergebnisse der Genotypisierung Ihres Sohnes weisen einige … ähm, Unstimmigkeiten auf.«

Ich rutschte auf dem Stuhl ein wenig vor, konnte kaum erwarten, dass er weitersprach, und stellte mir für einen wunderschönen kurzen Moment vor, er hätte seit Yejides Besuch einen Fehler entdeckt und würde mir gleich sagen, dass unser Sohn kerngesund war.

»Zunächst möchte ich Ihnen erklären, wie das mit der Sichelzellenkrankheit funktioniert. Es ist eine Erbkrankheit, und das Kind hat sie nur dann, wenn beide Eltern mindestens Träger einer Anlage für ein krankmachendes Gen sind. Nehmen wir also mal an, Ihre

Frau ist AS, was bedeutet, dass sie Trägerin nur einer Anlage für ein krankmachendes Gen ist, weshalb sie selbst die Krankheit nicht hat, weil sie auch eine gesunde Anlage hat. Das heißt, dass Ihre Frau die Anlage für ein krankmachendes Gen an ihre Kinder vererben kann, ihre Kinder die Krankheit aber nur dann haben, wenn der andere Elternteil, der Mann, auch Träger einer Anlage für ein krankmachendes Gen ist. Es braucht also zwei Menschen mit dem AS-Genotyp oder eine Person mit dem AS-Genotyp und eine mit dem SS-Genotyp, bevor auch nur ein Kind mit SS dabei herauskommt. Können Sie mir so weit folgen?«

Ich nickte.

»Jetzt komme ich also zu der Unstimmigkeit, von der ich gerade sprach. Als Sesans Testergebnisse aus dem Labor eingetroffen sind, habe ich einen Blick in Ihre Akten geworfen und Folgendes entdeckt: Nur Ihre Frau hat den AS-Genotyp, Sir. Sie haben AA, was bedeutet, dass Ihr Kind niemals die Sichelzellenkrankheit haben könnte, Sir. Ich gebe Ihnen diese Information von Mann zu Mann, weil Sie mir so sehr geholfen haben mit dem Kredit. Verstehen Sie, was ich meine? Ich bin mir absolut sicher, dass Sesan nicht Ihr Sohn ist.«

Meine Glieder erschlafften. Ich schlug die Hände vors Gesicht und suchte nach einem Gesichtsausdruck, mit dem ich dem mitleidig schauenden Arzt gegenübertreten konnte.

»Sind Sie sich sicher?«, sagte ich. »Sind Sie sich absolut sicher? Soll das heißen, meine Frau hat mich betrogen? Ist es das, was Sie mir sagen wollen? Ist das Ihr Ernst? Oh Gott! Ich bring sie um, ich schwör's.« Ich schrie, so laut ich konnte, und schlug mit der Faust auf den Tisch.

»Beruhigen Sie sich, Sir, Sie müssen das jetzt nehmen wie ein Mann, okay? Bitte beruhigen Sie sich. Seien Sie ein Mann, Sir. Seien Sie ein Mann.«

Ich gab mir große Mühe, vor Mr Bello reichlich wütend zu wirken. Ich verhielt mich so wie ein Mann, der erfahren hatte, dass ein Kind nicht von ihm war, sich meiner Meinung nach verhalten würde. Ich hämmerte gegen die Wand, schrie herum und knallte beim Verlassen des Büros die Tür.

Dabei wusste ich, dass Sesan mein Sohn war. Ich liebte ihn. Ich sorgte für seine Zukunft, hatte Aktien für ihn gekauft. Oft dachte ich an den Tag, an dem ich ihm seine erste Flasche Bier kaufen würde. Ich konnte es kaum erwarten, ihm im Sports Club das Tischtennisspielen beizubringen. Mir war klar, dass ich all das tun würde und niemand sonst. Es gibt Dinge, die wissenschaftliche Tests nicht abbilden können, zum Beispiel, dass Vaterschaft mehr ist als nur eine Samenspende. Ich wusste, Sesan war mein Sohn, und daran würde kein Testergebnis etwas ändern.

Außerdem wusste ich längst, dass Dotun der Samenspender war. Genau so betrachtete ich, was er für mich getan hatte – als Samenspende. Ich wusste, dass Dotun nie Anspruch darauf erheben würde, Sesans Vater zu sein, was auch der Grund war, dass ich mich an ihn wandte, als ich endlich akzeptiert hatte, dass nur ein anderer Mann meine Frau schwängern konnte.

»Brother *mi*? Bist du völlig übergeschnappt?«, sagte Dotun, als ich ihm von meinem Plan erzählte.

»Du musst nur übers Wochenende zu uns kommen. Nächstes Wochenende hat sie ihren Eisprung.«

»Und Yejide? Ist sie damit einverstanden?« Er sah

aus, als würde er sich jeden Moment auf den grünen Wohnzimmerteppich übergeben.

»Ja.« In Wahrheit wusste Yejide nichts von meinem Plan. Ich wollte einfach nur, dass er zustimmte, damit ich ins Bett gehen und das Gespräch vergessen konnte.

Er erhob sich, stellte sich ans Fenster und starrte in die schwarze, sternenlose Nacht hinaus, die auch nicht durch Straßenlampen erleuchtet war. Ich konnte sein Gesicht nicht richtig sehen, die Kerze auf dem Wohnzimmertisch brannte nur noch schwach.

»*Brother* Akin ... bei allem nötigen Respekt-o, aber was du da redest, ist völliger Quatsch. Was wenn? Nein, nein, ich kann das nicht machen. Ich mache es nicht. Es ist nicht richtig.« Er drehte sich zu mir um, als er das sagte, und gestikulierte wild in der Luft, wie er es immer tat, wenn er aufgewühlt war.

Mir war nach Lachen zumute. Dotun und *nicht richtig*? Nicht zu fassen. Er hatte gleichzeitig etwas mit einer Frau und ihrer Tochter gehabt. Er hatte eine ganze Reihe Freundinnen nebenbei; eine davon war sogar die Kollegin seiner armen Frau. Und ausgerechnet er sagte, es sei nicht richtig?

»Ich bitte dich nicht, sie zu vergewaltigen, verdammt. Schlaf einmal mit ihr, mach ihr ein Kind, und dann ist gut. Ich habe dir meine Probleme anvertraut. Muss ich erst betteln?«

»Was du verlangst, ist Frevel. Sie ist deine Frau. Scheiße, Mann, deine Frau. Du willst, dass ich mit der Frau meines Bruders schlafe? Auf keinen Fall. Das muss anders gehen.«

»Dotun, du bist der Einzige, den ich darum bitten kann. Du bist der einzige Bruder, den ich habe. Soll ich etwa einen Fremden fragen?«

Er ließ sich an allen möglichen Oberflächen aus: seinen Oberschenkeln, den Wänden, dem Fernsehbildschirm. Es überraschte mich, dass Dotun doch so etwas wie ein Gewissen besaß. Ich hatte nicht damit gerechnet, dass er in Freudengeschrei ausbrechen würde, aber dass er so zerrissen und angsterfüllt reagieren würde, hatte ich nicht erwartet. Aber wovor hatte er Angst? Er war doch Dotun.

»Und wenn sie schwanger wird, willst du dann nicht noch ein zweites Kind?«

»Wenn wir es gut planen, brauchen wir nur ein Wochenende pro Kind. Und wenn alles bleibt, wie es ist, können wir es bei drei Kindern belassen.«

Dotun schaute mir in die Augen, prüfte meinen Blick und schlug auf den Sessel. »Du hast alles schon geplant. Du hast alles schon lange geplant.« Seine Stimme war ein einziger Vorwurf.

»Ich tue es für sie.«

»Trotzdem, ich kann nicht. Vielleicht ist es besser, du fragst einen Fremden.«

Warum erzählte ich ihm die Geschichte? Vielleicht wusste ein Teil von mir, dass Yejides Schmerz ihn umstimmen konnte. Vielleicht hatte ich an den Umarmungen und Blicken, die immer etwas zu lang waren, gespürt, dass die Geschichte auch anders hätte ausgehen können, wenn mein Bruder Yejide vor mir kennengelernt hätte. Vielleicht wusste ich schon damals, dass Dotun, ohne dass er es sich je eingestanden hätte, Angst hatte, dass es mit Yejide niemals nur Sex sein könnte, weil ein Teil von ihm sie immer gewollt hatte.

Ich erzählte ihm von dem Wunderbaby, von dem Anruf aus dem Krankenhaus, der Leiterin des Geburtsvorbereitungskurses, die mich am Telefon angefleht hatte, meine Frau abzuholen, erzählte ihm von dem Tag, als ich zum Geburtsvorbereitungskurs fuhr, beschrieb den verletzten Blick in Yejides Augen, als ich versuchte, sie aus dem Kurs zu geleiten, erzählte, wie sie sich an einem Metallgriff auf dem Krankenhausflur festhielt und auch nicht losließ, um sich den Wrapper wieder umzubinden, der aufgegangen war, als ich versucht hatte, sie wegzuziehen. Ich erzählte so lange, bis er sie nur noch bekleidet mit der Ankara-Bluse und dem durchsichtigen Unterrock vor sich sah, den Wrapper am Boden liegend wie die zurückgelassene Haut einer Schlange. Ich erzählte ihm, dass sie sich nicht wegbewegen ließ, bis der Geburtsvorbereitungskurs zu Ende war und die schwangeren Frauen nach Hause gingen und ein paar von ihnen an ihr vorbeihasteten, während andere kehrtmachten, als sie sie sahen, um einen anderen Weg zum Ausgang zu nehmen.

»Du meinst, sie wird verrückt?«, fragte er.

»Sie ist bei einem Psychiater. Im Moment geht es, aber es kann gut sein, dass sie morgen aufwacht und behauptet, ihr sei übel, weil sie schwanger ist.«

»Ich kann nicht!« Er stand auf und trat wieder ans Fenster.

»Dotun, ich spreche davon, dass du Sex mit meiner wunderschönen Frau Yejide haben sollst.« Ich schluckte. Es fühlte sich an, als würde ich eine eiserne Faust in meinen Rachen zwingen.

Mein Bruder verlagerte das Gewicht von einem Fuß auf den anderen. An der Art, wie er die Hüfte reflexartig in Richtung Fenster bewegte, sah ich, dass er gedanklich schon in unserem Schlafzimmer in Ilesa war und meine Frau fickte.

»Was du verlangst, ist Frevel.«

»Dann sag mir, was ich tun soll.«

»Brother *mi*, weiß Yejide, dass du hier bist?«

»Sie weiß, dass ich in Lagos bin. Dotun, warum ziehst du das Gespräch unnötig hin? Warum wäre es anders als bei all den anderen Mädchen? Es ist höchstens fünfmal Sex, und das war's.«

»Es wäre nur Sex.« Er sagte es langsam, als wollte er die Wahrheit der Worte testen, indem er sie laut aussprach.

27

Akin war verärgert über Sesan in unserem Bett, Diagnose hin oder her.

»Ich will dich einfach anfassen können, wann ich will und wie ich will. Und dieses Kind ist so groß, dass es wissen wird, was wir machen«, sagte er.

Ich wollte ihm ins Gesicht lachen. Was wir machen?

»Für uns zählt jetzt nur noch Sesans Gesundheit, nicht irgendwelches Anfassen«, sagte ich.

Akin schmollte, aber das war mir egal. Ich wollte nie wieder von ihm angefasst werden. Seine Enttäuschung riss die Wunde in mir auf, aber ich hatte nicht die Zeit, mich darum zu kümmern oder ihn damit zu konfrontieren. Sesan brauchte mich, brauchte alles von mir, was ihn bestärken würde, am Leben zu bleiben. Mich jetzt mit Akin über das zu streiten, was Dotun mir offenbart hatte, wäre nichts als verschwendete Energie.

Nach Sesans Diagnose pulste das Adrenalin wie wild in meinem Blut. Ich verbrachte die Tage damit, die Artikel zu lesen, die ich mir aus den medizinischen Fachzeitschriften von Sesans Arzt zusammenkopiert hatte. Mein Kopf war voll mit Bildern von Hämoglobin und sichelförmigen Zellen. Ich lernte, wie ich mit einem Fieberthermometer Sesans Körpertemperatur messen konnte und überlegte sogar kurz, eine Ausbildung zur Krankenschwester zu machen. Was mich davon abhielt, war nur, dass ich dann kaum noch Zeit gehabt hätte, mich auch wirklich um meinen Sohn zu kümmern. Nachts wachte ich oft schweißgebadet auf und konnte mich nicht erinnern, welche Albträume mich hatten hochschrecken lassen. Nach ein paar Monaten konnte ich wieder atmen. Sesan war so fit wie immer, baumelte noch immer kopfüber vom Geländer und rannte wie ein Irrer durchs Haus. Auch in der Schule kam er gut mit, wurde Zweitbester seiner Klasse.

Die erste Krise nahm mir den Atem. Sesan erzählte etwas von Kopfschmerzen, als er aus der Schule kam. Ich verabreichte ihm Paracetamol-Saft und legte ihn zum Schlafen aufs Wohnzimmersofa. Als ich ihn zum Abendessen wecken wollte, reagierte er nicht.

Während wir im Auto saßen und Akin uns ins Krankenhaus fuhr, flehte ich Gott um Hilfe an. *Bitte, bitte, bitte*, bettelte ich. Schlüssigeres brachte ich nicht zustande. Der Wagen raste weiter und weiter. Irgendwo in meinem Kopf saß ein böser Dämon, der mir einreden wollte, dass wir nicht auf das Krankenhaus zufuhren, sondern uns immer weiter von ihm entfernten.

»Schneller, schneller. So fahr doch! Sind wir hier denn überhaupt richtig?«, schrie ich Akin an.

Ich drohte Sesan: »Wenn du stirbst, bring ich dich um.«

Noch ehe Akin den Wagen richtig zum Stehen gebracht hatte, stolperte ich hinaus und rannte mit meinem Sohn zum nächstgelegenen Gebäude.

Eine Krankenschwester versuchte, mir Sesan abzunehmen. Noch immer schreiend, hielt ich ihn fest.

»Lass ihn los«, sagte Akin.

Ich überließ ihn der Krankenschwester. Ein Mann

vom Sicherheitspersonal versperrte uns den Weg, als wir ihr folgen wollten. Ich schrie ihr Drohungen hinterher. Schrie, was ich mit ihr machen würde, wenn meinem Kind irgendwas passierte. Ich ging den Flur auf und ab. Ich war allein. Akin füllte irgendwelche Aufnahmeformulare aus. Wieder flehte ich Gott um Hilfe an. Dann drohte ich auch ihm: *Wenn du ... wenn mein ... dann ... und ob ich das werde, verlass dich drauf*. Ich hasste Gott in diesem Augenblick. Ich wünschte, ich könnte Gott sehen und ihm das Herz herausreißen. Was hatte ich ihm nur getan? Verdiente ich denn nicht auch ein kleines bisschen Glück? Erst meine Mutter, dann Olamide, jetzt Sesan.

Die Tage krochen dahin, jede Minute hoffnungsschwer, jede Sekunde ein ängstliches Zittern. Moomi kam ins Krankenhaus und saß die ganze Nacht bei mir. Bevor sie am nächsten Morgen ging, erinnerte sie mich daran, dass ich stark sein müsse, weil ich eine Mutter war. Ich saß an seinem Bett; beobachtete ihn, wartete, suchte nach irgendeinem Zeichen, das mir sagte, dass er beschlossen hatte, zu mir zurückzukehren. Aber da war kein Zeichen. Ich hatte Angst, ihn zu berühren, Angst, dass meine Berührung ihn zu sehr anstrengen und er für immer von mir fort ins Unbekannte gleiten würde. Am dritten Tag kniete ich neben ihm und sagte murmelnd ein Gebet für ihn auf, das nur ich hören konnte: *Saanu mi, malo, Omo mi, joo nitori Olorun. Saanu mi. Duro timi. Hab Erbarmen mit mir, geh nicht, ich bitte dich. Bleib bei mir.* Ich rannte zur Toilette und zurück. Ich aß nicht. Duschte nicht.

Am sechsten Tag wachte er auf. Als Sesan erwachte, rief ich nach der Ärztin, obwohl sie im Krankensaal nur ein Bett weiter stand.

»Mummy stinkt.« Das war das Erste, was mein Sohn sagte, als er wieder zu sich kam. An diese zwei Worte erinnere ich mich bis heute.

*

Eine Woche nach Sesans Entlassung kam meine Schwiegermutter zu Besuch. Akins Begrüßung wischte sie einfach beiseite; als ich ihr etwas zu trinken anbot, schüttelte sie den Kopf.

»Das ist *Abiku*«, sagte Moomi, kaum dass sie sich hingesetzt hatte. »Ich habe über die Krankheit des Jungen nachgedacht, seit ich ihn im Krankenhaus gesehen habe.«

»Es ist einfach eine Krankheit, Moomi. Es gibt einen Namen dafür und eine Behandlung. Es ist nicht *Abiku*«, sagte Akin.

Moomi schnarchte. »Gibt es ein Heilmittel? Können sie ihn davon heilen?«

»Sie können die Krankheit behandeln«, sagte Akin.

»Haben sie ein Heilmittel? Nein! Siehst du. Du schüttelst den Kopf. Das heißt, es ist *Abiku*. Zu meiner Zeit habe ich viele von ihnen gesehen. Und genauso ist es jetzt auch. Hör zu, diese Kinder haben ihrem Geistervolk versprochen, jung zu sterben. Und glaub mir, ihre Verbindung mit der Geisterwelt ist stärker als Stahl. Du glaubst, deine Krankenhäuser können dir helfen? Nein! Wir müssen etwas tun.«

Akin legte die Hand an die Stirn, als bekäme er Migräne. »Es ist nur eine Krankheit, Moomi. Und man kann sie behandeln, von Geistern kann keine Rede sein.«

»Du magst auf einer weißen Schule gewesen sein

und ich nicht, aber wir haben genug wie dich von dieser Art von Schule gesehen, um zu wissen, dass das, was man in der Schule lernt, nichts mit Weisheit zu tun hat, sondern bei den meisten von euch zu Dummheit führt, sodass man sich mit einer Behandlung begnügt, obwohl es Heilung gibt.«

»Moomi, nennst du mich gerade einen Dummkopf?« Ich sah, dass Akins Gereiztheit in Verärgerung umschlug.

Moomi warf ihm einen funkelnden Blick zu, der lautstark »Ja!« sagen sollte, und wandte sich an mich.

»*Jare*, meine Tochter, rede mit mir. Wie denkst du darüber? Findest du auch, dass wir die Hände in den Schoß legen und den Ärzten dabei zuschauen sollten, wie sie behandeln, was sie nicht heilen können, obwohl wir einen anderen Weg einschlagen könnten? Einen anderen Weg, meine Tochter! Alle Welt weiß, dass es viele Wege gibt, die uns zum Markt führen. Aber der weiße Mann hat manche von euch getäuscht und ihnen eingeredet, sein Weg sei der einzig wahre.« Sie unterbrach sich kurz und funkelte Akin an, der zur Decke starrte. »Manche waren dumm genug, ihm zu glauben, statt sich selbst ein Bild zu machen. Möge Gott sie beschützen.«

»Sag, was du willst, Moomi«, sagte Akin, »aber wir bringen meinen Sohn ganz sicher nicht zu einem deiner Betrüger.«

»Schau dir diesen Akin an, der mit jedem Wort beweist, dass er keine Ahnung hat, was es bedeutet, schwanger zu sein. Liebe Tochter, hör nicht auf ihn-o. Du allein entscheidest, denn nur du weißt, was es heißt, auf Knien zu gebären. Glaubst du, unser Volk sagt einfach nur, dass kein Gott ist wie eine Mutter? Natürlich glaubst du das. Heutzutage weiß keiner mehr, wie unsere Sprichwörter eigentlich vollständig lauten. Iya Sesan, spitze die Ohren, und höre dir das ganze Sprichwort an: *Kein Gott ist wie eine Mutter, denn keiner ist so für ihr Kind da wie sie, wenn das Kind leidet.* Du triffst die Entscheidungen für deinen Sohn, nicht dieser Akin, der *Abiku* mit einer Spritze heilen will.«

In dem Moment kam Dotun mit einer Alkoholfahne herein. »Moomi! Hier steckst du!«

Sesan hatte sich aus den Armen seiner Großmutter befreit und war von ihrem Knie gerutscht. Er zog an meinem Kleid: »Was ist *Abiku*?«

»Ein Spiel«, sagte ich.

»Können wir *Abiku* spielen?«

»Nein, es ist ein gemeines Spiel«, sagte ich.

Dotun hüpfte um Moomi herum und sang Kinderlieder: »*Baa baa black sheep, Baa baa black sheep.*«

»Warum blökt mein Sohn wie ein Schaf?«, fragte Moomi.

»Er singt ein Lied. Ein englisches Lied«, antwortete Akin.

Moomi seufzte und schüttelte den Kopf.

»Ich kann springen wie ein Frosch. Ich kann springen wie ein Frosch!« Diesmal sang Dotun auf Yoruba, und Moomi brauchte keinen Dolmetscher.

»Akin, schau mich nicht so an. Kümmere dich um deinen Bruder.«

Obwohl mein Mann nichts Neues zu sagen hatte, riss er sich zusammen und lenkte das Gespräch von Sesans Gesundheit hin zu Dotuns Arbeitslosigkeit und erzählte, was Dotun alles tat, um wieder Arbeit zu finden, und was er alles noch tun würde.

Dotun sprang wie ein Kind durch unser Wohnzimmer und sang alle möglichen Kinderlieder. Sesan hüpfte hinter ihm her und sang mit.

»*Who is in the garden? A little fine girl. Can I come and see her? No. No. No*!«

Dotun blieb vor mir stehen und zog mich, betrunken wie er war, vom Stuhl hoch und an sich und grapschte mir an die Brust. Ich versuchte, mich loszureißen, aber er hielt mich fest.

Akin stieß ihn weg, und Dotun plumpste lachend in einen Sessel.

»Ah, Frevel!« Moomi schrie und legte sich die Hand auf die linke Brust, als wollte sie verhindern, dass ihr das Herz heraussprang.

»Das ist der Alkohol«, sagte Akin.

»Liebe Tochter, sei nicht wütend auf ihn, bitte«, sagte Moomi.

»Sie ist nicht wütend. Es ist der Alkohol, hab ich recht?!«, fragte mich Akin. Um seinen Kiefer zuckte ein Muskel, als würde er sich auf die Zähne beißen. Seine Hände waren zu Fäusten geballt, und die Venen traten hervor. Obwohl seine Mutter etwas zu ihm sagte, hielt er meinen Blick. Er wartete auf eine Antwort, auf meine Versicherung, dass es wirklich nur der Alkohol gewesen war. Ich ließ mich auf einen Stuhl sinken, dachte, dass er kein Recht habe, wütend auf mich zu sein, nicht, wenn es stimmte, was Dotun mir erzählt hatte. Aber ich hatte nicht genug Kraft, um mir Gedanken über Akins Gefühle zu machen. Für mich zählte nur Sesan. Mein Sohn war alles, was mir noch blieb.

28

Ich holte ihn auf der Krankenstation der franziskanischen Schule ab. Eine der Krankenschwestern war zugleich auch Nonne. Sie begleitete mich ins Krankenhaus, hielt meinen Sohn und flüsterte Gebete, die ich nicht kannte. Die einzigen Zeilen, die ich zuordnen konnte, gehörten dem Vaterunser:

Vater unser im Himmel,
geheiligt werde dein Name –

Schon bald wurden ihre Worte von seinem Aufstöhnen übertönt. Er wand sich, als versuche er, seinem Körper zu entfliehen. In seinem Stöhnen war zu viel Schmerz für ein so kleines Menschenkind. Als wir endlich in die Straße zum Wesley Guild einbogen, war er heiser. Die Nonne folgte mir mit Sesan auf dem Arm, als ich schon vorrannte. Die diensthabende Schwester erkannte mich und wies uns sofort ein Bett zu. Die Nonne blieb bei uns und sprach am Fußende ihre Gebete:

Dein Reich komme, Dein Wille geschehe,
wie im Himmel so auf Erden.
Unser tägliches Brot gib uns heute –

Ich stand so dicht am Bett, wie ich konnte. Ich wollte den Klang seiner Stimme in mich aufnehmen und den unbeschreiblichen Schmerz aufsaugen, der darin lag. Viel zu oft hatte ich den Schmerz gehört. Er hatte mir den Verstand geraubt und mich bis in den Schlaf verfolgt. Sesan hatte sich mit geschlossenen Augen zu einer Kugel zusammengerollt, an die der Arzt und die Schwester jetzt heranzukommen versuchten. Er wimmerte. Sagte immer wieder: »Mo-mma. Mo-mma. Momma.« Jede Silbe bohrte sich mir wie ein Nagel ins Herz. Und ich wollte nichts sehnlicher, als seinen Schmerz zu stoppen. Aber ich konnte nicht.

Und vergib uns unsere Sünden –

»Mrs Ajayi … Mrs Ajayi, bitte halten Sie seine Hand.«

Ich rückte noch näher ans Bett heran. Benommen vor Schmerz packte Sesan meine Hand, zerquetschte sie fast. Ich war froh über den Schmerz in der Hand, wusste ich doch, dass es nur ein Bruchteil dessen war, was er an Schmerz ertragen musste. Ich hoffte, dass er, wenn er mich festhielt, seine Qualen auf mich übertragen und sich von ihnen befreien konnte.

An dieses eine Mal erinnere ich mich deshalb so genau, weil uns die Nonne ins Krankenhaus begleitet hatte. Sesan wurde damals so oft ins Krankenhaus eingeliefert, dass es schwerfiel, die Besuche noch auseinanderzuhalten. Durch die Nonne in ihrem beigefarbenen Gewand sticht dieses eine Mal hervor. Kurz darauf bat der Arzt die Nonne und mich, doch draußen Platz zu nehmen, und so schlossen wir uns der Gruppe der sitzenden oder umherlaufenden Verwandten an, den Leidensgenossen im Tal der Todesschatten, die wie wir darauf warteten, von jemandem in Weiß über ihr Schicksal unterrichtet zu werden.

Die Nonne nahm meine Hand, führte mich zu einer Holzbank und setzte sich neben mich. Und so harrten wir aus; die Nonne betete, und ich fragte mich, was mein Anteil an allem war. Es schien unmöglich, dem Gefühl der Schuld an Sesans Krankheit zu entkommen, und ich versuchte es gar nicht erst. So wie die Dinge lagen, war ich zur Hälfte schuld an seinen Schmerzen. Ich hatte ihn krank gemacht. Ich hatte ihm das krankmachende Gen vererbt; die fehlerhafte Anlage war durch meinen Körper in seinen gelangt. Ich wich der Verzweiflung nicht aus, versteckte mich nicht vor dem Schmerz – es war nur gerecht, dass ich erdulden musste, was ich verursacht hatte.

Ich wehrte mich gegen den Gedanken, dass er sterben würde. Gab Sesan nicht auf, hielt im Herzen an ihm fest. Ich redete mir ein, dass er das alles überleben würde – den Schmerz, der ihn schreien ließ, bis er heiser war, die Spritzen und Schmerzmittel, die in seinen Körper gepumpt wurden. Nie wünschte ich mir, dass ihn der Tod endlich von seinem Leid erlöste. Ich betete immer nur, dass er das alles überstehen und weiterleben sollte. Die Ärzte hatten gesagt, dass manche Menschen trotz Sichelzellenkrankheit ein langes und erfülltes Leben führten, und was mich betraf, sah ich nicht ein, warum mein Sohn nicht einer von ihnen sein sollte.

Ich redete mir ein, dass er leben würde, weil er es verdiente, es wollte, so tapfer war und trotz allem diesen gewaltigen Lebenshunger hatte. Aber auch, weil ich schon wusste, dass ich es nicht ertragen würde, noch einmal ein Kind zu verlieren – ich konnte nicht einmal daran denken. Ich würde den Verlust nicht überstehen.

In den zwei Wochen, die Sesan im Krankenhaus verbrachte, besuchte ihn die Nonne jeden Tag. An dem Tag, an dem er endlich entlassen wurde, wollte Akin ihn hinaustragen, aber er sprang ihm vom Arm und flitzte zum Wagen. Er lachte und streckte die Arme aus, um einen roten Schmetterling zu fangen, der vor ihm flog.

29

»Mr Ajayi. Sie sind doch Mr Ajayi, oder? Okay, gut«, sagte der Arzt. »Er spricht jetzt auf die Behandlung an, in ein oder zwei Stunden können Sie sicher zu ihm. Ich gebe Ihnen dann Bescheid. Bitte entschuldigen Sie mich.«

Ich ging zurück in den Gang, in dem Yejide und ich auf einer Bank gesessen hatten. Sie lief auf und ab, hielt sich den großen, runden Bauch.

»*Oya*, komm, setz dich. Es ist alles gut.« Ich legte ihr den Arm um die Schulter und führte sie zur Bank. »Ich habe gerade einen von Sesans Ärzten getroffen, als ich von der Toilette gekommen bin. Er sagt, Sesan spricht auf die Behandlung an. Wir können schon bald zu ihm. Also entspann dich, okay?«

»Gott sei Dank«, sagte sie seufzend und schlug mir gegen die Brust. »Das Baby hat sich wieder bewegt, als du weg warst.«

Ich legte ihr die Hand auf den Bauch.

Sie kicherte. »Tut mir leid, sie hat schon wieder aufgehört.«

»Wie gemein.« Wir rückten näher zusammen, um einem alten Mann neben uns Platz zu machen. »Fahr doch nach Hause, um etwas zu frühstücken. Ich warte hier.«

»*Lai lai*. Auf keinen Fall. Ohne meinen Sohn gehe ich nirgendwohin.«

»Ihm geht's gut, mach dir keine Sorgen. Du musst was essen, Yejide.« Ich stand auf. »Dann hole ich dir was von den Straßenverkäufern draußen vorm Tor. Wonach ist dir denn?«

»Brot wäre nicht schlecht.«

»Bin gleich wieder da.«

Yejide und ich waren nachts aufgewacht, weil Sesan sich vor Schmerzen gekrümmt hatte. Kurz vor drei Uhr morgens fanden wir uns im Krankenhaus wieder. Als ich jetzt durch die Pforte für die Fußgänger trat, ging gerade die Sonne auf.

Die meisten der Holzstände gleich am Eingang waren noch leer, und ich musste bis zur Ijofi Street laufen, bevor ich eine Frau fand, die frisches Brot verkaufte. Yejide kaute noch, als wir den Arzt auf uns zukommen sahen, mit dem ich zuvor gesprochen hatte; wir sprangen sofort auf.

»Kommen Sie bitte mit. Ich würde gern mit Ihnen sprechen«, sagte er.

Yejide ließ das Brot auf die Bank fallen, und wir folgten dem Arzt über den Gang.

Der Arzt blieb stehen, und mit einem Blick auf Yejides Bauch sagte er: »Nein, nein. Ich meinte nur Ihren Mann, Ma. Bitte setzen Sie sich wieder. Ich muss nur kurz mit ihm reden. Allein.«

»Nur mit ihm, *ke*? Und mich brauchen Sie nicht?«, sagte Yejide.

»Nein, Madam. Ich muss Ihrem Mann nur ein paar Fragen stellen. Er ist gleich wieder da.«

Yejide schlurfte zurück zur Bank, als der Arzt und ich weiter den Gang hinunterliefen. Ich konnte ihre

Schritte noch hören, als der Arzt und ich am Ende des Ganges stehen blieben.

»Mr Ajayi, wie sage ich das jetzt?« Er schaute eine halbe Ewigkeit zu Boden. Als er den Kopf hob, hatte er gerötete Augen. »Das ist mein erster Dienst in der Pädiatrie. Ich bin erst letztes Jahr Arzt geworden. Ich bin kein Kinderarzt. Die leitende Oberärztin, die heute im Dienst ist, war auch dabei, als wir um Sesans Leben gekämpft haben. Aber sie ist wieder auf die Toilette gegangen. Dr. Bulus, so heißt sie; ich glaube, sie hat Durchfall. Vielleicht sollten wir auf sie warten. Es tut mir so leid.«

»Was soll das heißen?«

Er rieb sich die Augen und seufzte. »Wir haben ihn verloren. Es tut mir schrecklich leid. Wir haben ihn verloren.«

Bis heute denke ich daran, wie er gesagt hat, sie hätten ihn verloren, als bestünde noch die Chance, ihn zurückzubekommen, ihn irgendwo in einem Aktenschrank wiederzufinden.

Ich ging zurück zu Yejide. »Es geht ihm schon besser«, sagte ich.

»Wann können wir ihn sehen?«

»Jetzt noch nicht. Sie ... sie wollen ihn noch zwei Stunden beobachten, bevor wir zu ihm können.«

Ihr Blick verfinsterte sich. »Zwei Stunden? Warum wollte er allein mit dir sprechen?«

»Hast du *ewedu* zu Hause?«

»*Ewedu*?« Sie kratzte sich am Kopf. »Ja. Warum?«

»Er will, dass wir ihm *ewedu*-Eintopf mitbringen, damit ... weil er dann ... weil es nahrhaft ist, und er denkt, es wäre gut für ihn. *Oya*, komm, fahren wir nach Hause.«

»Aber wieso?«

»Yejide, komm, der *ewedu*-Eintopf. Wir können ihn sowieso erst in zwei Stunden sehen. Komm, schnell, fahren wir, damit der Eintopf fertig ist, wenn sie uns zu ihm lassen.«

Sie schürzte die Lippen. Als wir zum Parkplatz gingen, drehte sie sich immer wieder zu der Station um, auf die wir Sesan gebracht hatten.

Als wir nach Hause fuhren, überlegte ich, wie ich Yejide beibringen sollte, dass unser Sohn tot war. Ich wusste, es würde das Schwerste sein, das ich je getan hatte.

Yejide legte mir die Hand aufs Knie, als ich vor unserem Haus hielt. »Du hast kein Wort gesagt, seit wir im Krankenhaus losgefahren sind. Was ist los? Was war beim Arzt?«

Sie musste es in meinen Augen gesehen haben, an der Art, wie ich sie ansah, während ich um eine Antwort rang, die irgendeinen Sinn ergab.

»Ist es wegen Sesan, *abi*? Das mit dem *ewedu* ist eine Lüge, oder? Du wolltest mich nur aus dem Krankenhaus haben, hab ich recht? Was ist passiert?« Sie krallte sich in mein Knie. »*Abi*, ist mein Sohn tot?«

Ich konnte nicht lügen, konnte nicht die Wahrheit sagen, hatte keine Kraft, um zu antworten. Ich starrte sie nur an.

»Akin? Sesan ist tot, *abi*?«

Ich konnte nicht einmal nicken. Ich fühlte mich schwach und erschöpft. Ich versuchte nicht einmal, sie zu umarmen, als sie den Kopf auf das Armaturenbrett legte und weinte.

*

Am nächsten Tag kam Moomi, die um Erlaubnis bitten wollte. Sie sprach mir schnell ihr Beileid aus und setzte sich neben Yejide aufs Bett. »Nur ein paar kleine Markierungen auf seinem Körper«, sagte sie und fügte leise hinzu, »und wenige Striemen.«

»Moomi, ich habe Nein gesagt, es gibt überhaupt keinen Grund dafür.« Ich konnte nicht fassen, was sie da sagte, und war kurz davor, sie aus dem Haus zu werfen.

»Das nächste Mal haben wir dann Gewissheit. Wenn Yejide wieder ein Baby bekommt, wissen wir es ganz sicher.«

»Ich habe Nein gesagt. Hast du gehört?« Ich kannte die Tradition. Ich brauchte keine Erklärung. Man peitscht den Körper des toten *Abiku* aus, damit man ihn, falls er wiedergeboren wird, an den Narben erkennt und weiß, dass das tote Kind zurückgekommen ist, um seine Mutter zu quälen. Ich wollte keine traditionelle Skarifizierung, weil ich nicht glaubte, dass mein Sohn ein böses Geisterkind gewesen war. Überhaupt hatte ich nie an *Abikus* geglaubt.

»*Abiku. Abiku.* Wieder und wieder habe ich es gesagt, bis mir der Mund geblutet hat. Aber du hast gesagt, die Alte hat doch keine Ahnung. Du bist ein Mann, Akin. Nur ein Mann. Was weißt du schon? Sag! Warst du je schwanger? Hast du je ein Kind im Arm gehalten und es sterben sehen? Dein Wissen beschränkt sich auf dummes Englisch. Was weißt du schon? Yejide, sprich mit mir, *o jare*. Es ist deine Erlaubnis, die ich brauche. Dürfen sie es machen? Nur ein paar wenige Markierungen, damit wir Gewissheit haben?«

»Ja«, sagte Yejide und deckte sich zu.

»Yejide? Was soll der Unsinn? Das kannst du nicht zulassen.«

»Bitte, ich möchte schlafen«, sagte sie. »Geht alle weg. Bitte, geht.«

30

Da waren keine Einschnitte am Körper meiner Tochter, keine Risswunden, keine Narben, kein einziger Striemen aus einem früheren Leben. Trotzdem gaben sie ihr den Namen Rotimi, einen Namen, der besagte, dass sie ein *Abiku*-Kind war, dass sie die Absicht hatte, so bald wie nur möglich zu sterben. Rotimi – *bleib bei mir*. Es war der Name, den meine Schwiegermutter ausgesucht hatte, ein Name, von dem ich immer geglaubt hatte, er sei nur für Jungen bestimmt. Ich fragte mich, ob Moomi sich für Rotimi entschieden hatte, weil man den Namen noch ändern konnte. Wenn man später das richtige Präfix davorsetzte, klang er normal, frei von der qualvollen Geschichte, für die ein *Abiku*-Name steht. Aus Rotimi konnte man leicht Olarotimi machen – *Wohlstand bleibt bei mir*. Es gab keine Alternativen wie zum Beispiel Maku – *Stirb nicht*, oder Kukayi – *Tod, verschone dieses Kind*. Ich suchte jeden Zentimeter ihres Körpers ab, sogar ihre Handinnenflächen und Fußsohlen. Nichts. Ich starrte auf ihre weichen, narbenfreien Wangen und dachte an Sesan, den geschundenen Leichnam, für immer gezeichnet. Ich wollte ihm mit den Fingerspitzen die Markierungen wegstreichen, wie ich ihm früher die Tränen weggestrichen hatte. Aber erst einmal hätte ich herausfinden müssen, wo sie ihn beerdigt hatten – falls sie ihn beerdigt hatten, falls sie seine Leiche nicht einfach in einem Gebüsch weit draußen vor der Stadt zurückgelassen hatten, weit entfernt von allem menschlichen Leben.

Ich würde es nie erfahren. Moomi antwortete mir nicht auf meine Fragen. Sie weigerte sich, auch nur ein Wort über Sesan zu verlieren. Es war, als wäre er ein böser Traum für sie, den man möglichst schnell vergessen musste und über den man auf keinen Fall reden durfte. Akin war es, so wie auch mir, nicht gestattet, Sesans Leichnam zu nah zu kommen oder an der Beerdigung teilzunehmen, und weil mein Mann von Anfang an gegen die Skarifizierung gewesen war, fuhr er an dem Tag, an dem Sesans Leiche markiert wurde, auch nicht nach Ayeso.

An dem Tag, an dem Rotimi bei einer heimlichen Zeremonie in Anwesenheit von nur zehn Leuten ihren Namen bekam, nahm ich, kurz bevor es losging, meine goldene Halskette ab und legte sie ihr dreifach gewickelt um den Hals. Den Anhänger, ein Kreuz, hatte ich ihr in den Ausschnitt geschoben und somit unter dem weißen Kleid versteckt. Das war das Einzige, was ich an diesem Tag für meine Tochter tat. Meine Schwiegermutter badete Rotimi und zog sie an, hielt sogar ihren Kopf, als ich sie stillte. Moomi gab sich große Mühe, freundlich zu sein, aber ich spürte ihr Genervtsein und ihre Ungeduld, obwohl ich weit weg war, meinen Sesan versorgte, noch immer versuchte, ihn am Leben zu halten, und gegen die verschwommenen Bilder ankämpfte, die mir die Sicht auf ihn verstellten. Moomi war auch so ein verschwommenes Bild, wie sie mein Gesicht hielt und versuchte, meine Tränen aufzufangen – nur dass ich nicht weinte. Ich war nur müde, wollte mich im Bett zusammenrollen und mich zu Olamide und Sesan träumen.

»Du musst jetzt stark sein für dieses Kind«, sagte sie wieder und wieder, bis ich mir die Ohren zuhielt. Noch am selben Tag verließ sie unser Haus, obwohl da kein anderes Enkelkind war, das ihre Hilfe gebraucht hätte. »Sie ist deine Tochter. Kümmere dich um sie, du bist nicht tot«, sagte sie, bevor sie raus zu Akin ging, der beim Wagen auf sie wartete. Sie hatte noch mehr zu sagen; man sah es in der Verachtung und der Wut in ihrem Blick. Der Blick, der mich dafür verachtete, dass ich zu lange trauerte, zu schwach war, um meinem neugeborenen Kind eine Mutter zu sein, bei den Toten blieb. Es war mir egal, was sie von mir hielt oder was ihre trüben Augen mir entgegenschrien; schließlich war auch sie nur ein verschwommenes Bild, das mir die Sicht verstellte. Ich war froh, dass sie weg war, bis Rotimi zu schreien anfing und ich aufstehen musste, um sie aus ihrem Bettchen zu nehmen. Wäre Moomi noch da gewesen, hätte sie das gemacht. Sie hätte das Baby in den Schlaf gewiegt, während ich träumte.

Ich wusste nicht, was ich mit dem schreienden kleinen Mädchen anfangen sollte, das wir schon jetzt jeden Tag und jeden Moment, wenn wir ihren Namen sagten, anflehten – Rotimi – *bleib bei mir*. Ich schloss die Augen, wenn sie an meiner Brust nuckelte, vermied jeden Augenkontakt. Jeden zweiten Tag ließ ich die Waschfrau kommen, die die Babysachen wusch. Ich hatte nicht die Kraft zu lieben, wenn ich auch dieses Kind verlieren konnte, und so hielt ich sie erschöpft im Arm, ohne viel Hoffnung und überzeugt, dass auch sie es irgendwie schaffen würde, mir zu entgleiten. Ich vermachte ihr die goldene Halskette, die sie für die Namensgebungsfeier von mir bekommen hatte, und jedes Mal, wenn wir das Haus verließen, band ich sie ihr um und schob den Anhänger wie einen Talisman unter die Kleidung direkt auf die Haut.

*

Es passierte an einem Montagmorgen, als Rotimi schlief. Sie schlief überhaupt viel und bewegte sich kaum auch nur einen Zentimeter dabei.

An diesem Montagmorgen war sie nicht zu warm und nicht zu kalt. Ihr Atem ging leise, aber stabil, und manchmal gluckste sie. War es ihretwegen, dass alles so kam, wie es kam? Weil ich bei ihr im Zimmer bleiben wollte und deshalb nicht nach unten zu Dotun konnte? Manchmal denke ich, wäre ich unten in Dotuns Zimmer gewesen, hätte ich den Wagen vorm Haus gehört. Dann hätte ich mir vielleicht schnell etwas übergezogen und wäre aus seinem Zimmer gehastet. Aber ich hatte immer gewollt, dass es passierte. Irgendein Teil in mir wollte, dass Akin uns erwischte. Ich wollte ihm in die Augen sehen, wenn es so weit war, wollte sehen, wie er in irgendeiner Art von Leidenschaft explodierte, und an diesem Montag bekam ich genau das.

Als Akin Dotun und mich erwischte, war ich froh und zugleich enttäuscht. Ich war enttäuscht, weil mir der Schmerz in seinen Augen trotz allem nicht egal war. Ich schloss die Augen, um Kraft zu sammeln, und zog die Knie an, um Dotun besser aufzunehmen, und war nur auf meinen Mann konzentriert und auf das, was er sah – Dotuns gewölbten Rücken, die kraftvollen Bewegungen seiner Hüften, das Erschaudern und Zusammensacken.

Akin stand still und reglos an der Tür, bis Dotun von mir herunterrollte und aufschrie, als er seinen Bruder im Zimmer bemerkte. Da drehte Akin sich um, verschloss die Tür und ließ den Schlüssel in die Hosentasche gleiten.

Er zog sein Jackett aus, faltete es zusammen und legte es aufs Bett.

Dann brach das Höllenfeuer aus und verschlang unser Schlafzimmer.

TEIL III

31

Ilesa, Dezember 2008

Kurz vor Mitternacht komme ich in Ilesa an. Mein Fahrer und ich klappern Hotels und Motels ab, und es scheint, als hätte sich an diesem Freitag das ganze Land in Ilesa versammelt. Erst in Ayeso finden wir eine Unterkunft, ausgerechnet dem Stadtteil, den ich mir als allerletztes ausgesucht hätte, weil ich dem Haus deines Vaters dort so nah bin. Aber irgendwo muss ich schlafen, also nehme ich das letzte freie Zimmer im Beautiful Gate Guest House. Ich bitte den Mann am Empfang, dass er Musa auf dem Sofa des anscheinend ehemaligen Wohnzimmers schlafen lässt, in dem jetzt die Rezeption untergebracht ist.

Ich bin müde, kann aber nicht schlafen, also trete ich auf den Balkon und kann das Haus deines Vaters sehen; gleich auf der anderen Straßenseite, kurz hinter dem Punkt, an dem die Teerstraße in ein Tal eintaucht. Das Haus deines Vaters ist leicht zu erkennen, weil es abgesehen von diesem Guest House das einzige Haus ist, in dem dank eines Generators die Lichter brennen. Davor parken jede Menge Autos, sie stehen in zwei Reihen am Rand der Hauptstraße. Auf der Veranda sind die Leute beim Essen, überhaupt ist alles voller Menschen. Ich kann nicht in den Garten hinter dem Haus blicken, sehe aber Rauch aufsteigen. Ich sollte jetzt dort sein, die Nachtwache halten, während das Essen köchelt, sollte die angeheuerten Köche bitten, das vor sich hin brutzelnde Fleisch zu wenden, bevor es anbrennt, sollte sicherstellen, dass sie den Jollof-Reis gegen fünf Uhr aufsetzen, den Yam und Eintopf gegen sechs, damit alle etwas zu essen bekommen, bevor sie zum Trauergottesdienst in die Kirche gehen. Weil Ehefrauen genau das tun; ich habe es auch viele Male getan, erinnerst du dich? Hast du überhaupt gemerkt, wie viel Mühe ich mir gegeben habe?

Warum hast du mich zu dieser Beerdigung eingeladen? Woher wusstest du, wo ich war? Ich dachte, du hättest alle Erinnerungen an mich weggewischt wie ein Lehrer Angeschriebenes von der Tafel. Dann fand ich diese Karte in der Post, und die gedruckte Schrift bat mich, Akinyele Ajayis Gast zu sein. Ich schaue zum Haus deiner Familie und hoffe, jemanden zu erkennen, wenigstens einen der Menschen, die ich früher als meine Familie betrachtet habe, an diesem Ort, der mein Zuhause war. Aber es ist zu weit weg. Ich erkenne die Menschen, aber nicht ihre Gesichter, und jeder der Männer könntest du sein. Draußen stehen noch immer Pavillons; wahrscheinlich habt ihr sie für die Totenwache genutzt, die heute Nachmittag abgehalten wurde. Ich hatte nicht vor, daran teilzunehmen, wollte nicht zuhören müssen, wie du und deine Geschwister zwischen den Liedern sorgfältig verfasste Lügen vortragt.

Ich kann mir vorstellen, wie wohlüberlegt du heute Abend gesprochen hast, all die hohlen Phrasen, die man von einem erstgeborenen Sohn erwartet. Du wirst sie einfühlsam vorgetragen und so manchen zu Tränen gerührt haben. Diejenigen, die deinen Vater nicht gekannt haben, werden versucht gewesen sein, sich die Augen auszuweinen, weil die Welt einen solchen Ausnahmemenschen verloren hat, und das im zarten Alter von neunzig Jahren. Deine Mutter wird wie immer stolz gewesen sein. Weil du als Erster gesprochen hast, werden deine Geschwister danach keine Chance mehr gehabt haben, dir rhetorisch das Wasser zu reichen, unmöglich, egal, wie lang sie sich darauf vorbereitet hätten. Ich bleibe auf dem Balkon, bis im Haus deines Vaters die Lichter ausgehen, dann ziehe ich mich ins Zimmer zurück und schlafe sofort ein.

Kurz vor sechs wache ich auf. Der Boden ist kühl, und als ich auf den Balkon trete, zieht es mir kalt die Beine hinauf. Es scheint, als wäre im Haus deines Vaters keiner ins Bett gegangen. Vielleicht hast du das Haus in Imo abgeschlossen und letzte Nacht hier geschlafen. Ich setze mich auf einen Plastikstuhl und beobachte das Treiben. Ich muss mich nicht beeilen, um mich fertig zu machen; ich werde nicht zum Trauergottesdienst gehen.

Gegen sieben trifft der Lobliedersänger mit seinem Minimegafon ein. Er bleibt auf der Straße stehen und singt, preist als Erstes das Volk der Ijesa, zu dem dein Vater gehört. Ich habe die Verse dieses *oriki* kurz vor unserer Hochzeit gelernt. Deine Mutter brachte mir jede Zeile bei, die sie kannte, und ich habe sie mir eifrig eingeprägt. Sie sagte, ich solle jeden Morgen neben dir knien und zu Ehren deiner Stammeslinie diese Zeilen für dich singen. Ich beschloss, mich stattdessen an dich zu kuscheln und sie dir ins Ohr zu flüstern, aber du wolltest dir am Morgen nichts Gedichtetes anhören und auch sonst nicht; erst Sesan genoss meine kleinen Einlagen. Der Lobliedersänger besingt jetzt die Familie deiner Großmutter väterlicherseits. Mir ist immer wieder aufs Neue schummrig von diesen Liedern über Menschen, die lange vor unserer Geburt gestorben sind.

Als der Sänger endlich das *oriki* deines Vaters anstimmt, habe ich Tränen in den Augen. Ich weiß nicht, ob ich um mich weine, um dich, deinen Vater, all die Jahre, die vergangen sind, oder ob ich weine, weil der Sänger die Zeilen zu etwas so Wunderschönem erhebt. Neben dem Lobliedersänger steht eine Frau – sie streckt die Hände in die Luft. Ich glaube zu erkennen, dass sie weint; ihr Körper zappelt und bebt, bis ihr Wrapper zu Boden fällt. Sie hebt ihn nicht auf. Meine Hände fühlen sich kalt an, als ich mir die Tränen wegwische.

Das Weinen und Schluchzen schwillt an, als der Sarg deines Vaters, der aus der Ferne weiß aussieht, aus dem Haus getragen wird. Als die Sargträger ihn auf die Schultern wuchten, wird das Schluchzen unbeschreiblich laut. Die Menschen stehen in Zweier- und Dreiergrüppchen zusammen, stützen sich gegenseitig, als brächen sie sonst unter der Trauer zusammen. Eine Frauenstimme übertönt alle anderen, dringt durch bis zu mir: »Lieber Vater, ist es wirklich vorbei? Lässt du uns allein? Wachst du nicht wieder auf? Winkst du uns nicht? Vater? Lieber Vater?«

Die Sargträger setzen sich in Bewegung und gehen auf den Leichenwagen zu; ein einzelner Trompetenspieler führt mit *»Shall We Gather at the River«* den Trauerzug an. Auch der Lobpreissänger fährt fort.

Ma j'okun ma j'ekolo
Ohun ti won ba n je l'orun ni o maa ba won je

Die Grüppchen vor dem Haus deines Vaters zerstreuen sich. Viele steigen in ihre parkenden Autos. Die Wagen setzen sich langsam in Bewegung, reihen sich hinter dem Leichenwagen ein, bilden eine Kolonne. Ein Pick-up-Truck, in dem sich ein Mann mit einer Videokamera weit aus dem Fenster lehnt, setzt sich an die Spitze. Dahinter fährt der Leichenwagen mit einer Sirene, sie verkündet den endgültigen Auszug deines Vaters aus der Nachbarschaft, in der er den Großteil seines Erwachsenenlebens verbracht hat. Er wird nicht hierher zurückkehren; nach dem Gottesdienst wird er auf dem Friedhof in Ijofi beigesetzt werden. Viele Autos folgen dem Leichenwagen: glänzende Jeeps und SUVs, die seinen Kindern oder nahen Verwandten gehören. Ich warte, bis auch das letzte Auto abgefahren ist, bevor ich zurück ins Zimmer gehe.

Ungefähr zu der Zeit, wenn du umgeben von deiner Familie und dem Pfarrer am frisch ausgehobenen Grab deines Vaters stehst, ziehe ich mich an. Du wirst das erste von den Kindern deines Vaters sein, das eine Hand voll Erde ins Grab wirft. Das Weinen und Schluchzen wird wieder einsetzen, und wenn ihr den Totengräbern zuseht, wie sie den Sarg mit Erde zuschütten, werden sogar die Männer Tränen in den Augen haben. Paare, die seit Wochen nicht miteinander gesprochen haben, werden sich an den Händen halten. Bei der Beerdigung meines Vaters stand ich zu sehr unter Schock, als dass ich hätte weinen können, aber du hattest Tränen in den Augen, auch wenn du keine einzige vergossen hast. Ich hielt deine Hand, als du geschnieft und sie schnell weggeblinzelt hast.

Akin, wer hält heute deine Hand, wenn du still vor dich hin weinst?

32

Ab 1992

Als Dotun das erste Mal mit meiner Frau schlief, stand ich draußen vor der Schlafzimmertür und weinte. Es war ein Samstag. Funmi war zu Besuch bei Verwandten, glaube ich, und ich sollte eigentlich im Sports Club sein. Ich hatte gedacht, ich würde es fertigbringen, Tennis zu spielen oder Bier zu trinken, während mein Bruder versuchte, Yejide ein Kind zu machen. Ich hatte alles geplant, und wenn ich zurückkäme, hätte Dotun das Schlafzimmer schon wieder verlassen, Yejide hätte sich wieder angezogen, und ich könnte so tun, als wüsste ich nicht, was vor sich geht.

Aber auf halber Strecke zum Club drehte ich um und fuhr zurück. Ich hoffte, ich würde sie im Wohnzimmer vorm Fernseher antreffen, jeden hübsch in seiner Ecke des Zimmers. Ich dachte, vielleicht wäre Yejide doch nicht so anfällig, wie ich geglaubt hatte, Dotun vielleicht nicht so überzeugend, wie ich gedacht hatte, und ich könnte meinem Bruder sagen, dass ich meine Meinung geändert hätte. Dass ich mir nicht mehr sicher war mit dem Plan, und den Gedanken, dass er meine Frau anfasste, nicht mehr ertrug.

Aber im Wohnzimmer war keiner.

Ich hätte mich umdrehen können, als ich vor der

Schlafzimmertür stand und offensichtlich wurde, dass es zu spät war, um noch zu stoppen, was ich in Gang gesetzt hatte. Ich hätte zurück nach unten gehen und das Haus wieder verlassen sollen. Aber ich war wie gelähmt. Als würde ich jeden Augenblick zusammenbrechen. Also krallte ich mich mit beiden Händen an der makellos glänzenden Klinke fest und presste die Stirn gegen die Tür. Tränen liefen mir über die Wangen, als ich mir vorstellte, was sich dahinter abspielte.

Bis zu diesem Tag hatte jede Träne meines Erwachsenenlebens Yejide gegolten. Das erste Mal weinte ich bei der Frage, ob ich glauben würde, dass sie am Tod ihrer Mutter schuld sei. *Meine Mutter würde sicher noch leben, wenn sie mich nicht auf die Welt gebracht hätte*, sagte sie und wickelte sich eine Braid um den Finger. Ich wusste nicht, was ich sagen sollte, aber mein Körper reagierte mit Tränen auf die starke Verzweiflung in ihrem Blick. Sie blinzelte, und der verzweifelte Ausdruck in ihren Augen war weg, einfach so. Dann lächelte sie und bat mich, wieder zu vergessen, was sie gerade gesagt hatte. *Natürlich ist es nicht meine Schuld. Ich habe meinen Kopf ja nicht erschaffen*, sagte sie und ließ die Braid los.

Sie war schon beim nächsten Thema, während ich mir über die Augen wischte. Sie merkte nicht, dass mir die Tränen gekommen waren, und es fühlte sich an, als wäre ich Zeuge eines Selbstgesprächs geworden. Mir wurde klar, dass sie mir nicht in die Augen geschaut hatte, weil sie eine Antwort von mir erwartet hätte – sie hatte nur in meine Richtung geschaut, weil ich zufällig da war.

Zwei Wochen später starb ihr Vater. An seinem Grab war ich geschockt davon, wie Yejides Stiefmütter ihr aus dem Weg gingen und dafür sorgten, dass Yejide völlig ohne Familie dastand. Sie wechselten von der einen Seite des Grabes auf die andere, damit Yejide und ich wie Ausgestoßene allein blieben. Als ich Yejide anstieß und meinte, sie solle sich doch ihren Geschwistern und Stiefmüttern anschließen, lächelte sie und sagte, dass sie ihretwegen die Seite gewechselt hätten und sich einfach wieder umstellen würden, wenn wir jetzt zu ihnen kämen.

Yejide hatte schon vorher erwähnt, dass ihre Stiefmütter sich einen Spaß daraus machten, sie auszugrenzen. Aber bis zum Tag der Beerdigung hatte ich nicht weiter darüber nachgedacht, wie es für sie gewesen sein musste, in einer Familie aufzuwachsen, in der ihr einziger Verbündeter ihr Vater gewesen war. Ihr Vater, der ihr oft gesagt hatte, dass die Liebe seines Lebens noch ewig hätte leben können, wenn nur Yejides Kopf kleiner gewesen wäre und ihre Mutter ihn hätte herauspressen können, ohne dabei so viel Blut zu verlieren. Die Tränen, die ich bei der Beerdigung zurückhalten konnte, galten nicht Yejides Vater – ich war dem alten Mann vor seinem Tod nur ein einziges Mal begegnet. Nein, sie galten der Einsamkeit des kleinen Mädchens, aus der die Frau geworden war, deren Hand ich jetzt hielt, als sie sich über das Grab beugte, um etwas Erde auf den Sarg ihres Vaters zu werfen.

Ich wusste lange vor dem Gespräch mit Dotun, dass er zustimmen würde, mit meiner Frau zu schlafen. Ich versuchte mich schon im Vorfeld mental zu stärken, und glaubte, wenn es so weit wäre, würde ich nichts als Mitleid für Yejide empfinden. Sie versuchte, sich meinem Bruder gegenüber als gute Schwägerin zu verhalten, aber ich wusste, dass sie ihn verachtete und seine

Frau dafür bedauerte, dass sie ihn geheiratet hatte. Einmal war ihr herausgerutscht, sie könne kaum glauben, dass wir Brüder seien. Sie erklärte nicht, was sie meinte, aber ich wusste, was sie zu sagen versuchte – dass sie mich für Jekyll hielt und ihn für Hyde. Ich dachte, ich würde Mitleid mit ihr haben, weil sie Schuld auf sich lud; dachte, sie würde mir leidtun, weil sie bei einem Mann Trost suchte, den sie verachtete. Nie hätte ich mir vorstellen können, sie würde Dotuns Berührungen irgendwann genießen. Aber an diesem Samstag war kein Mitgefühl für meine Frau in mir, sondern ich weinte, weil ich mich gedemütigt fühlte, verzweifelt und wütend. Meine Tränen hatten nichts mit Yejide zu tun. Mir war scheißegal, wie sie sich an diesem Tag fühlte. Rasende Wut wickelte sich wie eine Würgeschlange um meinen Hals, trieb mir Tränen in die Augen und verpasste mir bei jedem Atemzug einen stechenden Schmerz in der Brust.

Als Dotun aus dem Zimmer trat – mit freiem Oberkörper und einer Perlenkette aus Schweiß auf dem Schlüsselbein –, blieb nur der Zorn, der mich würgte.

»Sie ist im Bad«, sagte er und schloss die Tür hinter sich. »Du hast gesagt, du würdest in den Sports Club fahren. Brother *mi*, ist alles in Ordnung?«

Da drehte ich mich um, rannte die Treppe hinab und raste davon, bevor Yejide merkte, dass ich da war. Ich fuhr stundenlang mit dem Auto herum und kehrte erst kurz vor Mitternacht zurück.

Yejide war noch wach, als ich das Schlafzimmer betrat. Ich weiß noch, wie sie auf mich zukam und mich umarmte, und ich zum ersten Mal dachte, dass ich ihr wehtun wollte, damit auch sie Schmerz empfand. Mir zitterten die Hände, als ich ihr über die Haare strich.

Ich war schon immer der Ansicht gewesen, ich hätte Yejide nicht verdient, und als ich an diesem Tag die Fenster öffnete, um frische Luft hereinzulassen, wusste ich, dass ich nie die Art von Mann sein würde, der sie verdiente.

Am Abend darauf ging Dotun wie geplant wieder nach oben zu Yejide. Ich fuhr zum Ijesa Sports Club und versuchte, mir gepfefferte Fischsuppe hineinzuzwingen. Als ich zurück nach Hause kam, lag Yejide zusammengerollt im Bett und flennte wegen etwas, das ich erst nicht verstand. Ich zog Hemd und Unterhemd aus, hielt sie im Arm, während sie weinte und davon sprach, dass sie sich der Schwangerschaft so sicher gewesen sei. »Ich habe gespürt, wie es mich tritt«, sagte sie. Und obwohl ich, als ich sie küsste, immerzu nur daran dachte, dass Dotun ein paar Stunden zuvor noch mit ihr in diesem Bett gewesen war, gelang es mir, ihr zu versichern, dass es nur eine Frage der Zeit sei, bis sie schwanger werden würde.

Das war alles, was es gebraucht hatte, um Olamide zu bekommen – ein Wochenende. Der Masterplan sah insgesamt vier Kinder vor: zwei Jungen und zwei Mädchen. Alle zwei Jahre sollte Dotun ein Wochenende bei uns verbringen, meiner Frau ein Kind machen und zurück nach Lagos fahren. Ich war immer davon ausgegangen, dass ich die Zügel im Griff hatte, dass ich bestimmte, wann es Zeit für sie war, miteinander ins Bett zu gehen und Babys zu machen. Nach Rotimis Geburt beschloss ich, dass es grausam wäre, noch ein Kind in die Welt zu setzen, wenn es vielleicht den gleichen Schmerz wie Sesan würde erleiden müssen. Ich sagte Dotun, unsere Abmachung sei vorbei. Nie hätte ich gedacht, dass ich eines Tages nach Hause kommen und ihn dabei erwischen würde, wie er sich ohne meine Erlaubnis meiner Frau *bemächtigte*.

Als ich ins Zimmer platzte, wo die beiden es miteinander trieben, schnürte mir die rasende Wut, die sich seit dem ersten Samstag um meinen Hals gelegt hatte, noch mehr die Kehle zu. Ich schaute Yejide in die Augen und schämte mich. Die Augen, in denen ich einst gelesen hatte, dass ich ihr Ein und Alles war, starrten mich jetzt voller Verachtung an. Sie starrte mich an, als wäre ich ein Insekt, das sie gern zerquetschen würde. Sie tat nichts, um Dotun zu stoppen, drehte nur den Kopf zur Seite. Mir wurde bewusst, dass mein Bruder, während ich geglaubt hatte, wir würden ab und zu den Platz tauschen, in Wahrheit von dem ersten Samstag an Anblicke genossen hatte, die mir nie auch nur im Ansatz vergönnt gewesen waren.

Ich wartete, bis Dotun von ihr herunterrollte und mich sah. Er sprang aus dem Bett. Ich zog mein Jackett aus, faltete es in aller Ruhe zusammen und legte es aufs Bett. Weit und breit war keine Waffe in Sicht: weder eine Mörserkeule noch ein scharfes Messer, das ich mir schnappen konnte. Ich schritt auf Dotun zu, ausgestattet mit den einzigen Waffen, die ich tatsächlich brauchte: meiner rasenden Wut und meiner Faust.

»Bros Akin … warte, warte, Bros Akin … lass dich nicht vom Teufel übermannen, *Egbon mi* … bitte, sei nicht … warte … sei nicht des Teufels Werkzeug –«, schrie Dotun und wickelte sich ein Laken um den Oberkörper.

Ich lachte, der Laut drang mir kratzend aus der Kehle. »Teufels Werkzeug? *Ich*? Du Hurensohn.« Ich traf ihn mit der Faust auf Mund, Nase und Augen. Ich fühlte, wie seine Haut nachgab, hörte die Knochen knacken und sah ihm das Blut aus der Nase rinnen. Mit jedem Faustschlag, den ich Dotun verpasste, schwoll das Hämmern in meinem Kopf weiter an. Er versuchte zurückzuweichen, bis er über das Laken stolperte, mit dem er sich bedeckt hatte. Er stürzte, schlug mit dem Kopf gegen Yejides Nachttisch und riss die Lampe zu Boden. Er knallte auf den Rücken, und das Laken löste sich.

Ich kniete auf seinem nackten Bauch und schlug zu – traf seinen Hals, seine Brust, die Hände, die versuchten, mich abzuwehren. Da war Blut an meinen Händen – sein Blut, mein Blut. Das Blut sickerte in den Teppich und breitete sich zu einem landkartenähnlichen Fleck aus, der nie wieder weggehen würde.

»Ich habe dir vertraut!« Ich stand auf, trat ihm in die Brust, bis unter seinem Nippel eine blutende Wunde klaffte. Er spuckte Blut auf den Teppich. Blut und einen Zahn, der schimmernd in der kleinen roten Pfütze lag. Er versuchte, etwas zu sagen, hustete und spuckte noch mehr Blut.

Beim Anblick des noch feuchten, schlaffen Penis wurde ich zum Tier. Ich dachte daran, wo der Penis gerade noch gewesen war, und die Wut, die sich ein Leben lang in mir aufgestaut hatte, schoss wie ein Feuerball durch mich hindurch. Die Bilder von ihm mit Yejide, gegen die ich jahrelang angekämpft hatte, Bilder, die mich im Schlaf verfolgten, sobald ich den Kopf aufs Kissen bettete, brachen aus dem Gefängnis der Verleugnung aus, das ich rings um sie errichtet hatte.

Ich kniete zwischen Dotuns gespreizten Beinen, packte seinen schlaffen Penis, quetschte und verdrehte ihn. Hätte ich seine Schreie gehört, hätten sie mich bezwungen, aber die Explosion in meinem Kopf übertönte alles.

Plötzlich spürte ich ein Paar weicher Hände auf den Schultern, die an mir zogen. Ich drehte immer weiter und weiter.

»Um Himmels willen, Akin. Du bringst ihn noch um.« Yejide kniete neben mir, noch immer nackt.

Ich ließ los. »Halt den Mund, du Hure!«

»Ich, Akin? Ich – eine Hure? Dafür wird dir ein Hund den Mund wegfressen.« Ihre Stimme war wütend, nicht flehend.

Ich griff nach der heruntergefallenen Lampe und riss den Stecker aus der Dose.

»Was machst du?« Yejides Stimme war schrill vor Panik. »Akin, Akin?«

Ich nahm die Lampe und holte aus.

Yejide umklammerte mich von hinten und versuchte mich von Dotun wegzuzerren. »Akin? Akinyele, im Namen Gottes, ich flehe dich an, lass dich nicht vom Teufel übermannen.«

Dotun versuchte sich aufzurichten und hielt sich die Hände vors Gesicht. Ich traf ihn mit der Lampe am Kinn, schlug ihn erneut zu Boden. Yejide sagte irgendwas, aber alles, was ich hörte, war das Hämmern in meinem Kopf, der Klang von splitterndem Glas. Ich schlug ihm mit dem Lampenschirm auf den Kopf, zerbrach die Glasscheiben und die Energiesparlampen, bis er still war.

Ich stand auf und drückte das, was von der Lampe noch übrig war, fest an meine Brust.

»Du hast deinen Bruder getötet«, flüsterte Yejide, die hinter mir stand. »Du hast den Sohn deiner eigenen Mutter umgebracht.«

Und ich hoffte nur, dass sie recht hatte.

33

In den Wochen darauf verbrachte Yejide die Vormittage im Krankenhaus bei meinem Bruder. Sie redete nicht mehr mit mir, stellte mir einfach das Frühstück auf den Tisch, als würde sie einem Hund sein Fressen hinstellen, band sich dann Rotimi auf den Rücken und machte sich auf den Weg ins Krankenhaus.

Ich wünschte, Dotun wäre tot, wünschte, er wäre nie geboren.

Aber das war gelogen. Eigentlich wünschte ich mir, ich selbst wäre tot, wünschte mir, ich wäre nie geboren. Ich hatte Dotun in unser Zuhause gebracht, ihn eingeladen, ihn gelockt, ihn bedroht, alles getan, um ihn zu überzeugen. Hätte mir auch in sieben Leben nicht ausmalen können, dass ich mit ansehen würde, wie mein Bruder meine Frau rammelte, in ihr kam und dabei grunzte wie ein Schwein. Als ich meinen Plan auf Unvorhersehbares durchgegangen war, hatte ich nicht bedacht, was ihn letztlich ruinierte: Sichelzellen, Dotuns Jobverlust und das ganze Chaos aus Liebe und Leben, das sich erst mit der Zeit offenbart.

Am Tag nachdem ich Dotun zusammengeschlagen hatte, tauchte Moomi noch am Vormittag in meinem Büro auf. Sie winkte ab, als ich sie begrüßte, wollte sich nicht setzen, kam sofort auf meine Seite des Schreibtischs und beugte sich zu mir herunter.

»Ihr wart beide in mir drin«, schrie sie und schlug sich auf den Bauch. »Ihr habt beide an diesen Brüsten hier getrunken. War meine Milch nicht süß genug? Ist das der Grund für das Böse in deinem Herzen? War meine Muttermilch sauer? Akin, antworte mir. Hörst du, was ich sage? Oder bist du taub geworden?«

Sie war so sicher, dass es eine Erklärung gab, dass ich etwas sagen würde, das ihr helfen könnte, die Sache zu verstehen. Ich spürte, sie hätte in diesem Augenblick alles genommen, was ich gesagt hätte, einfach alles, und es sich zurechtgebogen, damit es einen Sinn ergab. Es sich so zurechtgebogen, dass es alles erklärt hätte. Sie brauchte einfach nur eine Antwort, irgendeine Antwort.

Ich sagte kein Wort.

»Willst du mich umbringen?«, rief sie und packte mich am Hemdkragen. »Ich will wissen, warum meine eigenen Söhne versuchen, sich gegenseitig umzubringen. Sag es mir ins Gesicht!«

Ich sah, dass es ihr das Herz brach, aber was hätte ich sagen sollen? Die Wahrheit? Die hätte sie nicht verkraftet, nicht diese Wahrheit.

Zum Abschied drohte sie, sie spräche nie wieder mit mir, solange ich ihr nicht erklärte, warum ich versucht hätte, ihren geliebten Sohn zu töten. Sie würde die Drohung wahr machen, das wusste ich. Meine Mutter konnte genauso leidenschaftlich hassen wie sie liebte.

Ich arbeitete, bis ich fast zu müde war, um noch nach Hause zu fahren. Schleppte mich ins Haus, als alle Lichter schon gelöscht waren, Yejide schon schlief. Aber Rotimi war noch wach, und ihr Blick heftete sich an mich, als ich das schwach beleuchtete Schlafzimmer betrat. Ich stand an ihrem Bettchen, hörte ihrem leisen Gebrabbel zu und genoss, wie sie die kleinen Fingerchen um meinen Daumen schloss. Für sie war ich funkelnagelneu, unbescholten und frei von Schuld. Ich wartete, bis sie einschlief, bevor ich mich ins Bett legte. Doch trotz meiner Erschöpfung konnte ich nicht schlafen. Ich starrte meine Frau an und fragte mich, ob die Wut, die in meinem Kopf dröhnte, je so anschwellen könne, dass ich ihr mit einer Lampe den Schädel einschlug. Ich hasste mich dafür, dass ich ihr fein geschnittenes Gesicht betrachtete, bis ich einschlief, mir jeden Zug genau einprägte, falls sie nicht mehr da wäre, wenn ich aufwachte.

In den Wochen, die folgten, rechnete ich jeden Tag damit, dass sie mich verlassen würde. Mir kam es vor, als gäbe es keinen anderen Ausweg. In manchen Nächten zog ich die Konturen ihrer Lippen nach und flüsterte *Verzeih* in das Schweigen, das sich zwischen uns ausgebreitet hatte.

Auch dafür hasste ich mich.

*

Als Dotun entlassen wurde, sprach Yejide nach über einem Monat zum ersten Mal mit mir. Sie legte mir die Krankenhausrechnung hin, und ich gab ihr einen Scheck. Am selben Abend zog sie aus unserem Schlafzimmer aus. »Ich bleibe wegen Rotimi. Wenn sie nicht wäre, dann, dann, *ehn* –« Sie sprach nicht zu Ende, ließ die Drohung über uns in der Luft hängen wie eine dunkle Wolke.

»Du hinterhältiges … hinterhältiges … Es hinter

meinem Rücken mit meinem Bruder zu treiben. Du bist hier die Ehebrecherin.« Ich taumelte, als ich das sagte, schob die zur Faust geballte Hand in die Tasche, kämpfte gegen den Impuls, sie ihr in das selbstgefällige Gesicht zu rammen. Ich wusste, würde ich einmal anfangen, wäre ich nicht mehr zu stoppen.

»Wäre es dir so direkt vor der Nase lieber gewesen? Unter deiner gewissenhaften Aufsicht? Du bist ein Verräter, ein Betrüger und der größte Lügner von Himmel, Hölle und Erde«, schrie sie und spuckte mir vor die Füße, bevor sie türknallend in ihrem neuen Zimmer verschwand.

Ich ließ meiner Wut freien Lauf und hämmerte gegen die Tür, bis mir die Hände bluteten. Und selbst dann hörte ich nicht auf. Konnte ich nicht aufhören.

Yejide riegelte die Tür nicht ab. Da war kein Klicken, kein Schlüssel, der sich im Schloss drehte. Und mir war klar, dass ich den Türknauf einfach drehen und zu ihr hineingehen könnte. Sie fragen könnte, was sie wusste. Was Dotun ihr über mich erzählt hatte, während sie miteinander zugange waren. Ich musste nicht allein draußen auf dem Flur stehen und in der Sprache der Fäuste mit einer Holztür reden, die mir nicht antwortete; ich musste nicht die Schultern heben und mir am Hemdärmel den Schweiß abwischen. Nicht Tränen. Schweiß.

34

Als mein Schwiegervater Akin und mich zu einem Familientreffen einlud, wusste ich, noch bevor wir in Ayeso ankamen, dass Moomi ihn dazu gedrängt haben musste, diese sogenannte Krisensitzung einzuberufen. Ich hielt Rotimi vor mich wie ein Schild, als wir das Wohnzimmer betraten und uns auf ein braunes Sofa setzten. Das Sofa war klein, und zum ersten Mal, seit er Dotun und mich miteinander erwischt hatte, saßen Akin und ich direkt nebeneinander – so dicht, dass ich spürte, wie sein Atem ging. Dotun war schon da, als wir kamen, saß neben seinem Vater. Ich hatte ihn nicht gesehen, seit man ihn aus dem Krankenhaus entlassen hatte.

Moomi ergriff als Erste das Wort: »Ihr, meine Söhne, seid hier, damit ihr erklärt, warum ihr euch geprügelt habt, und warum ihr den Grund für euren Streit, was auch immer er gewesen sein mag, nicht mit der Familie besprochen habt, um die Sache zu regeln. Ihr seid hier, um zu erklären, warum ihr Schande über unsere Familie bringt und uns zum Gespött der Leute auf dem Markt machen wollt.«

»Warte, halt, du meinst dich, Amope. Schande über dich. Alle Welt weiß, dass mein Name im Ijesaland geachtet wird«, sagte Akins Vater.

»Ach, so ist das also, Baba? Jetzt sind es meine Söhne, ja? Natürlich sind es meine Söhne, du Nichtsnutz, schließlich hast du nie auch nur einen Kobo für sie ausgegeben. Ich habe ihre Schulgebühren bezahlt, die Uniformen gekauft, und als sie ihren Universitätsabschluss gemacht haben, bist du nur wegen der Fotos zur Feier gekommen. Aber jetzt auf einmal sind es wieder meine Söhne, ja?«

»Sind es etwa nicht deine Söhne? Hast du sie im Krankenhaus geklaut?« Akins Vater fuchtelte mit dem Finger vor Moomis Gesicht herum. »Hä? Sind wir etwa hier, weil du uns sagen willst, du hast sie einfach von der Säuglingsstation mitgenommen, *abi*?« Er lachte über seinen eigenen Witz.

Moomi zischte: »Aber du hast damit nichts zu tun. Es sind ja die Kinder des Orangenbaums, die mit Keulen und Steinen auf ihre Mutter losgehen. Dumme Kinder – und jetzt gebt uns eine Erklärung. Los. Sagt endlich, was ihr da eingesperrt habt in euren Mündern.« Mit bitterbösem Blick schaute sie von Akin zu mir und streckte drohend die von Arthrose gezeichneten Hände in die Luft. Sie sahen aus wie überdimensionierte Krallen.

Dotun räusperte sich. Er trug den linken Arm noch in der Schlinge, einen Verband um den Kopf, und eine Hälfte seines Gesichts wurde von einer Naht verziert.

»Wir haben uns über Geld gestritten«, sagte Dotun.

Ich spürte, wie Akin sich neben mir entspannte, deutete es als ein innerliches Aufatmen. Ich hätte genau zuhören und mir Dotuns Geschichte einprägen, hätte mir jedes Detail merken sollen, um später die Fragen der besorgt dreinschauenden Verwandten beantworten zu können, wenn sie nach Klatsch und Tratsch lechzten, den sie sich bei Familientreffen zusammen mit dem gestampften Yam einverleiben konnten. Aber da war mir schon nicht mehr wichtig, was Akins Familie dachte. Ich hatte längst losgelassen, auch wenn es mir noch nicht bewusst war. Also wiegte ich Rotimi auf dem Arm, spielte mit ihrer Kette und fuhr über die harten Kanten des kleinen Anhängers unter ihrer Bluse. Als Akin sprach, hörte ich zu. Ich war verblüfft, mit welcher Leichtigkeit er die Lücken in Dotuns Geschichte schloss. Es war, als hätten sie die Lügen eingeübt.

»Es war nicht mein Geld. Ich hatte es von der Bank. Ich habe so viel für Dotun getan und geopfert, wie konnte er es einfach verspielen?«, sagte Akin und schlug sich aufs Knie.

»Brother *mi,* ich habe es nicht verspielt. Es war ein schlechtes Geschäft. Ich dachte, es würde mir so viel Geld einbringen, dass ich auch die Schulden bei dir bezahlen kann, aber dann ist viel schiefgegangen.« Dotun sah uns nicht an, während er sprach, er hielt den Kopf gesenkt und starrte auf das Zickzackmuster des blauen Linoleumbodens.

»Es war kein Geschäft. Wärst du nicht so dumm, hättest du gemerkt, dass es Betrüger sind. Wären wir nicht alle reich, wenn Geldverdoppler ihren Namen zu Recht tragen würden?«

»Geld ist Geld, mehr nicht«, sagte Akins Vater und klopfte Dotun auf die Schulter.

Akin und Dotun verwoben die Fäden ihrer Lügen miteinander, bis die Geschichte so stabil war wie ein Seil aus Wahrheit.

»Ihr dürft nicht zulassen, dass Geld zwischen euch steht. In euren Adern fließt das gleiche Blut. Was für ein Vorbild für eure Kinder wollt ihr sein, wenn ihr zulasst, dass Geld euch auseinanderbringt?«, sagte mein Schwiegervater, als seine Söhne schwiegen.

Moomi schnaubte und schüttelte den Kopf, aber ihr Mann ignorierte sie und redete weiter.

»Ihr müsst euch versöhnen, entschuldigt euch beieinander.« Der alte Mann beugte sich vor und machte eine entschiedene Handbewegung. »Zusammenhalt – eine Familie muss zusammenhalten. Habt ihr das vergessen? Ein einzelner Zweig ist nutzlos; wenn man sie aber zu einem Bündel zusammennimmt, was kann man dann damit tun?«

»Man kann das Haus damit fegen«, sagte Akin.

»Dann versteht ihr also, was ich euch sagen will?«, fragte mein Schwiegervater.

Dotun fuhr sich über die Naht im Gesicht. »Es tut mir leid, Brother *mi*, ärger dich nicht über mich. Ich werde es irgendwie schaffen, dir das Geld zurückzuzahlen.«

Akin hustete. »Es war der Teufel, der mich übermannt hat, Dotun. Ich weiß nicht, wo all diese Wut herkam.«

»Vergessen wir die Sache.« Mein Schwiegervater drehte sich zu Moomi. »Iya Akin, bist du jetzt beruhigt? Ich habe dir ja gesagt, dass Yejide nichts damit zu tun hat. Sie würde sich nie zwischen die beiden stellen. Wie kannst du nur denken, dass sie das tun würde?«

»Ich weiß nur eines«, sagte Moomi, die von ihrem Platz aufstand und sich vor Akin und mir aufbaute: »Alles, was sich in der Dunkelheit ereignet, wird irgendwann Gesprächsthema auf dem Markt sein.«

Ich sah hinunter zu Rotimi, die das kleine Kruzifix aus der Bluse gefischt und sich in den Mund gesteckt hatte. Ich nahm es ihr vorsichtig weg, um das Zahnfleisch nicht zu verletzen. Moomi beugte sich zu mir vor.

»Die Wahrheit kann man nicht verbergen. So wie kein Mensch mit bloßen Händen die Sonne verbergen kann, kann man auch die Wahrheit nicht verbergen.«

*

Immer wenn ich in den Salon kam, reichte ich als Erstes Rotimi an Iya Bolu weiter. Es war Iya Bolu, die sich Rotimi auf den Rücken schnallte, wenn sie weinte, und ihr auf dem Gehweg hinterherlief, als sie zu krabbeln anfing. Sie bemerkte, dass Rotimi ihren ersten Zahn bekam, und jubelte, als sie sich an einem Stuhlbein hochzog und plötzlich stand.

»Warum verhältst du dich so?«, fragte Iya Bolu und nahm Rotimi auf den Arm, die angefangen hatte zu weinen.

»Was meinst du?«, fragte ich und spülte eine Ladung Heißwickler ab, die ich dann zum Auskochen in ein Sieb legte.

»Du hast nicht mal kurz zu ihr rübergeschaut, als ich gesagt habe, dass sie steht. Interessiert es dich etwa nicht?«, sagte Iya Bolu und wiegte Rotimi hin und her.

Ich gab ihr die Flasche mit der am Morgen abgepumpten Muttermilch. »Hier, vielleicht hat sie Hunger.«

»Wie kannst du nur! Ich habe dir gesagt, dass dieses Kind schon viel zu groß ist, um nur Muttermilch zu bekommen. Warum verhältst du dich, als wären deine Ohren zugenagelt? Rotimi, es tut mir leid, *o jare*, nimm jetzt die Milch, kümmere dich nicht um deine Mutter, nimm diesmal einfach die Milch.«

Ich war dankbar für die Stille, die mit Rotimis Nuckeln einsetzte. Die Sonne ging schon unter, und mir schmerzten vom vielen Stehen die Beine und die Knie.

Ich griff nach der Handtasche und nahm etwas Kleingeld für die zwei Mädchen heraus, die noch dageblieben waren, um beim Aufräumen zu helfen. Nachdem sich die Mädchen die Handtaschen über die Schultern gehängt hatten und gegangen waren, setzte ich mich unter einen Haartrockner und zog an der Haube. Iya Bolu redete noch immer mit mir, aber unter dem Haartrockner klang es, als käme ihre Stimme von weit weg, aus einem anderen Zimmer, einer anderen Welt. Solange ich unter der Haube saß, klangen ihre Worte nicht so wichtig, waren sie nichts, worüber ich nachdenken oder worauf ich antworten musste. Ich schloss die Augen, um die Wirkung der Haube noch zu verstärken, schloss sie, um allein zu sein.

»Wann machst du endlich frischen Fisch und Brei für Rotimi? Oder kaufst wenigstens Milchnahrung und richtige Milch?«

»Ich habe zu viel zu tun«, sagte ich und schlug die Beine übereinander, um mir das Knie massieren zu können.

»Iya Rotimi, Gott sieht alles, pass bloß auf. Du hast zu viel zu tun und kannst kein Milchpulver für dein Baby kaufen? Wenn du etwas auf dem Herzen hast, dann lass uns darüber reden, damit du den Kopf freibekommst und dich um dein Kind kümmern kannst.«

»Ist sie fertig? Wir müssen nach Hause, bevor es ganz dunkel ist.«

»Komm her, und nimm ihr die Flasche ab. Du hörst mir ja nicht mal zu.« Sie schaute Rotimi an: »Keine Angst, Rotimi, ich kaufe dir bald Milchpulver. Mach dir keine Gedanken wegen dieser Frau, sie wird bald zur Vernunft kommen, da bin ich mir sicher.«

Ich gähnte.

Am nächsten Tag kam Dotun in den Salon. Ich war gerade dabei, einem kleinen Mädchen Braids zu machen, und bat ihn, sich einen Stuhl zu suchen und zu warten, weil ich die Auszubildenden nicht an die Haare der Kinder ließ. Ihre Kopfhaut war zu zart für Übungszwecke. Als ich mit den Braids fertig war, nahm ich mir die Zeit, rosafarbenes Öl in die Zwischenräume einzumassieren. Ich wartete, bis das Mädchen aus der Tür war, bevor ich mich zu Dotun setzte.

»Willst du was trinken? Cola oder Fanta?«

»Nein«, sagte er und seufzte. »Ich bin hier, weil ich mich von dir verabschieden will. Ich fahre morgen. Ich gehe zurück nach Lagos.«

»Oh, okay. Hast du in Lagos einen Job gefunden?«

»So was Ähnliches.«

Ich fragte nicht weiter nach, weil es mir wirklich egal war. Seit Akin ihn zusammengeschlagen hatte, hatte sich mein Interesse an Dotun darauf beschränkt, dass er überlebte. Ich fragte mich, warum er auf diesen Abschiedsbesuch vorbeigekommen war.

»Du wirst mir fehlen«, sagte er.

Da schaute ich ihm ins Gesicht – schaute ihm wirklich ins Gesicht. Wo zuvor der Verband gewesen war, sah man jetzt eine große Narbe; auf den glänzenden Stichen würden nie wieder Haare wachsen. Er sah schmal aus und lächelte hoffnungsfroh. Glaubte er tatsächlich, dass ich auch sagen würde, dass er mir fehlte?

»Ich wünsche dir eine gute Reise. Grüße deine Frau und deine Kinder von mir«, sagte ich.

Er schaute weg und strich sich über die Narbe auf dem Kopf. »Ich war heute Morgen bei Akin im Büro. Er hat seiner Sekretärin gesagt, dass sie mich wegschicken soll.«

»Brother Akin«, sagte ich. »Du hast kein Recht, ihn ›Akin‹ zu nennen, er ist nicht irgendein Kumpel.«

»Warte mal, Yejide. Auf mich?«, sagte er und tippte sich mit dem Finger auf die Brust. »Du bist wütend auf mich?«

»Nicht so laut.«

Er schüttelte den Kopf. »Es ist nicht meine Schuld, Yejide. Es war seine Idee.«

»Dotun, ihr habt das beide zusammen ausgeheckt.«

»Yejide, hör zu, ich dachte, du wüsstest davon.« Er legte mir die Hand aufs Knie. »Er hat gesagt, er würde dir alles erzählen.«

»Du musst jetzt gehen, Dotun. Wie du siehst, muss ich arbeiten. Ich habe keine Zeit für das hier.«

»Du wirst mir fehlen.« Diesmal sagte er die Worte ganz leise, und es klang, als sollten sie etwas überdecken, das er nicht sagen konnte.

Ich schob seine Hand weg und stand auf. »Ich wünsche dir morgen eine gute Fahrt.«

Ich ließ ihn stehen und wandte mich einer alten Frau zu, die zwar schon um meine Mitarbeiterinnen herumhuschte, sich aber noch nicht gesetzt hatte.

»Guten Abend, Ma«, sagte ich. »Hat sich denn noch niemand um Sie gekümmert?«

»Oh doch, das haben sie, meine Liebe. Aber ich habe gesagt, dass ich auf Sie warte. Ich will nicht, dass irgendwer die dünnen Flusen ruiniert, die ich noch habe.« Ich lächelte und führte sie zu einem Stuhl. Im Augenwinkel sah ich, wie Dotun an der Tür stehen blieb, um Iya Bolu und Rotimi noch zu begrüßen, bevor er ging. Ich wartete, bis die Dame vor mir ihr Tuch abgewickelt hatte, und fragte mich, was Dotun gemeint hatte, als er seine Worte wiederholte. Ich würde ihm fehlen? Die Haare der Frau waren überhaupt nicht dünn, sondern dick und lang und am Ansatz schon weiß. Als ich durch ihre Haare fuhr, fiel mir ein, wer sie war. Sie war eine pensionierte Schuldirektorin, die einmal im Monat in den Salon kam und sich Braids flechten ließ. Sie bestand darauf, dass nichts außer der Sheabutter, die sie in einem kleinen Plastikbecher mitbrachte, an ihre Haare kam.

»Habe ich dir schon davon erzählt?«, fragte Iya Bolu, die plötzlich neben mir stand. »Habe ich dir schon von der Hochzeit meiner Nichte erzählt?«

»Nein«, sagte ich und kämmte die Haare der pensionierten Direktorin.

»Nächstes Jahr ist es so weit-o, die Erstgeborene meines Bruders heiratet. Dabei kommt es mir vor, als wäre ihre Geburt erst gestern gewesen. *Na wah.*« Ich sah Iya Bolus Spiegelbild. Sie hielt Rotimi hoch und grinste sie an. »Und bevor wir uns versehen, tanzen wir auch auf Rotimis Hochzeit.«

Ich war mir sicher, dass sie dasselbe auch schon bei Olamide und bei Sesan gesagt hatte, und ich selbst malte mir Rotimis Hochzeit definitiv nicht aus. Hoffnung war ein Luxus, den ich mir nicht mehr leisten konnte.

»So ist es immer, Kinder werden so schnell groß«, sagte die pensionierte Lehrerin und lächelte. »Meine jüngste Tochter hat letztes Jahr geheiratet. Ich kann mich noch genau daran erinnern, wie ich entdeckt habe, dass ich mit ihr schwanger war, und jetzt wird sie selbst bald Mutter.«

»Herzlichen Glückwunsch, Madam«, sagte ich und griff nach einem Holzkamm.

»Vielen Dank.«

»Wann ist denn die Hochzeit?«, fragte ich Iya Bolu.

»Irgendwann im Juni, glaube ich, sie haben das Datum noch nicht festgelegt.«

»Hoffentlich funkt ihnen dann nicht die Wahl dazwischen«, sagte meine Kundin, die ihren Kopf weit nach vorn beugte, damit ich ihren Kopf in Viertel unterteilen konnte.

»Darum warten sie auch noch mit dem genauen Datum. Mein Bruder will erst wissen, für welchen Tag die Wahl angesetzt wird.«

Ich räusperte mich. »Glauben Sie, es wird überhaupt Wahlen geben? Obwohl Babangida sie wieder und wieder verschoben hat?«

»Ein Übergang«, sagte meine Kundin. »Das ist ein Übergang. Und ein Übergang ist ein Prozess. Das passiert nicht von jetzt auf gleich. Es gibt keinen Grund, zynisch zu werden. Es hat Rückschläge gegeben, aber ich denke, sie waren verständlich.«

»Ich glaube ja nicht, dass dieser Mann irgendwo hingeht. Diese ganze Sache mit der Wahl ist doch wieder nur ein Täuschungsmanöver. Die legen uns doch nur rein, diese Militärs.«

»Diesmal geht er. Da bin ich mir sicher. Denken Sie an meine Worte. Immerhin haben wir jetzt eine Zivilregierung, und die Abgeordneten treten ihre Ämter im Dezember an. Es ist ein langsamer, aber steter Übergang, Schritt für Schritt, meine Liebe. Nur so lässt sich garantieren, dass die Veränderungen auch von Dauer sind.«

Ich steckte den Holzkamm auf die eine Seite ihrer Haare und begann, die andere in viele kleine Braids zu flechten. Ich glaubte nicht an diesen langsamen, aber steten Übergang. Meine Kundin war offensichtlich gut im Bilde über den ganzen Prozess. Sie ratterte Daten und Statistiken herunter wie jemand, der regelmäßig die Zeitung liest. Ich nickte, als sie erklärte, warum die Militärregierung jedes Recht habe, die beiden Parteien zu bilden und zu finanzieren, die es im Land gab. Sie wusste auch zu rechtfertigen, dass die Regierung das Programm beider Parteien geschrieben und die Embleme entworfen hatte.

»Natürlich«, sagte sie, »die Situation ist nicht perfekt, aber wenn wir einmal den Übergang zu einer Demokratie geschafft haben, wird alles anders. Aber zuerst müssen wir das Land in eine Demokratie verwandeln. Wenn wir das geschafft haben, können wir uns um alles andere kümmern.«

Ich diskutierte nicht mit ihr, weil mir das Ganze nicht so wichtig war. Das Jahr 1993 würde kommen, und wenn es zu Ende ging, würden wir wissen, ob die Regierung ihr Versprechen ernst meinte. Ich hatte nicht die Absicht, mich zur Wahl anzumelden.

»Ende des Jahres wird die Regierung das Datum der Wahl verkünden, und dann wird mein Bruder auch den Tag der Hochzeit festlegen. Und du, Iya Rotimi, du musst dann mit mir nach Bauchi kommen«, sagte Iya Bolu.

»Egal, wann die Hochzeit ist, du musst mitkommen-o.«

»Bauchi, *ke*? Da wohnt dein Bruder? Das wird eine lange Reise-o.«

»Darum sage ich es dir schon jetzt. Dann hast du genug Zeit, dich mental darauf vorzubereiten.«

»Okay, ich überlege es mir«, sagte ich. »Aber das ist noch keine Zusage, Iya Bolu. Ich behalte es im Hinterkopf.«

»Wenn du mitkommst, kannst du in Bauchi Gold kaufen und hier weiterverkaufen. Erinnerst du dich noch an meine Kundin, die gefragt hat, ob du Schmuck verkaufst? Da guckst du plötzlich, *abi*? Ich weiß schon, wie man dich kriegt. Kaum rede ich übers Geschäft, schon spitzt du die Ohren. Die Frau meines Bruders ist auch im Goldgeschäft tätig. Sie kann dir zeigen, wo du am besten einkaufst, und wer weiß, vielleicht verkauft sich Gold aus Bauchi ja gut hier.«

»Das klingt interessant«, sagte ich und massierte meiner Kundin Sheabutter in die Kopfhaut ein.

35

An einem Montag kam meine Sekretärin Linda nachmittags mit einem Brief herein. Eigentlich sah ich am Morgen immer die Post durch, wenn ich damit fertig war, vor dem täglichen Meeting mit der Geschäftsleitung die Überschriften der Zeitungsartikel zu überfliegen.

»Das kam gerade rein, Sir«, sagte Linda, bevor ich sie fragen konnte, warum der Brief nicht in der Aktenmappe gelegen hatte, die sie mir jeden Tag vor meinem Erscheinen im Büro auf den Schreibtisch legte.

Ich warf einen Blick auf den Brief und erkannte sofort die geschwungene Handschrift. Auf jeder der Briefmarken stand *Australia 45c,* darüber war eine Ratte mit einem langen Schwanz abgebildet. Ich riss den Umschlag auf und nahm den einzelnen gefalteten Bogen heraus.

Brother mi,
wie geht es dir? Wie du an der Briefmarke siehst, bin ich jetzt in Australien. Ich bin erst letzte Woche angekommen. Bitte sag Moomi, dass es mir gut geht. Als Erstes möchte ich dir für alles danken, was du für mich getan hast, nachdem ich meinen Job verloren

habe, weil ich dir das nicht mehr sagen konnte, bevor ich abgereist bin. Du sollst wissen, dass ich sehr zu schätzen weiß, dass du mir geholfen hast, einen neuen Job zu finden und wieder auf die Beine zu kommen. Ich bin dir sehr dankbar, dass du mich bei dir aufgenommen hast, als ich alles verloren hatte.
Ich möchte, dass wir alles vergessen, was vor meiner Abreise nach Australien in Nigeria passiert ist. Wir müssen den Streit darüber endlich beenden. Wir sind Brüder, wir sind ein Blut. Eine Frau kann sich von dir trennen, deine Familie nicht. Ich bin noch immer überrascht, dass du mich nicht mal empfangen hast, als ich in dein Büro gekommen bin. Ich kann dir verzeihen, was bei dir zu Hause passiert ist, du warst wütend, darum hast du mich verprügelt. Ich kann das vergessen, wir können es hinter uns lassen und nach vorn schauen. Aber nachdem du mich im Büro abgewiesen hast, habe ich den Eindruck, du würdest es vorziehen, einen Krieg anzufangen.
Brother mi, denk darüber nach. Du kannst nicht gegen mich kämpfen. Du kannst nicht gegen deine Familie kämpfen.
Ist Yejide noch bei dir? Es tut mir leid, falls sie dich verlassen hat, weil ich weiß, dass du sie geliebt hast. Zumindest glaube ich das. Du kannst mir nicht die Schuld daran geben, dass sie gegangen ist. Ihr hattet schon vorher Probleme. Sie ist eine so verständnisvolle Frau. Sie hätte dir zugehört und dich verstanden, da bin ich mir sicher. Es war nicht meine Absicht, ihr irgendwelche Geheimnisse zu verraten. Ich dachte, du hättest ihr alles erzählt, nicht nur irgendwelche Halbwahrheiten. Ich dachte, du hättest es ihr erzählt, so wie du es versprochen hast.

Yejide macht es einem leicht, mit ihr zu reden.
Sie macht es einem leicht, sie zu lieben.
Aber wie auch immer, jetzt ist nur wichtig, dass
wir einander verzeihen und nach vorn schauen.
Ich jedenfalls habe dir schon verziehen.
Ich hoffe, ganz bald von dir zu hören.
Mit allem gebotenen Respekt
Dotun

Ich dachte kurz darüber nach, den Brief in den Aktenvernichter zu stopfen, zerriss ihn dann aber selbst in lauter kleine Schnipsel. Ich fragte mich, ob er Yejide Bescheid gesagt hatte, dass er das Land verlassen würde, und ob sie ihm das Geld für den Flug gegeben hatte. Der Dotun, den ich kannte, war pleite. Ich konnte mir nicht erklären, wie er ohne meine Hilfe an das Geld für eine Reise gekommen war.

Dotuns Brief warf mich aus der Bahn, beantwortete aber die einzige Frage, die ich an ihn hatte, nachdem ich ihn mit meiner Frau erwischt hatte. Nun war mir klar, dass er so dumm gewesen war, mit Yejide über mich zu sprechen. Ich hatte mich gefragt, wie viel sie wusste, und mir schon fast gedacht, dass Dotun ihr die Geheimnisse ausgeplaudert hatte, die ich ihm anvertraut hatte. Ich las es in ihrer trotzigen Art, auf mich zu reagieren, in ihrem Auszug aus dem Schlafzimmer, ihrem Blick, als ich die beiden überrascht hatte. Aber die Hoffnung, das Dotun sein großes Maul doch gehalten hätte, war geblieben. Ich nahm an, mit allem, was wir durchgemacht hatten, habe Yejide genug Grund, wütend zu sein, sagte mir, dass das ihr Schweigen erklären würde und auch die Verachtung in ihrem Blick.

Bevor Dotuns Brief kam, hatte ich mir erfolgreich

eingeredet, dass sie mich konfrontiert hätte, wenn sie davon wüsste, und mir die Chance gegeben hätte, mich zu erklären. Nicht dass ich irgendetwas zu sagen gehabt hätte – ich hätte ihr wahrscheinlich nur noch mehr Lügen aufgetischt. Aber nur weil ich noch Hoffnung hatte; ich hatte immer die Hoffnung, dass sich alles ändern würde und die Lügen keine Rolle mehr spielen würden. Ich war noch immer bei einem Spezialisten des University Teaching Hospital in Lagos in Behandlung, und er hatte mir Mut gemacht. Ich hatte ihn mit seinen vorsichtigen Versprechen beim Wort genommen, mir gesagt, dass es jederzeit so weit wäre, mir eingeredet, dass dieser Spezialist Wunder vollbringen könne. Wir müssten nur den richtigen Medikamentencocktail finden, dann wäre alles gut. Hoffnung war immer mein Opium gewesen, das, woran ich mich berauschte. Ganz egal, wie schlimm es stand, ich konnte mir sogar eine Niederlage als Zeichen für den bevorstehenden Sieg schönreden.

In den Wochen nach Dotuns Brief fühlte es sich an, als wäre unser Haus geschrumpft. Es fühlte sich winzig an, zu klein, um Yejide aus dem Weg zu gehen. Zum ersten Mal, seit sie in das andere Zimmer gezogen war, war ich froh, allein in meinem Bett zu sein. Ich aß nicht mehr, was sie für mich hinstellte, und fragte mich ein paar Tage lang, ob sie vorhatte, mich zu bestrafen und zu vergiften, ohne mich zuvor zur Rede gestellt zu haben.

Meine Scham hinderte mich daran, selbst das Gespräch zu suchen, vor dem ich mich immer gefürchtet hatte und das ich um jeden Preis vermeiden wollte, seit ich Yejide das erste Mal gesehen und beschlossen hatte, dass mich nichts davon abhalten würde, den Rest meines Lebens mit ihr zu verbringen. Ich schlich durchs Haus, fuhr früh zur Arbeit, kam spät nach Hause. Die Wochenenden verbrachte ich allein in meinem Zimmer, hinterfragte jede meiner Entscheidungen, jeden einzelnen Schritt, fragte mich, ob ich wirklich eine Wahl gehabt hatte, ob ich etwas hätte anders machen können. Bevor ich mich ganz von Dotuns erstem Brief erholt hatte, kam schon der nächste.

Brother mi,
wie geht es dir? Und wie geht es Moomi? Hast du was von Arinola und ihrem Mann gehört?
Ich habe jetzt einen Job. Ich verdiene Geld. Nicht viel, aber zum Leben reicht's.
Ich weiß, dass du meinen letzten Brief bekommen hast. Warum schreibst du mir nicht? Was kann ich tun, damit du mir schreibst?
Brother mi, ich würde dir gern meine Sicht der Dinge erklären. Als ich das erste Mal mit deiner Frau geschlafen habe, war es, um deine Ehe zu retten. Ich habe bis heute kein Dankeschön dafür gehört, du selbstgerechter Mann. Ich habe an dem Tag sogar die Augen zugemacht, als sie sich ausgezogen hat. Weißt du, bei diesem ersten Mal habe ich versucht, sie zu küssen, aber nicht, weil ich es unbedingt wollte, sondern weil ich dachte, dass es sich dann weniger wie eine Vergewaltigung anfühlen würde. Wir hatten keuschen Sex wie in den Homevideos, haben uns mit den Laken zugedeckt, als würde uns jemand zuschauen. Ich dachte wirklich, du hättest ihr alles erzählt, so wie du es versprochen hattest. Ich habe nur deshalb das erste Mal mit ihr darüber geredet, weil du nicht da warst und sie gerade von Sesans

Sichelzellenkrankheit erfahren hatte. Ich hatte das Gefühl, dass sie jemanden zum Reden brauchte, das war alles. Wollte ich sie?
Um dir und Gott gegenüber ehrlich zu sein: ja. Aber ich habe ihr das alles nicht erzählt, um dich zu hintergehen. Ich dachte, sie wüsste es schon. Brother mi, das ist alles, was ich sagen kann.
Ajoke will wieder heiraten. Sie heiratet einen Generalmajor. Er heißt Garuba und hat schon drei Ehefrauen. Ist es nicht dumm von meiner Ex-Frau, einen vom Militär zu heiraten, wo die doch gerade die Macht verlieren? Sie sagt, die Kinder kommen mich in den Ferien besuchen. Ich nehme an, dass der General die Reisekosten übernimmt.
SCHREIB MIR. Ich erwarte deinen Brief.
Mit allem gebotenen Respekt
Dotun
PS: Wenn du schreibst, erzähl mir von den Präsidentschaftswahlen. Ich erfahre hier sonst nicht, was wirklich in Nigeria los ist. Aber ich will wissen, was los ist.

Da war keine Wut in mir, als ich den zweiten Brief in den Aktenvernichter steckte. Die Scham war so groß, dass sie alles andere überdeckte, selbst die Hoffnung. Ich war nicht mehr wütend auf meinen Bruder; mir war längst klar, dass die Raserei etwas Vorgeschobenes war. Etwas, wonach ich als Schutz gegen das Schamgefühl gegriffen hatte. Wut lässt sich leichter ertragen als Scham.

*

Rotimi rettete mich aus meiner Verzweiflung, gab mir wieder Hoffnung. Ich kam irgendwann nachts von der Arbeit, genau genommen schon in den frühen Morgenstunden – es war fast zwei, als ich das Schlafzimmer betrat und Rotimi mit geschlossenen Augen in ihrem Bett vorfand. Zuerst dachte ich, Yejide wäre wieder ins Schlafzimmer gezogen; ich klopfte an die Badezimmertür und öffnete sie leise, als keine Antwort kam, aber Yejide war nicht dort.

Ich ging hinaus auf den Flur, öffnete die Tür zu Yejides Zimmer einen Spalt und war erleichtert, als ich sie schlafend in ihrem Bett liegen sah. Noch im Zurückgehen fragte ich mich, was Yejide mir damit sagen wollte, dass sie Rotimis Bett wieder in unser ehemaliges gemeinsames Schlafzimmer gestellt hatte. Ich war zu erschöpft, um über all das nachzudenken, zog meine Boxershorts aus, legte mich hin und schlief sofort ein.

Rotimi weckte mich gegen fünf Uhr morgens. Ich blieb im Bett, war nicht überrascht von ihrem Schreien, glaubte, sie werde sich wie schon so oft von allein beruhigen. Aber sie schrie weiter, wurde immer wütender und lauter, bis ich kaum noch glauben konnte, dass die Laute von diesem kleinen Wesen stammten. Ich stand auf und überlegte, was ich mit ihr machen sollte, wenn ich sie erst mal aus dem Bett gehoben hätte. Zuerst hatte ich den Impuls, sie zu Yejide zu bringen, aber das musste ich nicht. Kaum hatte ich Rotimi auf den Arm genommen, hörte sie auf zu weinen.

Sie war ruhig, aber angespannt, atmete durch den Mund, stieß die Luft regelrecht aus und blinzelte dabei. Als sie sich beruhigt, den Mund geschlossen und den Kopf an meine Brust gelehnt hatte, beschloss ich, sie wieder in ihr Bettchen zu legen. Aber kaum hatte ich sie abgelegt, fing sie wieder an zu schreien. Also hob ich sie wieder hoch, und schon war sie still. Sie schrie, wenn ich versuchte, sie in mein Bett zu legen, wenn ich mich hinsetzte oder mich mit ihr auf der Brust hinlegte. Es dauerte eine Weile, bis ich verstand, was sie wollte: auf meinem Arm sein, während ich stand. Sie schlief erst eine Stunde später wieder ein. Während sie so an mich gekuschelt lag, machte sie nicht viel, gähnte nur und schaute mich an. Ich legte sie nicht ab, nachdem sie eingeschlafen war – sie so zu spüren, ihr Gewicht und ihre Wärme, hatte etwas Tröstendes. So nah war ich einem anderen Menschen schon eine ganze Weile nicht mehr gewesen. Ich lehnte mich an die Wand und hielt sie fest im Arm, bis Yejide gegen sieben eintraf, sie mir, ohne ein Wort zu sagen, abnahm und mit ihr aus dem Zimmer ging.

An diesem Tag kam ich abends gegen neun zurück. Es war das erste Mal seit Dotuns Brief, dass ich vor Mitternacht zu Hause war. Yejide war mit Rotimi in meinem Schlafzimmer. Als ich eintrat, stand sie auf und übergab sie mir.

»Wenn sie vor elf schreit, gib ihr ein bisschen Wasser.« Sie zeigte auf den Nachttisch, auf den sie zwei Thermoskannen und mehrere Babyfläschchen gestellt hatte. »Oder ein bisschen Brei, den mag sie gern mit Milch. Windeln sind dort in der Packung auf dem Boden.«

Ich ließ die Aktentasche fallen, damit ich Rotimi mit beiden Händen halten konnte, und war überrascht, dass ihre Mutter mit mir sprach.

»Kümmere du dich um sie. Ich möchte schlafen. Ich hole sie morgen früh«, sagte Yejide und verließ das Zimmer.

Und von diesem Tag an freute ich mich, nach Hause zu kommen. Yejide erklärte nicht, warum sie immer mehr Babysachen bei mir im Schlafzimmer deponierte, sondern reichte mir einfach Rotimi, sobald ich hereintrat.

Rotimi weckte mich jeden Morgen um fünf. Ihr Schreien war so pünktlich wie ein Wecker. Dann stand ich an die Wand gelehnt und hielt sie ungefähr eine Stunde lang auf dem Arm. Ich sah ihr jeden Tag lange ins Gesicht, sah ihr in die Augen und spürte Vertrauen, wusste schon damals, dass dieses Kind leben würde, ja bleiben würde. Sie war kein unbeschwertes Kind; da war etwas Ernstes an der Art, wie sie ihr Kinn hielt. Sie brabbelte selten vor sich hin. Anfangs waren unsere Morgenstunden sehr still, solange ich nicht versuchte, mich hinzusetzen oder sie abzulegen. Und dann, eines Morgens, schaute sie zu mir hoch, die Faust unterm Kinn, als würde sie überlegen, was sie sagen wollte, und sagte: »Baba.« Sie sagte es noch zweimal, bevor sie wieder einschlief, als wüsste sie, dass ich das Wort noch einmal hören musste. Jedes Mal, wenn sie es sagte, war es wie eine Absolution. Dieses einfache Wort ließ das erdrückende Gewicht von Dotuns Brief und all meiner Fehler nicht mehr so schwer wiegen.

Es fühlte sich an, als hätte sie mir ein Geschenk gemacht, etwas beinahe Göttliches, weil es zur richtigen Zeit gekommen war. Sie hatte sich mich als ihren Vater ausgesucht. Ja, sie war ein Kind und wusste nichts von der Welt, aber trotzdem: Sie hatte sich mich als ihren Vater ausgesucht. Ich hatte das dringende Bedürfnis, ihr etwas zurückzugeben und eine Beziehung zu ihr aufzubauen, die ein Leben lang halten würde. Ich flüsterte ihr Geschichten ins Ohr, Geschichten, die Moomi früher Dotun, Arinola und mir erzählt hatte.

Ich hatte keine Lieblingsgeschichte, aber ich erinnere mich an eine, die ich Rotimi sehr oft erzählt habe. Moomi begann die Geschichten gern mit einem Sprichwort. Wenn sie diese Geschichte erzählte, sagte sie anfangs oft: *Olomo lo l'aye* – Wer Kinder hat, dem gehört die Welt.

Vor langer, langer Zeit, als die meisten Tiere aufrecht gingen und die Augen der Menschen noch an ihren Knien waren, hatte der Schildkrötenmann Ijapa eine Schildkrötenfrau namens Iyannibo.

Sie liebten sich und waren glücklich. Sie hatten keine Kinder, nicht mal ein einziges, sondern nur einander. Viele Jahre lang flehten sie Eledumare an, ihnen ein Kind zu schenken, aber sie bekamen keines. Iyannibo weinte jeden Tag. Jeden Tag spotteten die Leute über sie; überall, wo sie hinkam, zeigten die Leute mit dem Finger auf sie, und auch auf dem Markt tratschte man.

Iyannibo wünschte sich nichts mehr als ein Kind, wünschte es sich mehr als das Leben selbst. Irgendwann ertrug Ijapa es nicht mehr, seine Frau jeden Tag weinen zu sehen, und ging in ein fernes Land, in dem ein mächtiger Babalawo lebte. Er musste sieben Berge und sieben Flüsse überqueren, um in dieses weit entfernte Land zu gelangen. Es war ein langer Weg, aber Ijapa machte das nichts aus. Dieser Babalawo war damals der Mächtigste auf der ganzen Welt. Ijapa war sich sicher, wenn es eine Lösung gab, so würde er sie mit Babalawos Hilfe finden.

Als Ijapa bei Babalawo eintraf, flehte er den Babalawo um Hilfe an. Der Babalawo bereitete eine Mahlzeit zu. Er verpackte die Mahlzeit in einer Kalebasse und bat Ijapa, sie seiner Frau zu bringen. Der Babalawo versicherte Ijapa, dass seine Frau schwanger werden würde, wenn sie von der Mahlzeit äße. Er warnte Ijapa, die Mahlzeit nicht zu kosten und die Kalebasse auch nicht zu öffnen, solange er noch nicht zu Hause war. Ijapa dankte dem Babalawo und machte sich mit der Mahlzeit auf den Weg.

Auf seinem Heimweg musste Ijapa wieder die sieben Berge und die sieben Flüsse überqueren. Die Mahlzeit roch so köstlich, die Sonne brannte, und er war erschöpft. Nach dem dritten Berg machte er neben dem dritten Fluss eine Rast und trank etwas Wasser. Nirgends gab es etwas zu essen, keine Bäume mit Früchten, nicht einmal Gras wuchs um ihn herum. Ijapa war am Verhungern.

Da beschloss Ijapa, einen Blick auf die Mahlzeit zu werfen, nur einen Blick. Er würde das Essen nicht anrühren; er würde nur einen Blick darauf werfen. Er öffnete die Kalebasse und sah, dass *asaro* darin war; und zusammen mit dem gestampften Yam und dem Palmöl gab es auch Fisch, Fleisch, Gemüse und Krebs.

Ijapa geriet in Versuchung. Ihm knurrte laut der Magen. Aber er dachte an die leeren Arme seiner Frau und schloss die Kalebasse wieder. Er setzte die Reise fort. Die Sonne schien immer heißer vom Himmel, sein Hunger wurde größer, und er war noch erschöpfter als zuvor. Und so machte er nach dem fünften Berg gleich neben dem fünften Fluss Rast.

Ijapa sagte sich: *Ich will das Essen nur mit dem Finger berühren und sehen, wie sich das Palmöl anfühlt. So finde ich heraus, ob der Babalawo auch ein gutes Öl verwendet hat. Ich möchte nicht, dass Iyannibo etwas isst, von dem ihr schlecht wird.*

Ijapa tippte den Finger in das *asaro*. Nur um die Qualität des Palmöls zu überprüfen. Er rieb das Öl zwischen den Fingerspitzen. Es fühlte sich gut an. *Hm, es fühlt sich gut an*, sagte er sich, *aber das heißt ja nicht, dass es auch gut schmeckt*. Also tippte er noch mal mit dem Finger hinein und kostete das Essen. Sofort knurrte ihm der Magen so laut wie Donnergrummeln, und er verschlang die Mahlzeit in kürzester Zeit. Denn kaum hatte er gekostet, konnte er nicht mehr widerstehen oder sich zurückhalten. Er leckte sich die Lippen, als er fertig war, und wusch sich die Hände im Fluss.

Ijapa fiel sofort in tiefen Schlaf.

Als er erwachte, waren drei Tage vergangen, aber das wusste er nicht. Er fühlte sich, als hätte er nur eine Stunde geschlafen. Er beschloss, den Babalawo noch einmal aufzusuchen. *Ich sage ihm einfach, dass ich die Kalebasse habe fallen lassen und das* asaro *im Fluss davongeschwommen ist*, dachte Ijapa. *Ich bin mir sicher, dass er noch mal eine Mahlzeit für mich macht, er ist ein gütiger Mann.*

Ijapa versuchte aufzustehen, merkte aber, dass es ihm schwerfiel. Er schaute an sich hinab und sah, wie groß sein Bauch war. Genau genommen war er so groß wie der einer Frau, die im neunten Monat schwanger war.

Er rannte, so schnell er konnte, über die fünf Berge und fünf Flüsse zurück zu Babalawos Haus. Als er ankam, sang er:

Babalawo mo wa bebe
Babalawo, ich flehe dich an

Alugbirin
Babalawo mo wa bebe
Babalawo, ich flehe dich an

Alugbirin
Oni n mama f'owo b'enu
Du hast gesagt, ich soll die Hand
nicht in den Mund stecken

Alugbirin
Oni n mama f'ese b'enu
Du hast gesagt, ich soll den Fuß
nicht in den Mund stecken

Alugbirin
Ogun to se fun mi l'ekan
Die Medizin, die du mir
beim letzten Mal zubereitet hast

Alugbirin
Mo f'owo b'obe mo fi b'enu
Ich habe sie berührt und mir
die Hand in den Mund gesteckt

Alugbirin
Mo wa b'oju w'okun
O ri tandi
Alugbirin
Dann habe ich auf meinen Bauch
geschaut, und er war groß

Rotimi war immer schon eingeschlafen, bevor ich das Lied zu Ende gesungen hatte, also hörte ich an der Stelle auf. Ich begann die Geschichte nie mit Moomis Sprichwort *Olomo lo l'aye* – Wer Kinder hat, dem gehört die Welt. Ich hatte ihr einst geglaubt, ich hatte – wie der Schildkrötenmann und seine Frau – akzeptiert, dass es keinen Grund gebe, auf der Welt zu sein, wenn man keine Kinder hatte. Ich hatte geglaubt, wenn ich Kinder hätte, die mich »Baba« nannten, würde es meine Welt verändern, mich reinwaschen, sogar die Erinnerung daran auslöschen, dass ich Funmi die Treppe hinabgestoßen hatte. Und obwohl ich Rotimi die Geschichte oft erzählte, glaubte ich nicht mehr, dass dem die Welt gehörte, der ein Kind hatte.

36

Obwohl der Blitz zum zweiten Mal an derselben Stelle einschlug, glaubte ich nicht, dass er noch einmal dasselbe Ausmaß an Zerstörung nach sich ziehen würde. Kurz nach ihrem ersten Geburtstag ließ ich bei Rotimi eine Genotypisierung vornehmen, und als ich die Ergebnisse eine Woche später nach der Arbeit abholte, bestätigten sich meine schlimmsten Ängste. Aber ich war ruhig, als ich zu Hause eintraf, war mir sicher, dass meine Tochter trotz des Urteilsspruchs in roten Lettern, *SS,* auf den Unterlagen überleben würde. Ich weiß bis heute nicht, woher ich diese Gewissheit nahm, aber sie war da, und sie trug mich wie der Boden, auf dem ich ging. Yejide schlug die Hände vors Gesicht, als ich ihr von dem Ergebnis erzählte – darüber hinaus zeigte sie keinerlei Reaktion. Und als Rotimi ihre erste Sichelzellenkrise hatte, weigerte sie sich, im Krankenhaus zu bleiben.

»Ich? Ich soll die Nacht bei ihr verbringen? Akin, ich bin erschöpft, völlig erschöpft«, sagte Yejide, bevor sie die Station verließ, auf der Rotimi eingeliefert worden war. »Ich muss mich ausruhen.«

Ich gab mir die Schuld daran, dass sie sprach, als wäre ihr jede Aussicht auf ein bisschen Glück genommen worden. Ich sah ihr hinterher, als sie sich von der Station schleppte, und fragte mich, ob sie nur eine Nacht erholsamen Schlaf brauchte oder ob aus ihrer Müdigkeit eine dauerhafte Ermattung geworden war.

Nach ungefähr zwei Stunden durfte ich mich zu Rotimi setzen. Sie sah so klein aus, so fehl am Platz in diesem Krankenhausbett. Sie hing am Tropf, und ich fragte mich, ob das reichte, fragte mich, ob die Ärzte wussten, was sie taten, wenn sie nur mit einem Tropf gegen etwas kämpften, das uns bereits einen Sohn geraubt hatte. Ich saß auf einem Stuhl neben Rotimis Bett und hatte die Hände auf den Rand der Matratze gelegt, aus Angst, sie zu berühren.

»Mama?«, sagte sie nach einer Weile und hob die freie Hand. »Mama *mi*?«

Ich räusperte mich und starrte auf das Bettgestell. »Deine Mutter ist müde, sie schläft.«

Ich konnte ihr nicht in die großen braunen Augen sehen, als ich sie anlog. Doch auch mit dem Blick aufs Bettgestell fühlten sich die Lügen so falsch an wie etwas, für das ich um Vergebung bitten musste, ein Kind um Vergebung bitten musste, dessen Gesicht eine Miniaturversion von Yejides eigenem Gesicht war. Ihr so ähnlich sah, dass ich jedes Mal das Gefühl hatte, durch ein Verkleinerungsglas Yejide anzusehen. Rotimis Gesicht gleicht Yejide in jeder Hinsicht, bis auf die Nase. Rotimis Nase war auch jetzt schon eher flach und breit, genau wie meine. Ich freute mich, wenn andere Leute das bemerkten und sagten: *Dieses Kind hat die Nase seines Vaters*. Die Nase seines Vaters.

Später am Abend kam ein Arzt vorbei, eine Gruppe Studierende mit Notizblöcken im Schlepptau, und sah nach Rotimi. Als Kind, bevor mein rechter Arm lang genug war, um ihn hinter dem Kopf bis zum linken Ohr zu strecken, und bevor ich in die Schule kam, hatte ich auch Arzt werden wollen. Das war zu einer Zeit, als ich gar nicht wusste, dass es noch andere Berufe gab, und glaubte, dass Leute, die zur Schule gingen, nur Arzt werden konnten.

Als die anderen schon zum nächsten Patienten weitergegangen waren, sagte ein Student im Flüsterton zu mir: »Ich führe eine wissenschaftliche Studie durch, Sir. Eine über die Sichelzellenkrankheit. Sie soll helfen, Paare vor der Ehe zu beraten. Ich wäre Ihnen sehr dankbar, wenn Sie –«

Ich nickte wie eine wild gewordene Agame und schnappte mir den Fragebogen, den er mir hinhielt, damit er endlich verschwand. Ich fragte mich, wie viele Fragebögen Yejide in den Wochen mit Sesan im Krankenhaus ausgefüllt hatte. Die Fragen waren alle auf ein Blatt gequetscht, so als hätte der Student am Kopiergeld sparen wollen; ich bekam schon allein vom Lesen Kopfschmerzen.

»Baba *mi*.«

»Ja, mein Schatz?« Ich war froh über die Ablenkung und legte den Fragebogen zur Seite.

»Mama *mi*?«, fragte sie kaum hörbar. Ihr Atem ging so schwer, als hätte es sie alle Kraft gekostet, dieses eine Wort zu sagen.

Ich nahm ihre Hand und schaute ihr diesmal in die Augen. »Deine Mummy kommt bald, ganz bald schon, aber solange wir auf sie warten, erzähle ich dir eine Geschichte. Sie handelt vom Schildkrötenmann Ijapa und seiner Schildkrötenfrau Iyannibo.«

Ich wiederholte den Anfang der Geschichte von dem unfruchtbaren Paar und ihren vergeblichen Versuchen,

Kinder zu bekommen. Ich beschrieb Ijapas Besuch beim Babalawo, die Mahlzeit, der er nicht widerstehen konnte, die reuevolle Rückkehr zum Babalawo, nachdem er die einzige Chance auf ein Kind mit eigenen Händen zerstört hatte. Rotimi war noch wach, als das Lied zu Ende war, also erzählte ich weiter.

Als Ijapa beim Babalawo eintraf, flehte er ihn wieder und wieder an. Er wälzte sich am Boden, flehte um Vergebung und bat um eine zweite Chance.

»Nein, ich kann dir nicht helfen«, sagte der Babalawo.

»Du hast recht, ich habe es nicht verdient, aber bitte denk an meine Frau Iyannibo. Bitte hilf ihr! Hilf meiner armen Frau!«

Der Babalawo dachte an die arme Iyannibo. Und obwohl Ijapa etwas Schreckliches getan und sich den Anweisungen widersetzt hatte, ließ Babalawo um Iyannibos willen Gnade walten. Er gab Ijapa einen Zaubertrank. Kaum hatte Ijapa das Elixier getrunken, war sein Bauch wieder so flach wie zuvor.

Moomis Geschichte endete nicht an dieser Stelle. Der Schildkrötenmann und die Schildkrötenfrau hatten ganz offensichtlich nicht einfach nur ein Paar bleiben können, das hätte nicht gereicht. In Moomis Geschichte bekam die Schildkrötenfrau ein Baby, und alle lebten glücklich bis an ihr Lebensende. Als ich Rotimi die Geschichte erzählte, ließ ich diesen Teil weg. Es war die Lüge, die ich am Anfang geglaubt hatte. Yejide würde ein Kind bekommen, und dann wären wir glücklich bis ans Lebensende. Der Preis dafür spielte keine Rolle. Es spielte keine Rolle, wie viele Flüsse wir dafür überwinden mussten. Am Ende von allem wartete ein Lebensabschnitt voller Glück auf uns, der erst beginnen konnte, wenn wir Kinder hatten, keine Minute früher.

Bei diesem ersten Mal musste Rotimi eine Woche lang im Krankenhaus bleiben. Ich konnte mir nur zwei Tage freinehmen, um bei ihr am Bett zu sitzen, schlief aber alle Nächte im Krankenhaus, auf einem Holzstuhl vorm Eingang zur Station, und zum ersten Mal in all den Jahren träumte ich wieder von Funmi.

Seit Rotimis Diagnose musste ich wieder an Funmi denken. Immer wieder fragte ich mich, ob Olamide und Sesan zur Strafe hatten sterben müssen. Ob die Kinder wegen einer Art ausgleichender Gerechtigkeit des Universums oder irgendeiner schrägen Karma-Sache oder *sesan* den Preis für meine Sünde hatten zahlen müssen. Immer wenn ich aus meinen Albträumen von Funmi hochschreckte, suchte mich der Gedanke heim, ob diese Träume eine Art Omen waren und Rotimis Schicksal voraussagten, fragte mich, ob drei Kinder auf der Gerechtigkeitsskala des Universums einen Erwachsenen ergaben.

Die Gedanken verließen mich nach den dunklen Nachtstunden. Wenn die Sonne aufging und ich ins Krankenzimmer lief, um nach Rotimi zu sehen, gelang es mir, sie zu verjagen. Dieses Kind würde jede Krise überleben, wäre die Ausnahme zu jeder Regel – würde leben –, da war ich mir sicher. Wenn tatsächlich eine Hand des Universums Gerechtigkeit einforderte, so würde sie nicht dieses unschuldige Kind holen, sondern mich.

Davon abgesehen, hatte ich nie beabsichtigt, Funmi zu töten.

In der Nacht, in der Funmi starb, die Nacht nach Olamides Namensgebungsfeier, hatte ich es einfach nur sicher die Treppe hoch ins Bett schaffen wollen. Nach den vielen Bierflaschen, die ich geleert hatte, sah ich die Stufen vor meinen Augen nur noch verschwommen. Ich hielt mich am Geländer fest, als ich nach oben ging. Funmi, die hinter mir hergekommen war, wetterte: »Wie hast du Yejide dieses Kind gemacht?«

Ich musste nicht groß nachdenken, bevor ich sagte: »So wie die Leute Kinder machen.«

Funmi lachte. »Hältst du mich für dumm? Deine Lügen und dieser ganze Unsinn, den du im Bett veranstaltest, glaubst du, ich habe das nicht gemerkt? Etwa weil ich beschlossen habe, dass ich dich nicht bloßstellen will?«

Ich lief weiter die Treppe nach oben. Ob ich zu betrunken war, um ihr zu antworten, oder ob ich glaubte, dass mein Schweigen auf eine Weise interpretiert werden würde, die mir nur recht war, weiß ich nicht mehr.

Ich weiß aber, dass Funmi mich von hinten an der Hose packte, was mir nichts ausmachte.

»Dann verrat mir mal«, sagte sie, »verrat mir, wie ein Penis, der nie hart wird, einer Frau ein Baby machen kann. Und erzähl mir nicht wieder, dass dir das nur bei mir passieren würde. Das glaube ich dir nicht mehr.«

Ich war mir später nicht sicher, ob Funmi diese Worte geflüstert oder geschrien hatte, aber in dieser Nacht fühlte es sich an, als würden die Worte durch das ganze Haus hallen. Sie hatte meine Hose längst losgelassen, da drehte ich mich zu ihr um, um ihr den Mund zuzuhalten. Und meine Hand berührte ihr Gesicht, bedeckte für einen kurzen Moment ihren Mund, bevor sie ins Stolpern geriet, nach hinten kippte und die Treppen hinunterfiel.

*

Als sie irgendwann endlich nach mir schicken ließ, lud Moomi mich nicht zu sich nach Hause ein, sondern bat mich, sie auf dem Markt zu besuchen. Das war eine wohlkalkulierte Beleidigung. Ein strategischer Zug, der mich daran erinnern sollte, dass sie den Laden, den ich ihr nach Dotuns Weggang gekauft hatte, nie betreten würde.

Moomi hatte sich immer über den Markt beschwert. Sie hasste den Boden, weil er während der Regenzeit matschig und rutschig war, in der Trockenzeit hart und staubig. Sie verachtete die Marktfrauen, die ihre Abfälle direkt auf die Straße kippten, hasste den ständigen Lärm, die unerträgliche Hitze durch das Gedränge der vielen Menschen, die sich durch die schmalen Gassen kämpften. Sie beschwerte sich darüber, wie jeden Tag jemand mit Hand, Handtasche oder riesigem Hinterteil ihre Waren herunterriss. Wie die Vorbeilaufenden die Tomaten und Spitzpaprika schon zertrampelt hatten, bevor sie sie aufheben und wieder auf ihr Tablett legen konnte. Aber mehr als alles andere hasste sie den Gestank – an den hatte sie sich nie gewöhnen können. Ihre Nase war zu empfindlich für so viel Verfaultes an einem Ort.

Ihr ganzes Leben lang und schon als junge Braut, deren Mann sich geweigert hatte, das Geld für einen richtigen Holzstand auszugeben, war Moomi davon überzeugt gewesen, dass sie im Leben mehr verdiente als einen kleinen Platz irgendwo am Wegrand auf dem Markt. Tief in ihrem Herzen wusste sie, dass sie eigentlich zu den Frauen gehören sollte, die ihre Waren in einem Laden verkaufen, geschützt vor der brütenden Hitze. Darum hatte ich ihr den größten Laden im teuersten Teil des Marktes gekauft. Als ich aber nach Ayeso kam und ihr die Schlüssel für den Laden geben wollte, warf sie sie mir zurück.

Als ich bei ihrem kleinen Verkaufsstand ankam, tat sie, als würde sie mich nicht kennen, und weigerte sich, mich zu begrüßen. Ich setzte mich auf eine Holzbank und wartete eine halbe Stunde, während sie ihre Kundinnen bediente.

Ich wusste, dass sie bereit war, mit mir zu reden, als sie eine durchsichtige Plane über ihre Tabletts mit Tomaten und Spitzpaprika zog. Sie setzte sich zu mir auf die Holzbank, gerade noch so auf die Kante, dass sie nicht in der Luft saß. Sie begrüßte mich mit den einzigen Worten, mit denen sie sich an mich wandte, seit sie mich gebeten hatte, ihr die Beine abzutrennen, sollte sie je wieder mein Haus betreten. »Wo ist mein Sohn? Wann kommt Dotun nach Hause?«

Obwohl ich ihr gesagt hatte, dass Dotun in Australien war und es ihm den Briefen nach gut ging, tat sie, als hätte ich ihn irgendwo im Keller weggesperrt, nur um ihr das Leben zur Hölle zu machen. Ich lernte auf die harte Tour, dass es unmöglich war, ihre Fragen auf eine gute Art zu beantworten. Alle Antworten, mit denen ich es probiert hatte, fachten ihren Ärger nur immer wieder neu an. Es war das Beste, ihre Fragen zu ignorieren, der leichtere Weg jedenfalls.

»Warum hast du mich nicht zu dir nach Hause gebeten? Worüber können wir hier auf dem Markt schon reden?«

»Warum? Akin fragt mich, warum. Ich sage dir, warum. Ich muss hierherkommen und meine Waren verkaufen, weil ich nicht von Sand und Gras leben will. Wusstest du, dass Leute, die kein Geld haben, das essen? Ich danke Gott für deine Schwester.« Sie richtete den Blick hinauf zum Himmel. »Mein Schöpfer, ich danke dir für Arinola, sie denkt immer an ihre arme alte Mutter. Hätte ich nur Dotun und diesen hier auf die Welt gebracht, würde ich mir jetzt Sand zu essen kochen.«

Ich seufzte. »Moomi, wolltest du das mit mir besprechen? Hast du mich deswegen herbestellt?«

»Und was, wenn? Wenn es das wäre, was ich dir sagen wollte, würdest du mich dann hier sitzenlassen und gehen? Nicht dass es mich überraschen würde. Meine Worte sind inzwischen bedeutungslos für dich.«

»Moomi, was willst du?«

Sie verschränkte die Arme vor der Brust. »Du kannst so viel zaubern und tricksen, wie du willst. Du bist der Sohn deines Vaters, und auch du kannst so viele Lügen erzählen, dass es die Toten weckt.«

»Warum wolltest du mich sehen?«

»Warum schreist du so? Sprichst du etwa so mit deiner Mutter? Wie ein Kind, das keine Erziehung genossen hat?«

Ich holte tief Luft. »Es tut mir leid, Ma. Sei mir nicht böse.«

»Wie geht es deiner Frau?«

»Gut.«

»Lässt sie mich nicht einmal grüßen? Ist es schon so weit gekommen? Wusstest du, dass sie mich seit über einem Jahr nicht mehr besucht hat? Dabei wohnen wir in derselben Stadt, ja derselben Stadt.«

»Sie hat sehr viel im Salon zu tun. Sie möchte auch nicht Sand oder Gras essen.«

»Du hältst dich wohl für witzig, *abi*? Jedenfalls hat mir Arinola erzählt, dass Rotimi im Krankenhaus war. Wie geht es ihr jetzt?«

»Sie ist wieder zu Hause.«

»Hmm, möge Gott sie beschützen.« Sie sprach die Worte ohne Gefühl, so als würde sie für jemanden beten, den sie nicht kannte oder der ihr nichts bedeutete.

Ich richtete den Blick auf die vorbeikommenden Leute, um sie nicht ansehen zu müssen. »Amen.«

Sie schniefte erst und seufzte dann. Ich wusste, dass mir nicht gefallen würde, was auch immer sie jetzt sagte. Ich kannte dieses Schniefen und Seufzen, es war eine alte Taktik, mit der sie sich stärkte, bevor sie etwas von mir forderte, das ich womöglich ablehnte.

»Warum schaust du weg?«, sagte sie. »Schau mich an, schau mir ins Gesicht. Ich habe dich hergebeten, obwohl du vielleicht sogar meinen Sohn getötet hast …« Sie seufzte wieder. »Weil die Leute, wenn sie sehen, dass dein Leben das reinste Irrenhaus ist, sagen werden, dass es Amopes Sohn ist, dessen Leben auseinanderfällt wie ein alter Teppich. Also kann ich nicht den Mund halten, auch wenn du sagen wirst, dass mein Mund stinkt. Ich werde trotzdem sagen, was ich zu sagen habe. Hast du gehört?«

»Ja, ich höre dir zu, *Ma*.«

»Nun, es scheint, als wäre es das Schicksal deiner Frau, *Abiku*-Kinder auf die Welt zu bringen. Verdreh nicht die Augen, wenn ich mit dir rede – oder glaubst du, dass ich das nicht sehe? Glaubst du, ich bin blind?« Sie schlug mir auf die Hand. »Auch wenn du tausend Jahre alt wirst, wirst du nicht alt genug werden, mich so anzuschauen. Vor allem wenn ich nur dein Bestes will!«

»Moomi, was willst du von mir? Bitte, komm einfach zum Punkt und sag, was du sagen willst!«

»Es gibt da dieses Mädchen, du kennst sie vielleicht.« Sie schüttelte den Kopf. »Oder nein, ihr wart nicht befreundet, du kannst sie eigentlich nicht kennen. Sie hat gerade die Schule beendet. Sie ist ein liebes Mädchen. Ihre Augen sind noch nicht offen, du weißt schon, wie die von den meisten heutzutage.«

»Und?« Ich spürte ein Pochen unter der Stirn, wie zu Beginn schlimmer Kopfschmerzen.

»Gott hat seine eigenen Wege. Wer weiß, vielleicht kann dir dieses Mädchen Kinder schenken; Kinder, die am Leben bleiben. Ich sage nicht, dass Yejide ein schlechter Mensch ist, aber gegen das Schicksal kommt man nicht an. Und so wie alles gekommen ist, seit du diese Yejide geheiratet hast, glaube ich, dass sie nicht dazu bestimmt ist, Kinder zu haben. Sie hat es wirklich versucht-o, selbst ein Blinder sieht, wie sehr sie es versucht hat. Aber nur wenige kommen gegen ihr Schicksal an. Ich bin lange genug am Leben, um das zu wissen.«

»Du willst, dass ich dieses Mädchen heirate, das du aufgetrieben hast?« Ich drehte mich weg. Auf der anderen Straßenseite klebte ein Mann Wahlplakate an einen Laternenpfahl.

»Möchtest du etwa keine Kinder haben? Was machst du, wenn die kleine Rotimi stirbt?«

»Rotimi wird nicht sterben.« Ich versuchte, sie zu überzeugen. Ich glaubte es, als wäre es eine Tatsache. Die Sonne ging im Osten auf, vier plus vier war acht, meine Rotimi würde leben.

»Aber selbst wenn Rotimi am Leben bliebe, hättest du trotzdem nur ein Kind.«

»Du willst, dass ich wieder eine andere Frau heirate?« Der Mann auf der anderen Straßenseite trat vom Laternenpfahl zurück, warf einen prüfenden Blick auf das Poster, nickte und ging zum nächsten Laternenpfahl. Das Poster, das er aufgehängt hatte, war grün und weiß, und von meinem Platz aus erkannte ich *Hope 93*.

»Ich will dich nicht zwingen. Wenn du sie nicht heiraten willst, findet sich eine Lösung.« Sie klatschte in die Hände. »Weisheit darf nicht zu etwas so Seltenem werden in dieser Welt, dass man bis hinauf in den Himmel reisen muss, um sie zu erlangen.«

»*Lai lai*, Moomi. Nie und nimmer.«

»Sei nicht so schnell mit deinem Nein. Ich weiß, dass du daran denkst, was mit Funmi passiert ist, aber –«

Als der Name Funmi fiel, schaltete ich ab. Ich sah nur noch, wie sich ihr Mund bewegte.

Sie tippte mir auf die Schulter. »Akin? Hörst du mich? Sagst du denn gar nichts?«

Ich stützte den Kopf in die Hand und bewegte die Füße zum pochenden Rhythmus in meinem Kopf. »Moomi, hast du mein Leben denn noch nicht genug zerstört?«

Ihr blieb der Mund offen stehen. »Akinyele, was redest du denn da für einen Unsinn?«

»Hör endlich auf, dich einzumischen, und zwar ein für alle Mal, *ema da soro mi mo*, hast du mich gehört?«

»Was ist nur in dich gefahren? Was habe ich denn gesagt, das –?«

Ich stand auf. »Lass mich nie wieder wegen eines solchen Gesprächs zu dir rufen. Nie wieder. *Lai lai*.«

»Ich? Du weißt wohl nicht, wen du vor dir hast *ni*? Akin? Akinyele? *Abi*, du gehst einfach, Akin? Komm zurück, Akin. Ich rede noch mit dir. Oder glaubst du, ich rufe jemand anderen? Seht euch diesen Jungen an! Akinyele!«

Aber ich schaute nicht zurück.

37

Die wenigen Male, die mein Vater mit mir über die Liebe zu meiner Mutter gesprochen hatte, hatte er am Ende jedes Mal gesagt: *Yejide, oro ife bi adanwo ni.* Er sagte es, als wäre von allem, was er erzählt hatte, nur das Sprichwort wichtig und wert, erinnert zu werden. Auf mich wirkte es, als wäre das für ihn die Lektion, die er aus dem Leben meiner Mutter und aus ihrem Tod gelernt hatte, als wäre es die Weisheit, die er an mich weitergeben musste: *Yejide, die Liebe ist wie eine Prüfung.* Nur dass ich nie richtig verstand, was mir das Sprichwort eigentlich sagen sollte. Nachzufragen traute ich mich nicht; ich hatte Angst, dass zu seiner Begründung wieder gehörte, wie sehr meine Mutter meinetwegen gelitten habe. Erst als Teenager konnte ich die grausamen Beschreibungen davon, wie sehr sie geblutet hatte, ausblenden, aber nie kam ich darüber hinweg, wie er mich anschaute, wenn er über ihren Tod sprach: so als würde er überlegen, was ich wert war und ob ich das, was er verloren hatte, aufwog.

Über die Jahre habe ich das Sprichwort noch oft von anderen Leuten gehört, und ich weiß nie genau, was mir der Einzelne damit sagen will. Gut, die Liebe ist wie eine Prüfung, aber warum? Wozu? Wer prüft hier? Ich aber war überzeugt, dass die Liebe eine gewaltige Kraft ist, die das Gute in uns freilegt, uns reinigt und eine bessere Version unserer selbst aufzeigt. Und obwohl ich wusste, dass Akin mich zum Narren gehalten hatte, glaubte ich eine Zeit lang noch daran, dass er mich liebe und ihm deshalb nichts anderes übrig bliebe, als das Richtige zu tun, das Gute. Für mich war es nur eine Frage der Zeit, bis er mir in die Augen schauen und sich entschuldigen würde.

Also wartete ich.

Als Dotun nach Sesans Diagnose zu mir ins Schlafzimmer kam und sagte, wie leid es ihm tue, dass Akin noch keine Lösung für seine Impotenz gefunden habe, war offensichtlich, dass Dotun annahm, ich wisse längst, dass Akin die Hälfte der Reisen nach Lagos deshalb mache, weil er Termine beim Urologen am LUTH hatte. Aber die Wahrheit war, dass ich weder von dem Urologen wusste noch von den Medikamenten, die man ihm verschrieben, oder den Behandlungen, denen er sich unterzogen hatte. Aber wenn dich das Leben auslacht, lachst du auch und tust so, als hättest du den Witz verstanden, und deshalb nickte ich, während Dotun sprach, und versuchte so zu tun, als hätte ich mir das alles natürlich längst selbst zusammengereimt. Aber bevor Dotun das Zimmer verließ, hatte auch er gemerkt, dass meine Ehe auf einer Lüge fußte.

Trotzdem war ich überzeugt, dass Akin mich liebte. Und weil die Liebe ja eine Prüfung sein sollte, die das Beste in uns zum Vorschein brachte, sagte ich mir, dass mein Mann bald zu mir kommen und alles erklären werde. Ich konzentrierte mich ganz auf Sesan, gab alle Kraft dafür her, dass er überlebte, wartete aber die ganze Zeit, dass Akin zu mir kommen würde.

Nachdem Akin mich mit seinem Bruder erwischt hatte, war ich mir sicher, dass er mir endlich gegenübertreten, sich entschuldigen und die Sorgen mit mir teilen würde, die er so lange vor mir geheim gehalten hatte, und mich anflehen würde, bei ihm zu bleiben. Es war schwer zu akzeptieren, dass er diese Lüge bis zum Ende unseres Lebens aufrechterhalten wollte. Selbst als ich aus unserem Schlafzimmer auszog und aufhörte, mit ihm zu reden, war ich davon überzeugt, dass ich wusste, wer er wirklich war, und glaubte, dass es diesen Mann unter all der Täuschung und all dem Betrug auch noch gab. Der Mann, den ich zu kennen glaubte, war nicht die Art von Mensch, die mich mit dieser Lüge in den Tod geschickt hätte.

Irgendwann in den Wochen vor Rotimis erster Sichelzellenkrise begriff ich, dass Akin mich den Rest unseres Lebens angelogen hätte, wenn er nur irgendwie damit durchgekommen wäre. Als ich vom Wesley Guild Hospital wegfuhr, nachdem Rotimi das erste Mal dort eingeliefert worden war, fragte ich mich, wie Akin mich hatte bitten können, bei ihr auf der Station zu bleiben. Sah er denn nicht, dass ich all die Ärzte satthatte, die schlechte Nachrichten verkündeten, gute Nachrichten, unerbittliches Schweigen, Zusicherungen, einem die Hand auf die Schulter legten und wieder gute und schlechte Nachrichten für einen bereithielten? Die ganze Zeit, von Olamide über Sesan bis hin zu Rotimi, hatte ich am Rand eines Abgrunds gehangen und war jetzt so erschöpft, dass ich mich einfach nur noch fallen lassen wollte.

Als Rotimi entlassen wurde und die beiden wieder nach Hause kamen, hatte sich mein Blick auf Akin verändert. Ich sah ihn nicht als jemanden, der eine Wandlung durchgemacht hatte, sondern als jemanden, den ich nie gekannt hatte. Ich zweifelte an der Liebe, der ich mir einst so sicher gewesen war, und glaubte, er habe mich nur geheiratet, weil ich so naiv gewesen war.

Eine Woche vor den Präsidentschaftswahlen beschloss ich, dass es an der Zeit war, ihn zur Rede zu stellen. Er saß mit Rotimi im Wohnzimmer und schaute sich die Fernsehdebatte der beiden Kandidaten an. Ich sah nicht ein, bis zum Ende der Debatte zu warten, um das Gespräch anzufangen; schließlich hatte ich fast drei Jahre gewartet, dass er zu mir kommen würde. Irgendwie hatte ich das Gefühl, ich müsse ihn überrumpeln, wenn er am wenigsten damit rechnete, damit er mir ja nicht mit Ausflüchten käme. Ich setzte mich in einen Sessel ihm gegenüber, weil ich ihn von da aus gut im Blick hatte. Ich wollte sehen, welche Emotionen sich auf seinem Gesicht abzeichneten, um seine Reaktion einschätzen zu können.

»So, Akin, stimmt es, dass du … dass du … Bist du impotent?«

Ich wünschte, ich könnte sagen, dass er mich, als ich ihn endlich zur Rede stellte, genug respektiert hätte, um meine Frage geradeheraus zu beantworten. Er grinste und lehnte sich so weit zurück, dass er irgendwann die Decke anstarrte. Dann sagte er lange nichts.

Ich wartete und beobachtete, wie Rotimi zu ihm auf den Schoß kletterte. Der Moderator im Fernsehen sprach vom Einfluss der Strukturpolitik der IMF auf die nigerianische Gesellschaft.

»Wann hat Dotun dir davon erzählt?«, fragte Akin schließlich und zog Rotimi enger an sich.

»Kurz bevor er mir erzählt hat, dass du ihn gebeten hast, mich zu verführen.«

Da war keine Wut in unseren Worten – keine Leidenschaft, kein Feuer. Wir hätten gerade genauso gut über den Regen sprechen können, der den ganzen Vormittag aufs Dach getrommelt hatte. Während Akin die Beine erst übereinanderschlug und dann wieder nebeneinanderstellte, dachte ich an den Weg, den wir zurückgelegt hatten bis zu diesem Punkt, wo wir uns in unserem Wohnzimmer gegenübersaßen und zum ersten Mal über seine Impotenz sprachen, ohne dabei groß Gefühle zu zeigen.

Ich dachte an Funmi. Erinnerte mich daran, wie Akin so sicher gewesen war, dass ich nicht schwanger sein konnte, lange bevor die Ärzte gesagt hatten, dass es sich um eine Scheinschwangerschaft handele.

Akin kratzte sich die Nase. »Was willst du jetzt machen?«

Da hätte ich fast gegrinst. Er war immer noch derselbe. Es war fast schon tröstlich, dass er die Wahrheit noch immer umging, indem er auf die Fragen der anderen mit eigenen Fragen reagierte.

»Du hast meine Frage noch nicht beantwortet«, sagte ich. »Akin, stimmt das?«

Er schlug beide Hände vor das Gesicht, als würde er meinen Blick nicht ertragen. Es ließ mich kalt, weil ich allein daran interessiert war, ein Geständnis von ihm zu hören.

»Akinyele, warum versteckst du dein Gesicht? Sieh mich an und antworte mir!«

Ich litt nicht mit ihm, als er die Hände vom Gesicht nahm und sich um den Hals legte, als wollte er sich würgen. Wie auch? Er hatte mir schließlich in die Augen geschaut, als er mir im ersten Jahr unserer Ehe erzählt hatte, dass jeder Penis anders sei, mir gesagt hatte, dass manche hart würden, andere nie. Er hatte es ganz unaufgeregt gesagt, es ganz nebenbei fallen lassen, als wäre es eine der vielen Sachen, die Männer ihren als Jungfrauen in die Ehe gekommenen Frauen über Sex beibrachten. Unglaublich, dass er mir nicht einmal Lügen hatte erzählen müssen, um mich zu täuschen.

»Yejide, warum soll ich dir etwas bestätigen, das du längst weißt?«

Was wusste ich? Ich wusste, dass ich genauso in die Lüge verstrickt gewesen war wie er, vielleicht sogar noch mehr – denn wahrscheinlich hatte er zumindest sich selbst die Wahrheit eingestanden. Ich selbst hatte sie mir nicht eingestehen können, bis Dotun sie ausgesprochen hatte. Akin war doch die Liebe meines Lebens. Bevor ich Kinder bekommen hatte, war er meine Rettung vor der Einsamkeit in der Welt; er durfte keine Fehler haben. Also biss ich mir auf die Zunge, wenn sich Kundinnen über Sex unterhielten, und ließ ihn meine Hand halten, als er dem Arzt erzählte, unser Sexleben sei *absolut normal*. Ich hatte mir gesagt, ich würde meinen Mann respektieren. Hatte mir eingeredet, dass mich mein Schweigen zu einer guten Frau mache. Aber die größten Lügen sind oft die, die wir uns selbst erzählen. Ich biss mir auf die Zunge, weil ich keine Fragen stellen wollte. Ich stellte keine Fragen, weil ich die Antworten nicht wissen wollte. Es war bequem zu glauben, ich könnte meinem Mann vertrauen; manchmal ist es mit dem Vertrauen leichter als mit den Zweifeln.

»Es tut mir leid«, sagte er und tätschelte Rotimi den Kopf.

Da wusste ich, dass er mir nicht direkt auf meine Frage antworten würde, nicht einmal, wenn ich ihm eine Machete an den Hals hielt.

»Hast du Funmi auch so zum Narren gehalten wie mich?«, fragte ich.

Er schüttelte den Kopf. »Sie war nicht wie du.«

Ich seufzte. »Du meinst, sie war nicht so dumm?«

»Ich meine nur, dass sie keine Jungfrau war.«

Mehr hatte ich ihm nicht zu sagen, also stand ich auf und ging aus dem Zimmer. Und er machte sich nicht mal die Mühe, mich darum zu bitten, dass ich sein Geheimnis für mich behielt – er wusste schon, dass ich das tun würde.

*

Die Aufregung im Vorfeld der Wahlen, die das ganze Land erfasst hatte, sprang auch auf mich über. In den Tagen vor der Wahl ertappte ich mich dabei, wie ich bei Wahlkampfsongs mitsummte. Iya Bolu hatte mich überzeugt, mich anzumelden und wählen zu gehen, und als der Tag näher rückte, spürte ich ein ungewohntes Gefühl der Macht.

An dem Samstag, als wir uns auf den Weg zu den Wahllokalen machten, kam Iya Bolu um sieben Uhr früh zu unserem Haus. Sie konnte kaum still sitzen und trieb mich immer wieder zur Eile an, damit wir auch ja vor acht am Wahllokal waren. Akin war schon nach Roundabout aufgebrochen; er hatte sich dort für die Wahl registrieren lassen, weil es ganz in der Nähe seines Büros lag. Gegen acht Uhr dreißig band ich mir Rotimi auf den Rücken, und wir brachen auf.

Als Iya Bolu und ich am Wahllokal ankamen, standen schon Hunderte Leute davor. Nachdem wir unsere Stimmen abgegeben hatten, setzten wir uns unter einen Mangobaum und unterhielten uns über die anstehende Hochzeit ihrer Nichte, während wir auf die ersten Hochrechnungen warteten. Bis zur Hochzeit waren noch zwei Wochen Zeit, aber wir hatten geplant, schon ein paar Tage vor der eigentlichen Hochzeit nach Bauchi zu fahren. Iya Bolu wollte vor Ort sein, um der Familie ihres Bruders bei den Vorbereitungen zu helfen.

Als die Ergebnisse von einem offiziellen Mitarbeiter des Wahllokals verkündet wurden, dessen Brille die Hälfte seines Gedichts verdeckte, wurde laut geklatscht, und eine Reihe von Leuten riefen: »Glückwunsch, Nigeria.« Ich war überwältigt von der allgemeinen Euphorie und schüttelte irgendwelchen Fremden die Hände, als hätten wir gemeinsam eine lange und anstrengende Reise überstanden.

*

An dem Tag, als ich nach Bauchi aufbrach, steckte ich Rotimi in ein ärmelloses lila Kleid, während Akin noch am Wagen herumwerkelte. Er hatte Urlaub und wollte für ein paar Tage nach Lagos fahren. Ich fragte nicht, warum er sich Lagos als Ziel ausgesucht hatte – ich wollte es nicht wissen. Das Kleid, das Rotimi trug, hatte Akin ihr gekauft, im Glauben, dass ich eine Party zu ihrem Geburtstag schmeißen würde. Es gab natürlich keine Party, aber Rotimi freute sich über das Kleid, und immer wenn sie es anhatte, fuhr sie sich über das spitzenbesetzte Oberteil und strahlte.

An diesem Morgen dauerte es länger als üblich, sie fertig zu machen; sie war knatschig, weil ich sie so früh geweckt hatte, damit wir es vor sechs aus dem Haus schafften. Nachdem ich sie überzeugt hatte, sich die Schuhe anzuziehen, setzte ich sie auf den Frisiertisch und puderte mir das Gesicht. Anschließend trug ich eine dünne Schicht Talkumpuder auf Rotimis Stirn auf, und sie hielt das Gesicht dabei absolut still. Dann setzte ich mich auf einen Stuhl und schminkte mir die Lippen mit pinkfarbenem Lippenstift. Während ich im Spiegel überprüfte, dass ich auch keine Lippenstiftflecken auf den Zähnen hatte, beugte sich Rotimi zu mir vor und drückte den Daumen auf meine Oberlippe. Ich beobachtete, wie sie anschließend den Finger zu ihrem Mund führte, und dachte, sie würde ihn sich hineinstecken, aber stattdessen fuhr sie sich über die Unterlippe und ahmte perfekt die eben gesehene Lippenstiftbewegung nach.

»Du bist eine Schlaue, hab ich recht?«, sagte ich.

Sie berührte meinen Mund, um sich mehr Lippenstift zu mopsen; ich spürte ihre weichen, federleichten Finger. Als sie damit fertig war, sich den Lippenstift mit dem Daumen auf die Lippe zu schmieren, setzte ich sie mir aufs Knie, damit sie sich im Spiegel betrachten konnte, aber sie schaute kaum hin. Sie drehte sich so weit herum, bis sie mir ins Gesicht sehen konnte, dann beugte sie den Kopf unter meinem Blick mal zu dieser, mal zu jener Seite, als wäre ich der einzige Spiegel, der für sie zählte.

»Du bist die Schönste von allen«, sagte ich zu dem einen Kind, dem ich nie Geschichten erzählt hatte. In Anbetracht der Krankheit, gegen die sie kämpfte, kamen mir meine Geschichten und Lieder sinnlos vor, also behielt ich sie zurück. Ich wollte ihr keine Märchen erzählen, sondern sie heilen, sie retten. Und als sie die Lippen aufeinanderpresste, wie ich es kurz zuvor getan hatte, wollte ich sie an mich drücken, bis sie auf zauberhafte Weise wieder in meinem Leib wäre, von wo sie mit einem anderen Genotyp wieder herauskommen könnte, für immer befreit von der ständig drohenden Gefahr der Schmerzen und der Krankheit.

Erst als Rotimi quiekte, merkte ich, dass ich sie an der Schulter gepackt hatte und keuchte. Ich ließ sie los. Genau darum erlaubte ich mir nur selten, allein mit ihr zu sein – wegen der Gedanken, die mich über den Rand des Abgrunds in ein tiefes schwarzes Loch stießen, sodass ich im Fallen wild um mich schlug. Wie gern hätte ich den Kopf auf den Frisiertisch gelegt und einfach geweint. Doch ich holte tief Luft und rückte Rotimis goldene Halskette zurecht.

Als wir zu unserer früheren Wohnanlage fuhren, um Iya Bolu abzuholen, hielt ich Rotimi auf dem Schoß. Iya Bolu saß schon mit ihrer Reisetasche auf der Veranda.

»Siehst du euer früheres Haus?«, sagte sie, als sie in den Wagen stieg. »Die neue Familie, die dort eingezogen ist, hat es völlig ruiniert. Siehst du, wie die ganze Farbe runterkommt? Sie haben sich nicht mal die Mühe gemacht, das Haus neu zu streichen. Und der Mann ist ein alter Lustmolch, ich sag's dir.«

Akin fuhr weiter nach Omi Asoro, um seine Sekretärin Linda abzuholen. Sie wollte auch nach Lagos, und Akin hatte angeboten, sie mitzunehmen. Als wir vor Lindas Haus ankamen, schaute sie aus dem Fenster und sagte, sie sei in fünf Minuten fertig. Während wir warteten, drehte Akin am Autoradio und suchte die Nachrichten. Die Wahlen waren neun Tage her, und es war noch immer kein Gewinner verkündet worden.

»Hoffst du auf Neuigkeiten wegen der Wahlsache?«, fragte Iya Bolu. »Das Ganze ist eine Farce. Es sind fast zwei Wochen um. Wir haben schon wieder Montag. Wie nur kann das Gericht anordnen, dass die Bekanntgabe der Ergebnisse hinausgezögert wird? Warum?«

»Lass dich nicht verrückt machen. Das Gericht hat nichts mit der Sache zu tun, und dieser Richter wusste, das, nur der oberste Gerichtshof ist zuständig für die Wahl.«

»*Abi*, diese Soldaten wollen ihre Macht nicht hergeben, *ni*?«

»Aber ich weiß, dass das Militär trotzdem abtreten wird«, sagte Akin. »Für diese Machtübergabe ist so viel Geld ausgegeben worden. Das kann nicht alles verloren sein.«

»Gott sollte Erbarmen mit uns haben«, sagte Iya Bolu und seufzte. »*Abi*, sollen unsere Kinder unter einer Militärregierung aufwachsen?«

Ich nieste, als Linda in den Wagen stieg. Es roch, als hätte sie sich zwei Flaschen Parfüm übergekippt. Akin stellte die Klimaanlage aus und kurbelte das Fenster herunter.

Als wir am Busbahnhof ankamen, gab ich Linda Rotimi.

»Nimmst du Rotimi nicht mit?«, fragte Iya Bolu, die die Wagentür zuknallte und sich den Wrapper zurechtrückte.

Ich schüttelte den Kopf und wartete, während Akin den Kofferraum öffnete.

Er nahm meine Reisetasche heraus und ging damit zu einem großen Holzdach, unter dem die Busse parkten. In dem Bus nach Bauchi saßen sieben Fahrgäste.

Akin gab dem Busfahrer meine Tasche und lief dann um den Bus herum. Er überprüfte die Reifen und warf einen Blick auf das Lenkrad, die Pedale und den Schalthebel. Das hatte er schon immer getan, wenn er mich irgendwo an einem Busbahnhof abgesetzt hatte. Als wir uns gerade erst kennengelernt hatten, hatte es mich immer zum Schmunzeln gebracht, aber jetzt fragte ich mich, was der eigentliche Grund dafür war. Mittlerweile beobachtete ich alles mit Misstrauen, was er tat, und fragte mich, ob er irgendeine große Lüge aufrechterhalten musste.

»Linda und ich fahren dann jetzt los«, sagte er, als ich in den Bus stieg.

»Gute Fahrt«, sagte ich und rückte ans Fenster, damit Iya Bolu sich auf den Platz neben mich setzen konnte. In der Öffentlichkeit benahmen Akin und ich uns zivilisiert; manchmal bemühten wir uns sogar, freundlich zueinander zu sein.

»Ich rufe dich heute Abend an«, sagte er. »Iya Bolu, du hast gesagt, es ist in Ordnung, wenn ich nach sieben im Haus deines Bruders anrufe?«

»Ja, das ist kein Problem. Sag einfach dem Hausmädchen, mit wem du sprechen willst.«

»Na dann, euch eine gute Reise.«

38

»Kommt Madam später nach, Sir?«, fragte der Rezeptionist, in dessen Augen ich offensichtlich unfähig war, Rotimi ohne weibliche Hilfe zu versorgen.

»Würden Sie bitte eine Flasche Wein auf unser Zimmer bringen lassen?«, sagte ich. Als ich gegen Mittag in Lagos angekommen war, hatte ich stundenlang im Verkehr gesteckt, es dann aber doch noch rechtzeitig zu dem Termin bei meinem Urologen im LUTH geschafft – nur um dort zu erfahren, dass er krank war und vor Donnerstag nicht wieder zur Arbeit erscheinen würde. Ich war nicht in der Stimmung, um den Rezeptionisten einer Antwort zu würdigen.

Er nickte und griff zum Telefon.

Nachdem wir das Zimmer bezogen hatten, wechselte ich Rotimi die Windel. Die schmutzige weichte ich im Badezimmerwaschbecken ein, wobei ich mir vornahm, Yejide zu fragen, ob es nicht an der Zeit für das Töpfchentraining war.

Statt unten im Restaurant zu essen, bestellte ich mir ein Reisgericht aufs Zimmer. Rotimi wollte nicht gefüttert werden. Immer wieder versuchte sie, mir den Löffel zu entreißen. Ich überließ ihn ihr schließlich, aber da hatte sie schon wütend ein Stück Fleisch auf den Boden geworfen. Nachdem der Zimmerservice Rotimis Sauerei entfernt hatte, schaltete ich den Fernseher ein und diskutierte mit dem Gerät, vor dem ich auf und ab ging, was zum Teufel eigentlich gerade in unserem Land los war. Rotimi saß derweil auf dem Bett, lachte und klatschte in die Hände, als würde ich eine Show für sie aufführen. Nachdem ich mich eine Stunde lang durch die Sender geklickt hatte, um zu erfahren, ob die Militärregierung etwas Neues zur Wahl verkündet hatte, schaltete ich den Fernseher aus. Ich fand das alles sehr beunruhigend.

Bevor Dotun gefeuert worden war, hatte ich bei meinen Besuchen in Lagos immer in seiner Wohnung in Surulere gewohnt. Jetzt sah ich Rotimi hier im Hotelzimmer dabei zu, wie sie ihrer Puppe den Arm ausriss, und wünschte mir, ich wäre wieder dort bei ihm und könnte mit ihm über die Lage der Nation debattieren. Natürlich hätte er die Weigerung der Militärregierung, die Wahlergebnisse zu veröffentlichen, verteidigt; er gehörte zu den Idioten, die allen, die es hören wollten, verkündeten, dass das Militär das Beste sei, was dem Land je passiert ist. Ich vermisste ihn.

Es war unmöglich, in Lagos zu sein und nicht an ihn zu denken. Wir hatten hier zusammen studiert, und in meinem letzten Jahr an der Uni hatten wir uns eine Wohnung geteilt. In dem Jahr hatte ich ihm auch anvertraut, dass ich noch nie eine Erektion gehabt hatte. Seine erste Reaktion war ein Lachen gewesen, aber dann hatte er gemerkt, dass es mein Ernst war, hatte sich am Hinterkopf gekratzt und gesagt, dass ich mir da keine Sorgen machen solle, weil es schon noch passieren werde, wenn ich erst mal die richtige Frau treffen würde. Und da Dotun halt Dotun war, führte er mir, während wir auf die richtige Frau warteten, tagsüber reihenweise Mädchen vor und schleppte mich abends ins Rotlichtviertel auf der Allen Avenue. Er kaufte mir – auch noch nachdem ich im letzten Semester eine Behandlung in einer Privatklinik in Ikeja begonnen hatte – Kräuter und Zaubertränke, die eine gute abführende Wirkung hatten, aber meinen Penis nicht hart machten. Dank ihm habe ich wahrscheinlich jedes Pornovideo angeschaut, das es damals in Nigeria gab. Alles habe ich gesehen: Männer mit Frauen, Männer mit Männern, Frauen mit Frauen – nichts funktionierte.

Wie ich so an meinen Bruder dachte, kam mir der Gedanke, seine Frau Ajoke anzurufen und zu fragen, ob ich die Kinder besuchen könne, während ich in der Stadt war. Ich hatte nicht vor, jemals auf Dotuns Brief zu antworten, aber während Rotimi an meiner Nase zog und jedes Mal lachte, wenn ich aufjaulte, musste ich mir eingestehen, dass ich ihm trotz seiner Affäre mit Yejide etwas schuldete.

Ich rief stattdessen in Bauchi an, wo mich das Hausmädchen informierte, dass Iya Bolu und meine Frau schon schliefen.

*

Am Dienstagmorgen kaufte ich mir eine Zeitung und durchblätterte sie auf der Suche nach Informationen darüber, wann man die Wahlergebnisse verkünden würde. Die Seiten waren voll mit wilden Spekulationen, diversen Theorien und erbosten Kommentaren, aber wenig Gehaltvollem. Anscheinend hielt sich die Militärregierung bedeckt. Langsam wurde immer offensichtlicher, dass die vorgeschobene einstweilige Verfügung des Gerichts, die die weitere Veröffentlichung von Wahlergebnissen verhinderte, in irgendeiner Weise den Zwecken des Militärs diente. Längst hatten die obersten Gerichte von Ibadan und Lagos anderslautende Urteile gefällt und die nationale Wahlkommission aufgefordert, die noch ausstehenden Ergebnisse freizugeben. Meiner Meinung nach bedeutete dieses bizarre Drama nicht, dass das Militär sich für immer an die Macht klammern wollte. Aus irgendeinem Grund war ich sicher, dass sie nur versuchten, die Übergabe noch ein paar Monate hinauszuschieben

Ich weiß noch, wie ich beim Zusammenfalten der Zeitung dachte, dass sich die Situation spätestens in ein paar Wochen geklärt haben würde. Ich ging davon aus, das Militär wäre sich der eigenen Unpopularität bewusst und würde noch vor Jahresende in die Kasernen zurückkehren. Hätte mir an diesem Morgen jemand gesagt, dass Nigeria noch sechs Jahre lang eine Militärdiktatur bleiben würde, hätte ich gelacht.

Nach dem Frühstück rief ich erneut in Bauchi an und sprach mit Iya Bolu. Sie erklärte mir mit lauter Stimme, dass Yejide gerade im Bad sei, obwohl ich das Gefühl nicht loswurde, dass meine Frau direkt neben ihr stand, aber einfach nicht mit mir sprechen wollte. Ich wollte mit ihr reden. Jetzt, wo sie weit weg war, hatte ich gedacht, würde sie reden wollen, und wenn auch nur, um zu erfahren, wie es Rotimi ging. Ich wollte außerdem durchblicken lassen, warum ich in Lagos war. Ich war so weit, ihr von meinem Problem zu erzählen, und fand es hilfreich, sie dabei nicht anschauen zu müssen. Auch konnte sie am Telefon nicht einfach gehen und mich stehen lassen. Das Schlimmste, was sie tun konnte, war aufzulegen. Als ich Iya Bolu sagte, dass ich am

Abend noch mal anrufen würde, hatte ich das Gefühl, ich könnte Yejide alles anvertrauen, selbst meinen verzweifelten Besuch bei einem traditionellen Wunderheiler.

Die Zeit, in der ich nach Ilara-Mokin reiste, um Baba Suke zu konsultieren, erscheint mir im Rückblick immer noch als eine der schwersten in meinem Leben. Es war die Phase, in der Yejide jeden medizinischen Beweis als Quatsch abtat oder ins Gegenteil verdrehte und aller Welt verkündete, sie sei schwanger.

Ich hatte immer geglaubt, alle Wunderheiler seien alte Männer. Doch Baba Suke war jung, irgendwas zwischen zwanzig und dreißig. Er gab mir ein pechschwarzes Gebräu, für das er mir fünf Naira abknöpfte.

Während ich zurück nach Ilesa fuhr, regte sich plötzlich knapp oberhalb der Leiste etwas in mir. Ich hielt am Straßenrand und fragte mich, ob das gedehnte Rumoren, das Zusammenziehen und Entspannen meiner Bauchmuskeln bedeutete, dass die Mixtur wirkte.

Dann ging alles sehr schnell. Und bevor der Gestank es mir aufzwängte, wollte ich es einfach nicht wahrhaben. Das war keine Heilung – sondern nur der schlimmste Durchfall aller Zeiten. Ich saß da wie benommen, als der wässrige Stuhl durch meine Jeans sickerte, während draußen die Autos vorbeirasten. Als ich im Monat darauf nach Lagos reiste und Dotun bat, nach Ilesa zu kommen und Yejide ein Kind zu machen, erwähnte ich Baba Suke mit keinem Wort.

Nachmittags rief ich wieder in Bauchi an, und diesmal antwortete mir das Hausmädchen, Iya Bolu und Yejide seien aus dem Haus. Auch als Iya Bolu mir abends erklärte, dass Yejide mal wieder im Bad sei, sagte ich mir, dass es doch etwas zu bedeuten haben müsse, dass sie bei mir geblieben war. Obwohl sie immer noch nicht mit mir redete und oft einfach aus dem Zimmer ging, wenn ich das Gespräch mit ihr suchte, war ich ihr dankbar, dass sie das Haus nicht verlassen hatte. Mein Geheimnis lag offen da, und wir lebten immer noch unter demselben Dach. Das war doch etwas wert. Sobald wir zurück in Ilesa waren, würde ich mich mit ihr hinsetzen und sie um einen Neuanfang bitten.

*

Am Mittwochmorgen ging das Gerücht um, dass die Präsidentschaftswahl annulliert worden sei. Ich glaube, bis zu diesem Tag kannte ich das Wort »annullieren« nur im Zusammenhang mit Ehen. Jedenfalls hatte ich es aus dem Mund eines Zimmerkellners definitiv noch nie gehört. Bis zum Abend hatte es das Gerücht in die Nachrichten geschafft, und es kam auf der Straße zu einem ersten kleineren Auflauf, bei dem Menschen ohne Plakate protestierten und Autoreifen verbrannten. Ein Mann stand mitten auf der Fahrbahn, die Arme ausgebreitet wie Flügel, während andere Barrikaden aus dicken Ästen, Metallschrott, Nägeln und zerbrochenen Flaschen errichteten.

Ich wandte mich vom Fenster ab und schaute zu meiner Tochter. »Das kann nicht sein«, sagte ich, »unmöglich. Das können diese Soldaten doch nicht ernst meinen. Was glauben die, wer sie sind?«

Sie äffte das Wort »unmöglich« nach und warf ihre Rassel in die Luft.

An diesem Abend bestand ich darauf, am Telefon zu warten, bis Yejide aus dem Bad zurück war, in dem sie offenbar lebte, seit sie sich in Bauchi aufhielt.

»Ja?«, sagte sie, als sie an den Hörer kam.

»Alles in Ordnung bei euch? Hier werden die Leute wegen der Annullierung langsam sauer. Ist bei euch alles friedlich?«

»Ja.«

»Ich wollte nur sicher sein, dass es dir gut geht. Heute haben hier in Ikeja ein paar Leute die Straße verbarrikadiert, und es sieht aus, als würde das morgen weitergehen. Ich glaube kaum, dass ich hier morgen wegkomme, um zum Urologen zu fahren.«

Ich pochte leicht auf die Wählscheibe des Telefons und hoffte, dass sie gehört hatte, weshalb ich in Lagos war. Außerdem wünschte ich mir, dass sie den letzten Satz irgendwie würdigen könnte – mit einem Seufzen, einer Frage, einem Zischen. Ich wäre für jede Reaktion dankbar gewesen.

»Bist du noch dran?«, fragte ich nach einer Weile.

»Sonst noch was?«

»Rotimi geht es gut – sie ist gerade eingeschlafen.«

»Gute Nacht.«

Am nächsten Morgen wachte ich um kurz vor acht auf und stellte erstaunt fest, dass Rotimi noch fest schlief. Seit wir in Lagos waren, hatte sie mich eigentlich immer mit einem Kuss aufs Kinn geweckt und mir dabei auf die Backen geschlagen. Draußen versammelte sich eine plakatschwenkende Menschenmenge, Sprechchöre bildeten sich. Noch vor Mittag waren es Tausende von Menschen; in der Luft hingen dicke Rauchschwaden von mehreren angezündeten Autoreifen. Zum Krankenhaus zu fahren war völlig aussichtslos.

Da Rotimi die Bohnen zum Mittagessen nicht anrührte, bestellte ich noch Reis dazu. Den wollte sie auch nicht. Als sie von meinem Knie geklettert war und auf dem Boden lag, kniete ich mich neben sie und versprach ihr Eis, wenn sie nur etwas aß. Sie versuchte nicht einmal, sich aufzusetzen, zu lächeln und zu verhandeln. Stattdessen schloss sie die Augen und bedeckte sie mit dem linken Arm. Ich legte ihr die Hand auf die Stirn: Sie war warm, fühlte sich nach Fieber an. Ich nahm Rotimi hoch aufs Bett. Ich hatte für die Reise Paracetamolsaft und einige andere Medikamente eingepackt, aber da sie zitterte, als ich sie losließ, hielt ich es für besser, sie direkt ins Krankenhaus zu bringen.

Ich sah durch eins der Fenster auf die Straße hinab und fragte mich, ob die Massen mich durchfahren lassen würden, wenn ich ihnen den Gesundheitszustand meiner Tochter erklärte. In dem Moment sah ich die Soldaten. Ich stand noch am Fenster, als sie den ersten Schuss in die Menge feuerten. Ich warf mich auf den Bauch, kroch zum Bett und zog meine Tochter auf den Boden. Ihre Augen waren geschlossen, und sie weinte. Erst dachte ich, die Schüsse hätten sie erschreckt, aber als ich ihre Stirn berührte, fühlte es sich an, als brenne ein Hochofen direkt unter der Haut.

39

Als wir an dem ersten Abend in Bauchi zu Bett gehen wollten, beehrte mich Iya Bolu mit einer kleinen Lektion darüber, wie ich Rotimi hinzusetzen und für sie zu sorgen hätte. Sie saß vor dem Spiegel der Frisierkommode, cremte sich den Hals ein und begutachtete einen Pickel auf ihrer Nase.

»Iya Rotimi, mal ehrlich, was du da machst, ist nicht richtig. Was hat dir das Kind denn getan? Ich habe noch nie gesehen, dass du mit ihr spielst, kein einziges Mal. Gott würde nicht wollen, dass du sie so behandelst. Schau mal, wie du sie immer auf dein Knie setzt, ganz weit weg vom Körper. Das ist nicht gut. Ist es wegen dieser Sichelsache? Ach, wer weiß denn schon, was morgen wird? Du hast als Mutter die Aufgabe, dich um sie zu kümmern. Lass Gott entscheiden, ob sie lebt oder stirbt. Töte sie nicht schon vorher in deinem Kopf. Tu das nicht.«

»Wer die Schnecke einen Schwächling schimpft, sollte sich das eigene Haus auf den Rücken schnallen und es eine Woche mit sich herumtragen«, erwiderte ich. Ich fand es befremdlich, dass Iya Bolu, die nie hatte zusehen müssen, wie eins von ihren Kindern aufgehört hatte zu atmen, sich herausnahm, mir zu sagen, wie ich zu leben hatte. »Außerdem, als deine Töchter so alt waren wie Rotimi jetzt, hast du sie da nicht ganz allein auf dem Gehweg herumkrabbeln lassen?«

Sie blickte mich finster an und rieb sich Nachtcreme ins Gesicht. »Jetzt beleidigst du mich, damit ich den Mund halte. Ich weiß nur, dass du aufhören musst, Rotimi für den Tod der … anderen zu bestrafen.«

»Sie heißen Olamide und Sesan. Und ich beleidige dich überhaupt nicht. *Abi*, hast du sie denn etwa nicht alleine draußen herumkrabbeln lassen?«

Iya Bolu stand auf und setzte sich aufs Bett. »Immerhin habe ich ihnen zu essen gegeben, wenn sie Hunger hatten, und sie auf den Arm genommen, wenn sie geweint haben. Iya Rotimi, mir geht es nicht darum, in deiner Wunde herumzustochern. Ich sage nur, sie hat keine andere Mutter, und im Moment ist sie dein einziges Kind.«

Es stimmte nicht, dass ich Rotimi bestrafte. Ich glaubte einfach nicht, dass sie lange genug leben würde, um sich daran zu erinnern, was ich tat und was nicht. Es war nur eine Frage der Zeit, bis sie meinen anderen Kindern folgen würde, davon war ich überzeugt; daher bereitete ich mich vor, fand mich jetzt schon damit ab, kein Kind mehr zu haben. Jedes Mal, wenn ich darüber nachdachte, hatte ich nur einen Wunsch: dass sie nicht zu sehr leiden würde. Ich hielt sie auf Abstand, um mich selbst vor ihr zu schützen. Als Sesan und Olamide gestorben waren, hatten sie einen Teil von mir mitgenommen, und ich hielt Rotimi auf Distanz, um noch etwas übrig zu haben, wenn sie tot war.

»Als du das Hausmädchen gebeten hast, deinem Mann vorzuschwindeln, wir würden schon schlafen, hattet ihr da gerade Streit?«

»Nicht einmal Zunge und Zähne können im selben Mund wohnen, ohne zu streiten.«

»Iya Rotimi, immer diese Sprichwörter. Gute Nacht *o jare*.« Iya Bolu drehte mir den Rücken zu und zog sich die Decke über den Kopf.

*

Am Donnerstag waren das Hausmädchen und ich allein. Iya Bolus Bruder und seine Frau waren arbeiten, und Iya Bolu war auf den Markt gegangen, um für die Kinder einzukaufen. Die zukünftige Braut, eine Lektorin an der Universität von Jos, würde gegen Abend kommen. Ich las gerade die Zeitung vom Vortag, als das Dienstmädchen das Zimmer betrat und mir mitteilte, dass da jemand aus Lagos für mich am Apparat sei.

»Ich habe dir doch gesagt, du sollst ihm ausrichten, dass ich beschäftigt bin.«

»Er sagt, er muss mit Ihnen sprechen, Madam. Ihr Baby ist krank, meint er.«

Ich legte die Zeitung zur Seite und ging ins Wohnzimmer.

»Yejide«, hörte ich Akin am anderen Ende der Leitung. »Rotimi hat das Bewusstsein verloren.«

Ich sackte auf einen Stuhl. Bis zu diesem Tag hatte ich gedacht, dass ich vorbereitet sei, emotional gewappnet und räumlich weit genug entfernt, um die Nachricht zu verkraften, dass Rotimi tot war oder im Sterben lag. Aber was wissen wir schon über uns? Können wir überhaupt erahnen, wie wir uns in einer Situation verhalten, bevor sie eintritt? Seit dem Tag ihrer Geburt hatte ich mich auf das Schlimmste eingestellt, aber ein ganzes Leben hätte nicht gereicht, um mich auf den Schwindel vorzubereiten, der mich nun überfiel.

»Du musst sie ins Krankenhaus bringen«, sagte ich.

»Draußen wird geschossen, Yejide. Die Soldaten sind hier. Sie schießen, erschießen Leute. Sie hat ganz plötzlich aufgehört zu weinen. Dann … dann habe ich versucht, sie aufzuwecken, aber sie reagiert nicht. Sie atmet aber, ihr Atem geht noch.«

»Du musst sie ins Krankenhaus bringen.«

»Weißt du irgendwas, was ich tun kann? Kann ich irgendwas tun? Yejide? Yejide? Bist du dran? Was soll ich machen?«

»Du musst sie ins Krankenhaus bringen.«

»Sag mir was anderes. Sie haben sicher schon Leute getötet; wir könnten erschossen werden. Gibt es irgendetwas, was ich tun kann? Yejide? Weißt du was? Haben sie dir damals bei Sesan beigebracht, was man im Notfall tun soll? Yejide?«

Ich sah das, was von Rotimis Leben noch übrig war, deutlich vor mir.

»Ich komme nicht zu dir zurück.«

»Was sagst du?«

»Ich komme nicht zurück nach Ilesa. Ich komme nicht zu dir zurück.«

»Was redest du denn da? Ich muss los. Ich rufe dich heute Abend an und erzähle dir, ob … ob … um dir Bescheid zu sagen.«

Lange nachdem Akin aufgelegt hatte, saß ich noch in dem fremden Wohnzimmer, den Hörer am Ohr. Eine gute Mutter würde auf den unvermeidlichen Anruf warten und nach Ilesa zurückfahren, dort Besucher empfangen, klagend Kondolenzbriefe entgegennehmen und weiter die Rolle von Rotimis Mutter spielen, egal, ob Rotimi tot war oder nicht. Erst wenn all das geschafft wäre, erst dann könnte ich meinen Mann verlassen. Doch ich war erschöpft, und in Ilesa hielt mich nichts mehr. Es gab den Salon, aber der war nicht Grund genug, um mich in dieselbe Stadt zurückreisen zu lassen, in der Akin lebte. Ich ertrug die Vorstellung nicht, noch einmal am Wesley Guild Hospital vorbeizufahren oder Kinder in der gleichen Schuluniform zu sehen, wie Sesan sie getragen hatte. Also tat ich, was ich wirklich tun wollte.

Ich trank zwei Gläser Wasser und ging dann in das Zimmer, das ich mir mit Iya Bolu teilte. Dort nahm ich nur meine Handtasche. Sie enthielt alles, was ich brauchte: mein Scheckbuch, einen Stift, ein Notizbuch, das gesamte Bargeld, das ich mit nach Bauchi gebracht hatte, und das einzige Foto von meiner Mutter. Ich hinterließ einen Zettel auf Iya Bolus Bett. Sicher würde ihre Stiefschwester ihn lesen und ihr erklären, dass ich nicht zurückkommen würde.

Vor dem Haus winkte ich ein Taxi heran, das in Richtung Busbahnhof fuhr. Beim Einsteigen vernebelten Tränen meinen Blick, und ich wäre fast gestolpert. Ich musste mir eingestehen, dass ich es nicht geschafft hatte. Mit Rotimi war auch ein Teil von mir gestorben. Als ich aus dem Taxi stieg und mir die Tränen abwischte, um die Zielorte der Busse entziffern zu können, wusste ich, dass ich Rotimi nie vergessen würde. Auch wenn ich es mir noch so wünschte, ich würde sie nie auslöschen können.

Ich nahm einen Bus nach Jos. Jos deshalb, weil es die schönste Stadt Nigerias sein sollte und ich dort immer schon hingewollt hatte. Es würde noch eine Weile dauern, bis ich begriff, dass jedes meiner Kinder mir genauso viel gegeben hatte wie genommen. Meine Erinnerungen an sie, bittersüß und für immer, waren fast körperlich. Und während ein Bus mich ins Herz einer unbekannten Stadt trug, mein letztes Kind in Lagos im Sterben lag und das Land vor die Hunde ging, war ich aus diesem Grund frei von Angst. Ich war nicht allein.

TEIL IV

40

Ilesa, Dezember 2008

Ich bin da. Meine Hände zittern, als ich den Wrapper zurechtrücke, und das Herz schlägt mir bis zum Hals, aber ich bin da, und ich werde nicht gehen, bis ich dich gesehen habe.

Die Gäste sind zu Hunderten erschienen, die Zelte sind das teure Modell mit Klimaanlage – dein Vater ist gut gestorben. Der Sportplatz dieser Highschool ist kaum wiederzuerkennen. Man hat Transparente mit dem Bild deines Vaters aufgehängt, Polizisten stehen bereit, um Störenfriede zu verscheuchen, und Lampionketten sorgen dafür, dass die Feier bis in die Nacht weitergehen kann. Jeder Mann, dessen Kinder nach seinem Tod so einen Zirkus zu seinen Ehren veranstalten können, ist auf gute Weise gestorben. Aber ich bin nicht wegen seines Todes hier; ich bin wegen des Kindes hier, das ich zurückgelassen habe und dessen Sterben ich nicht hatte miterleben wollen.

Ich wollte oft zurückkommen, nur um von dir etwas über ihre letzten Momente zu erfahren. Ich konnte mir den Luxus der Hoffnung nicht länger leisten, also verbannte ich den Gedanken, dass sie es irgendwie geschafft haben könnte.

Und jedes Mal, wenn ich überlegte, zu dir zurückzukehren, wollte ich dich fragen, ob sie nicht zu große Schmerzen gehabt hatte.

Mehr als einmal packte ich eine Tasche fürs Wochenende und sagte meinem Fahrer, er solle sich bereithalten, mich nach Ilesa zu bringen. Doch am Tag der geplanten Abfahrt war ich jedes Mal wie gelähmt, unfähig, das Bett zu verlassen, überzeugt, dass ich in eine Million winzige Teile zersplittern würde, wenn ich mich bewegte. Ich verbrachte diese Tage im Bett, weinte lautlos und ließ die Tränen seitlich über die Wangen hinablaufen, bis sie an den Ohren kitzelten, da ich keine Kraft hatte, sie aufzuhalten. Nach einem Jahrzehnt hörte ich auf, diese Reisen zu planen, fünf Jahre lang packte ich keine Tasche mehr fürs Wochenende und kündigte meinem Fahrer keinen Ausflug in den Süden mehr an.

Jetzt bin ich so weit, bereit, von ihren letzten Stunden zu hören und zu erfahren, wo sie begraben liegt. Ich muss akzeptieren, dass mir das Schlimmste mehr als einmal widerfahren ist, und ihre Gräber nicht zu sehen ändert nichts daran, dass ich diejenigen überlebt habe, die auf frisch ausgehobener Erde hätten stehen und die ersten Hände voll Sand auf meinen Sarg hätten werfen sollen. Akin, die Tradition interessiert mich nicht mehr: Ich muss das Grab meiner Tochter sehen.

Unter den Zelten ist alles gelb und grün. Grüne Tischdecken, gelbe Satinhussen mit grüner Schleife. Ich setze mich auf den erstbesten Stuhl in einem Zelt, auf dem dein Name steht; mehr als tausend Gäste sind gekommen. Sicher hast du viel Geld ausgegeben, aber das Ergebnis lässt trotzdem zu wünschen übrig. Alle am Tisch beschweren sich, dass ihnen noch nichts serviert worden ist. Nicht einmal eine Flasche Wasser.

»Aber das Zelt ist doch sehr schön, und die Stühle sind wunderbar dekoriert.« Ich verteidige dich immer noch, als ob das hier meine Familie und ich keine zurückgekehrte Davongelaufene wäre.

Der Mann neben mir spottet. »Sollen wir etwa die Tischdecken essen? Da gibt es ja bei mir zu Hause mehr. Warum lädt man denn so viele Leute ein, wenn das Geld nicht reicht, um sie zu bewirten? Muss man da so eine große Party schmeißen? Wer zwingt sie dazu?«

»Ich bin sicher, dass die Kellner bald zu uns kommen.« Ich stehe auf und setze mich an einen anderen Tisch. Kaum sitze ich, bin ich rastlos; ich trommele mit den Fingern auf mein Knie und suche die Menschenmenge nach einem Kopf ab, der wie deiner aussieht. Deine Kappe hast du sicher längst abgenommen, darunter schwitzt du. Ich halte nach einem Kopf ohne Kappe Ausschau.

»Mikrotest. Test. Eins, zwei, eins, zwei. Test, Test, eins, zwei, eins, zwei«, sagt jemand über die Lautsprecher.

Jetzt sehe ich dich; du stehst einen Tisch weiter. Mein Blick streift deine Lippen; die untere ist immer noch pink. Du siehst mich nicht; du lässt den Blick über die Menge schweifen, grüßt deine Gäste geistesabwesend. Du suchst jemanden. Als du an meinem Tisch vorbeigehst, bohre ich die Nägel in die Handfläche, um dich nicht anzufassen. Jetzt fühle ich mich nicht mehr so mutig wie bei meinem Entschluss zu kommen, lieber möchte ich mich an den Trost der Unwissenheit klammern. Vielleicht bin ich doch nicht bereit zu wissen, wie meine Tochter gestorben ist. Vielleicht brauche ich es gar nicht zu wissen.

»Baba Rotimi, der Banker, jetzt schaut mal, wie der

geht, wie Geld auf zwei Beinen«, sagt eine Frau an meinem Tisch und schlägt sich auf den Schenkel. Ihr Blick folgt dir.

Ich bin erschrocken, dass sie dich noch immer mit Rotimis Namen anreden, hoffentlich tun sie es nur hinter deinem Rücken. Nur grausame Menschen würden dich auf diese Weise an unseren Verlust erinnern.

»Ist sein Bruder auch hier? Wie ich höre, sind es die zwei einzigen Söhne ihrer Mutter, und sie grüßen sich nicht einmal?«, fragt die andere Frau am Tisch.

»Natürlich ist er auch hier. Es ist schließlich auch sein Vater, der gestorben ist. Oder? Um ihres toten Vaters willen werden sie ihren Streit wohl endlich beilegen«, sagt die erste Frau.

»Weißt du, dass es angeblich seine Frau war, weshalb sie sich zerstritten haben? Unglaublich, manche Weiber müssen die Familie ihres Mannes einfach wegbeißen – Biester, sage ich dir.«

So klingt unsere Geschichte also, wenn die Leute sie sich erzählen? Ich bin das Biest, und du der Heilige. Ich erhebe mich und laufe ein paarmal um das Zelt herum, bis ich dich an einem Tisch voller Getränke stehen sehe.

Da ist ein Mädchen im Teenageralter neben dir. Sie sieht aus wie ich, nur mit deiner Nase. Ich blinzele, aber sie ist immer noch da, neben dir. Ich gehe näher heran, und mir bleibt der Mund offen stehen. Ich habe mir dieses Treffen immer wieder ausgemalt, aber nie so, dass dein Arm um ihre Schulter geschlungen sein könnte, nie so, dass sie dich anlächeln könnte.

Wie konntest du mir das verschweigen?

Ich suche ihren Blick; sie starrt mich an wie einen Eindringling, als wäre ich jemand, den sie noch nie zuvor gesehen hat. So viele Worte drängen sich in meiner Kehle zusammen, dass es mir fast die Luft abschnürt. Du drehst dich um, und unsere Blicke treffen sich. Ich schaue von deinem Gesicht zu ihrem und habe das Gefühl, jeden Moment ohnmächtig zu werden. Ich hatte diese Schlacht verloren geglaubt, und jetzt stellt sich heraus, dass ich sie gewonnen habe – nicht nur die Schlacht, sondern den Krieg.

Sie hat die Augen meiner Mutter, ihren langen Hals und die langen, schmalen Lippen. Ich will sie berühren, aber ich habe Angst, dass sie zurückweichen oder gar verschwinden könnte. Während ich tief Luft hole, berührt sie das Kreuz an der goldenen Kette.

Ich trete näher. »Ist das meine Tochter? Akinyele, ist das meine Tochter?«

41

Yejide, seit ich dir die Einladung zur Beerdigung geschickt habe, hatte ich Angst vor diesem Moment. Timi hat mir mehrmals gesagt, dass alles okay werden würde. Aber was weiß sie schon? Gerade genug, um zu glauben, dass aus uns dreien auch jetzt noch eine glückliche Familie werden kann. Ich sollte es besser wissen – weiß es besser –, aber bei dir kann ich die Hoffnung einfach nicht aufgeben.

»Wer ist das?«, fragst du immer wieder, zeigst auf Timi, siehst mich aber dabei an. »Ist das Rotimi? Akin, wer ist dieses Mädchen?«

Sie zieht es vor, Timi genannt zu werden, weil sie ein eigener Mensch ist, kein Denkmal für die verstorbenen Geschwister, die sie nie gekannt hat. Recht hat sie. Sie will ihren Namen ändern lassen, möchte es aber erst mit dir besprechen. Sie war immer überzeugt davon, dass wir dich finden würden, und trotzdem hat sie, seit wir deine Adresse haben, bei allen Versuchen, mit dir Kontakt aufzunehmen, im letzten Moment einen Rückzieher gemacht. Wir haben Flüge gebucht, sie aber nie angetreten. Ich habe Briefe geschrieben, die sie zerrissen hat. Sie hat selbst Briefe geschrieben und wieder zerrissen.

Und wenn Mum mich nicht will?, hat sie gefragt, als wir am Flughafen umkehrten oder sie die Schnipsel sorgsam verfasster Briefe in den Mülleimer warf. Ich habe ihr gesagt, dass du sie liebst, sie nie verlassen hättest, wenn du gewusst hättest, dass sie lebt, dass du sie jetzt wolltest. Nur einmal hat sie geantwortet: *Auch mit meinen Sichelzellen? Ein Freund von der Uni hatte auch SZA, und er hat erzählt, dass sein Vater die Familie deswegen verlassen hat, weil er es nicht ertragen konnte. Du kannst mir sagen, wenn Mum auch deswegen gegangen ist. Ich komme damit klar.* Damals habe ich ihr versichert, dass du sie nie auch nur eine Sekunde aus den Augen gelassen hättest, als du noch bei uns warst, und dass der Tag, an dem du nach Bauchi gefahren bist, das erste Mal gewesen sei, dass du das Haus verlassen hast, ohne sie auf dem Arm zu haben. Es ist nur gerecht, ihr Gutes über dich zu erzählen.

Sie war es, die wollte, dass du eine Einladung zur Beerdigung meines Vaters bekommst. Den Kurierdienst hat sie ausgewählt; ich habe die Einladung verschickt. Seitdem haben wir gewartet und gegrübelt, aber jetzt bist du da, hier bei uns.

Jetzt berührt sie mich am Arm, lehnt sich zu mir und flüstert: »Das ist sie, oder?«

Du starrst sie an und siehst dabei aus, als würdest du gleich zusammenbrechen. Ein paar der Gäste schielen zu uns herüber, recken die Hälse in unsere Richtung.

Ich halte Timis Hand. »Yejide, bitte komm mit.«

Ich bin mir nicht sicher, wessen Hand schwitzt, Timis oder meine. Du folgst uns. Timi dreht sich immer wieder um, hat die Stirn in Falten, als hätte sie Angst, du könntest plötzlich nicht mehr da sein, wenn sie sich umdreht. Wir gehen, bis die Musik nur noch schwach zu hören ist und ich das Klacken deiner Absätze auf dem steinigen Boden wahrnehme. Vor uns liegt ein langes, frisch gestrichenes Gebäude, in dem mehrere Klassenzimmer untergebracht sind.

Als wir in einem der Zimmer stehen, räuspere ich mich. »Ja, das ist Rotimi«, sage ich. »Aber wir nennen sie jetzt Timi.«

»Mein Gott! Bitte, ich muss mich setzen.«

Timi und ich sehen zu, wie du dich auf einen Holztisch setzt. Dann beugst du dich nach vorn und umfasst deinen Kopf. Timi hält meine Hand so fest, dass sie taub wird.

»Wir haben dich letztes Jahr gefunden«, sagt Timi. »Bolu, du erinnerst dich an sie? Sie macht ihren Master an der Uni Jos. Sie hat Goldschmuck in deinem Geschäft gekauft – und dich erkannt.«

Mit leicht geöffnetem Mund hebst du den Kopf und schaust Timi an. Ich höre dich atmen.

»Es ist okay, wenn du gehen willst. Ich … ich wollte nur … Ich wollte dich nur sehen. Das ist alles.«

Aber das ist nicht alles. Und auch für mich ist es nicht alles. Sie will, dass du sie hältst, will von dir hören, dass du sie nicht vergessen hast, auch wenn du geglaubt hast, sie nie wiederzusehen. Sie will, dass du bleibst.

»Rotimi«, sagst du und stehst auf.

»Timi.« Ihre Stimme zittert. »Alle nennen mich Timi.«

»Mein Kind, *omo mi*.«

Timi lässt meine Hand los, als du auf sie zugehst.

Du streichst ihr übers Gesicht, als wolltest du Tränen abwischen, aber ihre Wangen sind trocken, so wie deine. Sie lässt die Arme hängen, wartet, bis du sie in den Arm nimmst. Dann umfasst sie dich, so behutsam, als hätte sie Angst, dich zu zerbrechen.

»Bitte, Rotimi. Timi«, sagst du. »Könntest du kurz draußen warten? Geht das? Ich muss mit Akin sprechen.«

»Okay«, sagt sie. Und dann, einige Sekunden später, mit einem Lächeln: »Dafür musst du mich aber loslassen.«

Sie löst sich von dir und geht aus dem Zimmer. Aufrecht, das Kinn leicht angehoben, wie du. Ein paar Meter vom Gebäude entfernt bleibt sie halb zu uns gedreht stehen und streicht sich das gelbe Kleid glatt.

»Du hast damals gesagt, sie hat das Bewusstsein verloren.« Dein Rücken ist mir zugewandt, aber ich kann sehen, dass du den Blick auf Timi geheftet hast.

»So war es auch. Aber dann bin ich ins Krankenhaus gegangen. Ich musste sie draußen wie eine Fahne hochhalten, damit die Soldaten nicht schießen. Ein Auto haben sie mir nicht erlaubt, obwohl sie gesehen haben, dass sie bewusstlos war.«

Du drehst dich zu mir, musterst mein Gesicht. Ich kann dir nicht verübeln, wenn du mir nicht glaubst, aber das ist die Wahrheit. Stirnrunzelnd lehnst du dich an die Wand und blickst zur geöffneten Tür. Sekunden verrinnen wie Stunden, während du schweigst. Nur die leise Musik der Feier ist zu hören. Ich sollte nach Worten suchen, um die Stille zu durchbrechen, aber ich kann nur daran denken, wie schön ich dich finde, auch nach all der Zeit, und ich weiß, dass du das nicht hören willst. Ich beschließe, deine Fragen abzuwarten, bevor ich die Worte sage, die ich vor dem Spiegel geprobt habe, den du immer benutzt hast, als wir uns noch ein Schlafzimmer geteilt haben.

»Was hast du ihr über mich erzählt? Darüber, warum ich gegangen bin.«

»Dass ich dir am Telefon gesagt habe, dass sie tot ist. Sie denkt, dass du verschwunden bist, weil du überzeugt warst, wieder ein Kind verloren zu haben.«

Du machst ein paar Schritte auf die Tür zu, Richtung Timi. Plötzlich drehst du dich um.

»Hast du ihr von uns und Dotun erzählt? Davon, dass –?«

»Muss sie das wissen?«

Du kneifst die Lippen zusammen und nickst. »Wie geht es ihr – gesundheitlich?«

»Sie ist tapfer.«

Dann erhebst du die Stimme, als würdest du Widerstand von mir erwarten. »Ich möchte heute Abend bei ihr sein.«

»Natürlich. Ich habe zu Hause ein Zimmer für dich vorbereitet. Wir können sofort los, wenn du willst.«

Du starrst mich an, als hätte ich dir ein Messer gegeben und dir befohlen, dich damit zu erstechen. »Nein, ich kann nicht zu dir.«

Das letzte Wort reicht, um mich all die idiotischen Worte verwerfen zu lassen, die ich mir zurechtgelegt hatte. *Ich möchte, dass du bei mir lebst. Wir können Freunde sein. Ich habe dich vermisst. Liebhaber sind okay, sei bitte nur diskret. Wir können neu anfangen, alles anders machen.*

»Damit meine ich, dass Rotimi, Timi, heute Nacht bei mir im Hotel übernachten soll, wenn sie nichts dagegen hat. Wir kommen morgen zu dir, und dann können du und ich besprechen, wie es weitergeht.«

»Einverstanden.«

»Gut.«

Du drehst dich um und trittst durch die Tür, lockerst kurz den Wrapper und bindest ihn neu. Du gehst zu

Timi, nimmst ihre Hand; lehnst deine Stirn gegen ihre. Sie nickt bei deinen Worten. Dann legst du ihr einen Arm um die Schulter und führst sie weg.

42

Ich halte die Hände meiner Tochter, streiche mit den Daumen über ihre Handflächen, berühre die Innenseite ihrer Handgelenke, spüre ihren Puls. Das ist kein Traum. Vor mir, mit dem Rücken zum Klassenzimmer, steht meine Tochter. Sie trägt goldene Sandalen, ihre Zehennägel sind grün lackiert. Der Wellensaum ihres Kleides streift ihre Knie, das Kreuz baumelt an ihrer goldenen Kette, sie trägt pinken Lipgloss und einen Lidstrich mit Kajal. Sie *ist da*. Ich mache einen Schritt nach vorn und lege meine Stirn an ihre, sodass ihr Atem mein Gesicht streift. Ihr *gele* reibt an meinem.

»Rotimi … Timi, Timi.« Mehr kann ich nicht sagen.

Ich zähle ihre Finger, indem ich jeden einzeln zwischen Daumen und Zeigefinger nehme und von der Wurzel bis zur Spitze daran entlangfahre, wobei ich den Impuls unterdrücken muss, mich hinzuknien und auch ihre Zehen zu zählen. Ich bin Thomas, der die fühlbare Bestätigung des Gesehenen braucht, bevor er die Freude zulassen kann. Lächelnd blinzelt meine Tochter die Tränen zurück.

Ich berühre das Kruzifix. »Ist das –?«

»Dad hat erzählt, dass du es mir gegeben hast.« Sie räuspert sich. »Ich trage es oft.«

Ich halte die Tränen nicht zurück, zu schmerzhaft ist der Gedanke an all die Jahre, die meine Tochter ohne Mutter gelebt hat. Ich möchte ihr Gesicht halten, bis sie die Tränen fließen lässt. Ich möchte sie fest umarmen und ihr sagen, dass es sie erleichtern wird, wenn sie weint, aber mir wird klar, dass ich nicht weiß, ob es tatsächlich so ist. Ich weiß noch nicht einmal, ob sie diesen prächtigen *gele* ganz allein gebunden hat oder ob sie Hilfe dabei gebraucht hat, die Kanten rauszuziehen. Das Kind, das ich verlassen habe, ist jetzt eine junge Frau, die ich wiedererkenne, aber nicht kenne. Erneut schießen mir Tränen in die Augen, diesmal weine ich um meiner willen und wegen der vielen Jahre, die ich ohne Kind gelebt habe, während jemand anders am ersten Schultag die Hand meiner Tochter gehalten und ihr beigebracht hat, wie man einen perfekten Kajalstrich zieht.

»Es tut mir so leid. Hätte ich gewusst, dass du am Leben bist … Hätte ich es gewusst, ich schwöre, ich wäre zurückgekommen. Ich wäre gekommen. Zu dir gekommen.«

»Jetzt bist du ja hier.« Sie wischt mir die Tränen ab. »Du bist hier.«

Ihre Worte überwältigen mich, eine Absolution für die verlorenen Jahre.

»Moomi«, flüstert sie.

Ich blicke über die Schulter, erwarte, dort meine Schwiegermutter zu sehen. »Deine Großmutter? Wo ist sie?«

Meine Tochter lacht – und der wunderschöne Klang zaubert ein Lächeln auf mein Gesicht. Ich will, dass ihr Lachen weiterklingt bis ans Ende der Zeit.

»Mum, ich warte seit Ewigkeiten darauf, das sagen zu

können. *Du* bist meine Moomi. Grandma nenne ich anders.« Sie berührt das Kruzifix und zuckt mit den Schultern. »Muss man nicht verstehen, ist so ein Spleen von mir.«

»Doch, das verstehe ich.« Ich verstehe, wie ein Allerweltswort zu einem Flüstern im Dunkeln werden kann, wie es den Schmerz einer Wunde lindert, die nicht heilen will. Ich erinnere mich, wie ich dachte, dieses Wort niemals ohne ein Ziehen in der Brust hören zu können; erinnere mich, wie ich mich fragte, ob ich es je im Hellen würde sagen können. Ich erkenne das Geschenk in dieser schlichten Kette von Lauten, den Anfang, den dieses eine Wort verheißt.

»Könntest du es noch einmal sagen? Nenn mich bitte noch einmal so«, sage ich zu ihr, dankbar und froh, dass mein Kind sich nicht mit einem Ersatz wird begnügen müssen.

Meine Tochter drückt mich an sich. »Moomi.« Weich ist ihre Stimme, und zitternd.

Ich schließe die Augen wie jemand, der gesegnet wird. In mir löst sich etwas, Glück durchströmt mein ganzes Wesen, ungewohnt, doch über jeden Zweifel erhaben, und ich weiß, auch das ist ein Anfang, eine Verheißung zukünftiger Wunder.

Dank

Meiner großartigen Schwester, JolaaJesu, die irgendwie immer Zeit findet, alles zu lesen, was ich schreibe, gilt mein Dank für ihren Beistand. *O ra nukan ro.*

Ich danke meiner außergewöhnlichen Agentin Clare Alexander, die neben all den anderen wunderbaren Dingen, die sie getan hat, unerschütterlich meine Vision dieses Buches unterstützt hat.

Ellah Allfrey, Louisa Joyner, Jennifer Jackson und Joanna Dingley – euch herzlichen Dank dafür, dass ihr diesen Roman besser gemacht habt.

Danke, Jamie Byng, für den Glauben an dieses Buch. Dem Team von Canongate – Jenny Fry, Jaz Lacey-Campbell, Vicki Rutherford, Rafi Romaya und allen anderen –, vielen Dank für euren Einsatz für diesen Roman.

Paula Cocozza, Rory Gleeson, Jacqueline Landey und Suzanne Ushie – danke für wertvolles Feedback, liebe Worte und kluge Kritik.

Dami Ajayi – *jolly papa*, danke für deinen Glauben daran, dass ich es schaffen kann.

Emmanuel Iduma – *brother-man*, danke, dass du an diesen Roman geglaubt hast.

Besonders danke ich Dr. Chima Anyadike. Danke, dass ich Ihre beeindruckende Bibliothek nutzen durfte, dass Sie so ein hervorragender Lehrer waren und an mein Schreiben geglaubt haben. Aunty Bisi Anyadike – danke, dass Sie mit mir jedes Gelingen feiern.

Danke den Mitarbeitern der Künstlerhäuser Ledig House, Hedgebrook und Thread für die Zeit und den Raum, die mir die Stipendien dort ermöglicht haben.

Prof. Ebun Adejuyigbe und Dr. A. R. Adetunji haben mir zu verschiedenen Zeiten mit ihrer Freundlichkeit das Weiterschreiben ermöglicht. Dafür danke ich ihnen.

Arthur Anyaduba, Abubakar Adam Ibrahim, Laniyi Fayemi und Funto Amire – danke für das Lesen von Auszügen dieses Buches.

Und natürlich danke ich euch, Yejide und Akin Ajayi, dass ihr so lange bei mir geblieben seid, wie ich euch gebraucht habe.

Glossar

Abiku Wechselbalg aus der Geisterwelt, das als Mensch geboren wird, bekannt aus den Erzählungen der Yoruba. Abiku sehnen sich nach engerem Kontakt zur materiellen Welt, weshalb sie Kinder zu den Menschen schicken. Obwohl sich die neugeborenen Abiku auf den ersten Blick nicht von anderen Säuglingen unterscheiden, fallen sie schnell durch die Kontaktaufnahme zu unsichtbaren Spielgefährten aus dem Reich der Geisterwelt auf. Manche Abiku versuchen dem Diesseits durch Selbstmordversuche oder schwere Krankheiten zu entkommen. Oft werden Abiku-Kinder nach einem solchen Tod von derselben Mutter wiedergeboren.

Albert Chinụalụmọgụ »Chinua« Achebe (1930–2013) Nigerianischer Schriftsteller, der in englischer Sprache schrieb. Sein erster Roman *Things Fall Apart* gilt heute als Meilenstein der afrikanischen Literatur.

Bukola Arogundade Student der Universität in Ife, der 1981 von Modakeke-Anhängern geköpft wurde, woraufhin es zu Protesten und Ausschreitungen kam.

Asaro Gestampfter Yam.

Ibrahim Badamasi Babangida (geb. 1941) Generalmajor, von 1985 bis 1993 Militärdiktator Nigerias.

Muhammadu Buhari (geb. 1942) Ehemaliger General der nigerianischen Streitkräfte und nigerianischer Politiker. Er war nach einem Militärputsch von 1983 bis 1985 Staatsoberhaupt und ist seit Mai 2015 Präsident Nigerias.

Bukas Beliebte Straßenverkaufsstände mit typisch nigerianischem Essen.

John Pepper Clark (geb. 1935) Nigerianischer Schriftsteller, Lyriker, Dramatiker und Essayist.

Egbere Bösartiger, angeblich kleiner Geist aus der Yoruba-Mythologie, der in den Wäldern lebt, vor allem nachts zu sehen ist und über eine Matte verfügt, die der Person zu Reichtum verhilft, die sie ihm stiehlt.

Ewedu Kräftige Suppe aus den Blättern des Corchorus-Malvengewächses.

Gele Typischer nigerianischer Kopfschmuck aus kunstvoll gebundenen Tüchern.

Dele Giwa (1947–1986) Nigerianischer Journalist, Herausgeber und Gründer des Newswatch-Magazines, der am 19. Oktober 1986 durch eine Briefbombe getötet wurde.

Iayle Yoruba für »ältere Ehefrau« oder »erste Ehefrau«.

Ilesa Stadt im nigerianischen Bundesstaat Osun im Südwesten Nigerias mit rund 305 000 Einwohnern.

Jos Hauptstadt des nigerianischen Bundesstaates Plateau im östlichen Zentralnigeria mit rund 860 000 Einwohnern.

Kwashiorkor Form der Protein-Energie-Mangelernährung, die vor allem in Entwicklungsländern bei Kindern auftritt, in früheren Zeiten aber auch in Mitteleuropa verbreitet war. Zum Krankheitsbild gehört der charakteristische Hungerbauch.

Militärputsch 1966 Am 1. Oktober 1960 wurde Nigeria durch einen Gesetzesakt im Britischen Parlament in die Unabhängigkeit entlassen. Bis 1966 regierte Premierminister Sir Tafawa Balewa das Land. Nach zahlreichen inneren Unruhen, Wahlmanipulationen und Gewaltausbrüchen putschte 1966 das Militär und übernahm unter General Johnson Aguiyi-Ironsi die Macht. Die Regionen wurden aufgelöst und am 27. Mai 1967 durch zwölf Bundesstaaten ersetzt. Nach der Ermordung von Ironsi beendete der Militärdiktator General Yakubu Gowon die I. Republik und der Biafra-Krieg begann. Er endete im Januar 1970 mit der Kapitulation Biafras.

The National Youth Service Corps (NYSC) Nigerianische Regierungsorganisation, die es sich zum Ziel gemacht hat, die Universitätsabsolventinnen und -absolventen in die Entwicklungs- und Aufbauarbeit des Landes einzubeziehen. Es gibt in Nigeria keinen verpflichtenden Militärdienst, aber seit 1973 ist es für alle, die an einer Universität oder Fachhochschule studiert haben, Pflicht, sich für ein Jahr im National Youth Service Corps zu engagieren.

Orkar-Putsch Major Gideon Gwaza Orkar (1952–1990) war ein nigerianischer Militäroffizier, der am 22. April 1990 einen gewaltvollen Putschversuch gegen die Regierung von General Ibrahim Babangida unternahm. Orkar und seine Anhänger besetzten den Radiosender FRCN, verschiedene Militärposten um Lagos, das Militärhauptquartier und das

Wohnhaus des Präsidenten Babangida, der jedoch fliehen konnte. Die Putschisten wurden festgenommen, und Orkar wurde hingerichtet.

Oya Ist ein Aufruf und bedeutet im nigerianischen Pidgin so viel wie »na los«, »komm schon«, »schnell«.

Pseudocyesis Scheinschwangerschaft infolge einer Wunschneurose, einer Angstneurose oder einer hormonellen Anomalie.

Sichelzellanämie Genetische Fehler (Mutationen) führen zu einer Veränderung des Hämoglobins (HbS). Sobald das HbS seinen Sauerstoff abgegeben hat, verklumpt es und bewirkt eine Sichelform der roten Blutkörperchen. Sie sind nicht mehr elastisch und können daher vor allem in kleinen und kleinsten Blutgefäßen steckenbleiben und platzen. Das führt zu Beschwerden durch eine Minderdurchblutung von Organen und zu einer Blutarmut. Betroffen von der Sichelzellkrankheit sind vor allem Menschen aus Zentral- und Westafrika, dem östlichen Mittelmeerraum und Teilen Asiens.

Akinwande Oluwole Soyinka (geb. 1934) Nigerianischer Schriftsteller und Literaturnobelpreisträger (1986). Seit 1994 ist Soyinka Goodwill-Botschafter der UNESCO.

Suya Nigerianisches Schaschlik.

Mamman Vatsa (1940–1986) Major-General, Politiker und Schriftsteller. Wurde nach einem Prozess wegen Verrats und der angeblichen Planung eines Putschs vor dem Militärgericht unter Major-General Ibrahim Babangida zum Tode verurteilt und am 5. März 1986 hingerichtet.

Wrapper Traditioneller Wickelrock.

Yoruba Westafrikanisches Volk, das vor allem im Südwesten Nigerias lebt, wo es 21 % der Bevölkerung stellt. Außerdem eine Niger-Kongo-Sprache und neben Hausa, Igbo und Englisch eine der vier Hauptsprachen Nigerias.